U0275665

中國近代中醫藥期刊彙編

第一輯

6

醫學報

（醫學公報）

上海辭書出版社

目録

第一板　每張售大洋

光緒三十四年八月朔日第九十二期

醫學報

每月兩期

上海望平街時中書局代發行

本館開設上海英大馬路西首德仁里一衖王問樵醫寓內

凡定八十五期至九十六期者連郵費在內列價於下

本埠

一份以上　每份大洋二角四分

十份以上　每份大洋二角

凡豪訂購本報例以半年起碼

如由本館封寄另加郵費六分

外埠

一份　計售大洋三角六分

二份以上　每份大洋三角

十份以上　每份大洋二角六分

補報價目表

	本埠	外埠
一至二十四	一元二角	一元三角
二十五至四十八	七角二分	八角二分
四十九至七十二	四角八分	五角八分
七十三至八十四	二角四分	三角

各埠代派處

漢口　華景街衍慶里吾蘅芳先生　敎練所馮滌齋先生

湖北　荆州城內大街戴和之先生　沙洋天主堂彭玉田先生

蘇州　葑門侯繡巷陳劍魂先生　滄浪亭高等學堂　吉由巷醫學公社

南京　南門白酒坊濮鳳笙先生　城內二道高井南洋官報館

湖州　長興東魚巷口朱子愨先生　府前街傅稺雲先生

[illegible]

二分　外埠另定價目

寧波
湖西花園弄邵家大廳王蘧
亙先生　浮橋兩寧小學校
杭州
忠清里柏子巷口射旦初先生
湧金門直街紫城巷醫學校杜同甲先生
揚州
東臺聚東門吉記
古旗亭東亢達小學校
山東
泰安府城內韓氏小學校
門裡浴德堂王級齋先生
廣東
省城西關聚崇正堂
新寧縣浮石高寧學堂
山西
太原府上馬街醫學館
周季撫先生
河南
開封府西街全省師範學堂
沙市工濱視遂聚大雜貨號
常州
打索巷鼎和錢莊　打鐵巷學生會
宜興泰和堂藥號　常熟南門外石
太倉
城內賣秧橋繆蘅甫先生
醫學會吳仲蘭先生

紹興
寶珠橋可兼臣先生　王衙弄口孫瑞生
城內各報代派處周德君先生
仁和縣署官醫林劍治先生
惠興女學校貴中權先生
鎮江
廣安洋號內羅蓉卿先生
丹陽西門大街謝克己先生
諸城縣東小門內李少航先生南
兗州府嶧縣城裨坊街東兼卿先生
福建
福州南臺中州街中英藥房
海州板浦鎮尚志學堂
江西
南昌醫學堂　吉安府
鹽碼頭五洲大藥房
廣州
第七甫念七號寶芝園藥號
沙基涌中天大藥房
又鴻源信局　又恒仁裕衣莊
遞步橋丁漢存先生
松江
呂巷錢杏蓀先生　西門外
興祿茶食號　張堰何廣大

彩□坊孫夢蘭先生
餘姚轉民坎墩鄭邕穀先生
車駕橋行善東翰林第陳通甫先生
湖墅寶泰米行魏子祥先生
北京
梁家園醫學研究會
天津日日新聞報館
陝西
商南縣署常克仁先生
省城保吉巷張鶴田先生
安慶
建德縣三里街天主堂
又仰家橋洪文儀先生
安徽
巢縣炯煬祖樹和醫室
徽州府歙縣勸學所
蕪湖
洋橋南首康公司間壁
黃鍚猷先生
無錫
北門外吊橋下俞泰隆茶號
東河頭許宅鄧沛如先生
嘉定
南門內沈家弄朱東傳先生
西門外太元藥號王紹先君生

上海醫會通訊員
兼辦醫學報事務

鄙人寓滬北有年謬荷諸君許可診務日繁所惜南段病家就診不便屢有以分期爲請者因思在鄙人僅費數刻工夫而病家可省許多週折舍已從人固無不可遂除常寓大馬路德仁里醫學報館外又間日分期三牌樓北口俾城內病家可以就近診治未非方便計也惟鄙人南北兼營勢難久待枉顧務乞早臨庶免歧誤謹述其緣起如此

〇〇〇〇〇〇〇〇〇〇〇〇〇〇〇〇〇〇

江灣女科
蔡小香授

王問樵分期廣告

〇〇〇〇〇〇〇〇〇〇〇〇〇〇〇〇〇〇

逢雙日午前分
城內三牌樓北
張同泰鞋店對

〇〇〇〇〇〇〇〇〇〇〇〇〇〇〇〇〇〇

中國醫學會通告

〇〇〇〇〇〇〇〇〇〇〇〇〇〇〇〇〇〇

本會業由王彭二君籌集經費在醫學報館同門另闢雅室
起敦請各會友公同投票選舉會長一人副會長二人評議
無從咨訪可檢閱報中會友題名錄及所撰論稿醫案便能
之多寡俟選定再行報告總期各會友一視同仁堅持勿懈

新定告白刊例

近來愈推愈廣以一面印報一面印告白告白以關於醫藥及書籍爲限定價第一期每字五釐第二至第六期每字三釐第七期起每字二釐半長短均以一百字起碼多則以十字遞加不襪照算如登常年至念四期者每百字五元刊費均叨先惠逾千者另議

紹新醫書

本館會友丁君仲祜無錫人研究醫學十餘年成書二十餘種付印成書者已有六種均由本館代售列名於下爲醫界同志之介紹云○藥物學綱要共十六章洋裝精本每部一元五角○內科全書共分七類洋裝精本每部兩元○綱要共分三編每部一元二角○肺癆病預防法共二十一章洋裝精本每部五角○育兒談共八章每部四角氏產婆學洋裝精本每部六角外埠寄費自理郵票不收此佈

本館代售醫書

解剖生理圖洋二元四角○又新式解剖圖洋三元二角○又小號人體生理圖洋五角○又病源細菌圖譜洋○人體解剖模型圖掛軸連附屬品說明書等洋五元○名醫萬方類編洋四元○中西醫學羣書洋一元五角靈胎十六種洋一元二角○全體闡微洋一元○太醫院程文洋七角○素問氣運淺說洋一角○舌鑑辨正洋○肺病問答洋三角

代售各種靈藥

經藥每罐小洋三角○蔡製女科戒烟丸每匣大洋七角○又婦女療虛藥汁每瓶價銀二元○又女科調經末服小洋二角○三黃寶蠟丸大丸每粒二角小丸每粒一角○許製定痛靈丹每瓶小洋三角○又遺精必效丹價銀一元○又加料五寶丹每匣價銀二元○黃製天然戒烟丸每瓶價銀一元每打十元○又艾羅補腦汁每瓶二元四角每打念四元○江陰醫會求本戒烟丸甲丸定價大洋五角其餘乙丙等丸皆定價大洋一元

續印全份醫學報招股簡章

爲續印全份醫報之股非辦理醫學報之股也所有編輯校閱皆同人擔認義務除開支外並無額外浮費以示撙節而昭大公●一每股計墨銀十元共集一百股合本洋一千元正除本館同人先認五十股外其餘另行招集●一不論本埠外省皆股該報全份告成併准將股單每股換取全份醫報四部如不願者聽●一倘購預滿五號者亦另贈全報一部以酬其勞●一官利紅利兩項俟議決再行佈告

……分裝四部……約期取書……本館

[illegible]報續印六期全份醫學報共十六册出售預約劵祇收半價廣告

埠代派處來函皆以本報發行以來歡迎頗衆海内醫家因未窺全豹於心未愜爭欲
購全份醫報囑本館續印訂書定價卅售以慰海内醫林之望云本報承諸君咖嗜亟
趕辦特因言之匪艱行之維艱預算排印裝訂非千金不辦設不再版無以饜閱者之
如遽遽辦則力有不逮故由同人思得一兩全之法一面籌集資本將全份醫報用上
等光厚紙一律翻印分釘四大部一年一部每部分裝四册售銀一元五角全份四部
售八折一面出售預約劵以百號爲率每號祇收半價扣實價銀三元號滿停售購者
速該報准九月底先出(一至四十八)兩部至年底續出(四十九至九十六)兩部凡
有預約劵者概分兩期取書不再找價外埠僅加二次郵費洋六角無劵者統照定價
皆例不減讓以昭核實本館劵印無多轉瞬售罄欲購全份者請速惠訂爲盼此佈

振弱齋三才戒煙丸

此藥戒烟最爲穩妥經驗多人口碑載道名天地人三才分三匣爲一套除癮一錢可服六個足月烟癮盡除無流弊每套售洋三元朔望九扣餘詳仿單王道戒烟以此爲最願有志者注意試之

發行所在上海四馬路直西觀盛里七十三號　祝蘭舫　崔吟梅謹白

夏應堂廣告

金陵許菊泉夫子因病停診倏經三載茲幸全愈現寓英大馬路五雲日昇樓西首德仁里一弄醫學報館内照常診恐病家或未週知特此奉告

上海巡警總局官醫武進龔澤之男婦内外方脉

寓二馬路跑馬廳安康里弄如有局中局外延診者請至該處可也午後三點鐘出診　號房具

置中東新醫書及各種標本模型俾會友研究學術以增長醫科之新智識故於六月望
人以分任會中諸務凡未入會者請速入會其已入會者倘因同社之人散處各埠一時
略或以學術擅長或屬聲望素著皆可備充評議員之選外埠投票以七月底截止得票
庶能爲社友盡義務焉耑此佈聞伏希　公鑒

會友題名錄

會章詳見前報

名	字	籍	職銜	通信處
周維翰	雪樵	常州陽湖	廩貢生	山西太原府上馬街醫學館
朱恩華	雅南	甯國府旌德	調查員	揚州古旗亭東立達小學校
孫古熊	夢蘭	紹興	廩生	王衙弄口孫瑞生彩蛋坊
魏壽彭	天柱	紹興會稽	監生	山陰斗門鎮寶積橋
周服聖	伏生	紹興山陰	附生	安昌鎮葆豫堂藥店
沈寶栟	莘農	鎮江溧陽	雜職	湖州和平鎮客民
褚召葆	頤庵	蘇州元和	附縣丞	上海西門外馬家橋江蘇昌善局
袁章和	堯官	揚州興化	附貢生	泰屬丁溪栟場小海祥記鹽旗內
韓澄	靖盦	杭州仁和		杭州寶善橋青龍街
錢祖繩	杏蓀	松江婁縣	雲騎尉	金山縣呂巷鎮
李惟藩	嘯雲	湖州南潯	附生	嘉興北門外塘灣吳源盛茶葉店
朱瞉廷	讓卿	嘉興海鹽	附生	心橋兜
高汝賢	德生	紹興會稽		東鄉樊川學堂
謝光昱	旦初	紹興蕭山	佾生	杭州忠清大街柏子巷口
林大夔	先耕	蘇州元和	附生	吉由巷醫學公社
蔣光煦	桂蓁	嘉興石門	調查員	城內火弄口
俞本立	道生	松江金山	直州同	干巷鎮
馮銘	箴若	常州江陰	歲貢生訓導	布政坊巷醫學研究會
沈乾照	韻濤	安徽泗洲		寶應小南門內
黃岐	鎬京	紹興蕭山	縣丞	臨浦鎮
黃元吉	文生	紹興蕭山	監生	
黃承禧	端如	太倉崇明	附生	海門滿洋沙聚星鎮東南禮安堂

（禮拜四）　（中國醫學會廣告）

秦福基	第花	湖州烏程	附貢生	蘇州婁門內傳芳巷
薛正祥	瑞雲	揚州泰州	監生	北門外清化橋河西北首
陳奎堂	永璣	紹興山陰	監生	上海大東門外元成藥材行
詹鴻恩	大來	揚州東台	監生	何梁場柿軒巷
僧達理	洞天	安慶懷寧		平望九華寺
繆祖善	厚傳	蘇州吳縣		閭邱坊巷
傅巖	穉雲	湖州	調查員	所前街
余鷟振	彩軒	徽州婺源	監生	崇明
汪開宗	蠡耕	徽州婺源	附貢生	
江福鏻	玉卿	徽州婺源	職員師範生	
陳鷟	振虞	松江金山	附生	松隱鎮
戚衛生	根孚	松江華亭		浦南亭林鎮
錢榮光	詢芳	常州江陰	訓導	
王景華	士翘	蘇州新陽	附生	常熟南門外君子居弄典當隔壁
任養和	桐軒	揚州甘泉		儀徵十二圩淮鹽總棧署西首
金韜	惠卿	台州太平	增生	尚書坊
徐永賢	錦榮	寧波慈北		上海虹口吳淞路猛將堂弄
邱甾梧	檀蓀	廣州順德	監貢知縣	香港崇辦活人廬
殷恒懷	念萱	蘇州洞庭		上海英大馬路後致遠街
賴景培	植卿	廣信玉山		儀徵十二圩淮鹽總棧東首
陳鼎元	銘淸	嘉興秀水	廪生	新塍郎中埭
許丙垣	紫藩	嘉興秀水	廪貢生	新塍
黎兆藩	錫侯	廣州順德	調查員	省城西關洗基黎崇正草堂
居鈞	友梅	常州武進		鐵市巷圖書館

孝策	劍冶	福州侯官		杭州仁和縣署官醫
洞溪	滦卿	安徽甯國		湖北荊門州屬之后港
樹和	平軒	安徽巢縣	調查員	烱煬
燮和	理卿	浙江海鹽	候選縣	上海美界新署後北浙江路
厚德	月恒	揚州江都	調查員	靖江西門內大街鳳鳴橋東首
達春	雨塘	直隸順天		靖江署前南街
鍾駿	小香	太倉寶山	附貢生	世居江灣鎮分寓老閘橋南堍
[illegible]楨	問樵	江甯上元	附生	上海英大馬路德仁里一弄
[illegible]祖	件漁	松江華亭	附生	上海四馬路直西觀盛里
[illegible]予	滌如	徽州新安		上海坭城橋外自新醫院
[illegible]保	梅先	常州無錫	廩貢生	上海英大馬路貴州路二號
[illegible]釗	菊泉	江寧上元	廩貢生	上海德仁里醫學報館
[illegible]成	少蓀	浙江錢塘	道庫大使	上海新署後華興坊九弄
[illegible]鼐	少航	山東諸城	調查員	縣東小門內環山堂
[illegible]三		荊州江陵		沙市江瀆觀錢聚大雜貨號
[illegible]吉	仲蓀	鎮江金壇	廩生	丹陽門外呂坵鎮
[illegible]勝	宗揚	太倉嘉定	候選州同	上海英租界中旺街錢江里
[illegible]人		太倉嘉定	候選縣	上海新馬路醬園弄對面
[illegible]皋	澤之	常州武進	候選縣	上海二馬路安康里北弄
[illegible]興	起之	太倉寶山	附生	上海老閘橋洪北
[illegible]義	逢伯	太倉寶山	候選知州	上海美租界海寧路
[illegible]馨	則學	徽州歙縣	候選縣	上海西門外湖山羊認捐局
[illegible]貞	幹卿	常州無錫	附生	上海英界中旺街鳳鳴里口
[illegible]岡	鳳笙	江蘇江甯	縣丞	南門白酒坊
[illegible]高	葆年	江蘇崑山	附生	新陽正義初等小學堂
[illegible]桐	味蕤	江蘇元和	監貢	皮市街
[illegible]	賡伯	太倉州		上海英大馬路香粉弄

[illegible]楷	松雲	四川華陽	花翎同知	上海英大馬路北恆豐里
[illegible]憲	小圃	松江上海		上海美界武昌路三元宮前
[illegible]康	夢橋	太倉寶山		上海美界外虹口正豐街
[illegible]銘	仲蘭	太倉州	附生	醫學會
[illegible]槃	秀頌	太倉州	附生	上海英界廈門路德豐北里
[illegible]槐		北京	調查員	梁家園醫學研究會
錫猷		蕪湖	調查員	洋橋南晉康公司間壁
[illegible]芳		漢口	調查員	華景街新慶里三十二號門牌
相之		湖北	調查員	荊州城內大街
西聖		青州	調查員	城內火巷街施醫院學堂
源臣		紹興	調查員	寶珠橋
兆仁		陝西	調查員	商南縣署
有忠		寧波鄞縣	候選州同	湖西花園街邵家大廳
爾梅		南翔	調查員	東市石皮街
吞卿		鎮江	調查員	廣安祥號內
東傳		嘉定	調查員	南門內沈家弄
兒臣		丹陽	調查員	西門大街
鼎勳	伯銘	無錫	調查員	北門外弔橋下俞泰隆茶號
模存	同鉞	常熟	調查員	南門外石遜步橋
保如	午樓	鎮江丹徒	監生	丹陽西門大街邑廟東首
堯臣	梅亭	紹興餘姚	附貢生	上海美界天后宮後面成大弄內
清藻	頌采	太倉崇明	附貢生	上海南市鹽馬頭裏街
竹晨	舫廬	紹興蕭山	縣丞	上海法界鄭家木橋直街

敬請醫藥兩界諸君子均鑒

本報取名醫學以探討病原講求藥性爲宗旨醫藥兩界各有應盡之義務本不得報比例也計周君雪樵創辦此報迄今已逾四載因經費困難幾成中輟之勢同人爲醫界一分子特不辭譾陋代籌推廣辦法爲持久之計惟經費一項不得不求助藥兩界如諸君子有願月助經費洋兩元者卽爲本報之贊助員或蒙慨助鉅資者爲本報之名譽贊助員以後擬逐將贊助諸君之事蹟功名詳細編登本報以誌欽後經費稍裕卽當將本報改爲每月六期延訂訪員專訪醫林軼事選登各埠醫學藝以餉後學進步之遲速卽以經費之盈絀衡之異日效驗可期亦皆諸君贊助之其令名盛德當與本報同垂不朽矣謹馨香禱祝以俟

本報贊助諸員題名錄

姓名	籍貫	通信處
王問樵君〇	上元	英大馬路西德仁里
許菊泉君〇	江甯	同上醫學報館内
彭伴漁君〇	松江	四馬路直西觀盛里
徐宗揚君〇	嘉定	英界中旺街錢江里
唐乃安君〇	上海	棋盤街中英大藥房
汪惕予君〇	新安	英大馬路北貴州路
席裕麒君	洞庭	英大馬路壽康里

姓名	籍貫	通信處
丁福保君	無錫	英大馬路北貴
胡夢橋君〇	寶山	外虹口正豐街
馬逢伯君〇	寶山	美界海甯路
徐起之君	寶山	老閘橋浜北
徐少圃君	上海	白大橋北朝東
徐小圃君〇	上海	武昌路三元宮
姚艮成君〇	泉唐	新衙門後華興

右錄以先後爲序不論醫界藥界凡願擔承義務及月助經費兩元者皆爲本報助員蒙繳月費敬於尊名下加〇爲誌

本報登醫界一覽表啟

滬上醫家鱗次櫛比指請者祇聞其名未見其人每多誤投之弊更有不知其寓所終日而卒不獲踵請者其貽誤良非淺鮮焉本報有鑒於此特於八十一期起創列界一覽表調查本埠各醫生姓名住址暨專治何科所定門診出診規例一一詳登俾病家按圖而索不再致誤投之弊每人每月計取刊費四角列雙行者加半願列詳細開列清單併蓋印尊名圖記飭人寄交本報下期卽照登不誤列表後按期飭報一份俾資考證

醫界一覽表

英界

姓名	專科	醫例	寓所
王問樵○江灣蔡小香傳 本報總理員	男婦兼科	門診四角出診一元	常寓大馬路西首德仁 逢雙日分寓城內三牌
許菊泉○金陵人壽田子 本報贊助員	內外科	門診五角出診二元 路遠照加拔早另議	同上卽醫學報館
彭伴漁○松江人 本報協理員	精理內科	門診五角出診一元	四馬路直西觀成
徐宗揚○嘉定人 本報贊助員	外症傷科	門診一元接骨面議 出診四元路遠酌加	中旺街錢江里內
汪惕予○自新醫院校長 本報贊助員	西醫	另有細章	大馬路北貴州路
唐乃安○上海人 本報贊助人	西醫	另有細章	棋盤街中英大
殷念萱○洞庭人	內科	門診不計出診一元	大馬路後致遠

夏時南	甯波人	毒門外科	照例	大馬路四德仁里二弄
張靜蓮	○青浦人	內幼科	門診五角出診二元	大馬路虹廟對門
高長順	常州人	牙科	另有細章	大馬路西壽康里
傅春波	○南京人	針科	門診一元一角貧病不計 出診四元四角遠者遞加	新聞大街仁濟里一弄
任際運	○無錫人	內外科	門診內科四角外科六角 出診內科一元外科二元	市浜橋同春染坊對弄
江蔭鄉	○蘇州人	內科	門診四角出診一元	盆湯弄北高陽里九號
陶佐卿	金陵人	內外科	門診內五角外一元出診 英界二元美法界四元	大馬路五福弄平阜里
壽鏡澄	寶山人	內外科	門診四角出診二元	北石路新昌里
戴少甫	○蘇州人杏堂孫	內外科	門診三角出診一元	大馬路香粉弄高安里
顧渭川	○孟河人	內科	門診五角出診二元	大馬路南香粉弄西首
侯也春	南翔人	內女科	門診四角出診一元	南香粉弄寶德里對門
周申甫	紹興人	內外科	門診兩角出診一元	常寓東嘉興路南橫街午後分設大馬路南香粉弄德全里
馬永年	孟河人鈞之子	內外科	門診三角出診一元	大馬路北香粉弄
劉松雲	○四川人	內科	不計	大馬路北恒豐里
錢榮桂	○越郡人	精理痧症	門診四角出診面議	中旺街廣濟藥局
凌永言	○湖州人嘉六子 江灣徐振山壻	兒女內科	門診五角病久遠來一元 出診另有細章貧病送診	中旺街樂善里內
李幹卿	○無錫人考取優等	內外科	診金另有細章	中旺街鳳鳴里口
胡絲香	○平湖人	毒門外科	門診四角包醫面議	二馬路西首誦清藥室
吳秉璋	○蘇州人	內外喉科	門診三角出診六角	三馬路鼎泰綢緞號內
朱鏡澄	○松江人紫槎長子	眼科	門診四角出診一元	三馬路何福祥綢緞莊
張芹孫	嘉善人	內外科	門診四角出診一元	三馬路曲江里內
周惟明	○甯波人一堂子	眼外科	門診五角出診一元	三馬路鼎豐里大甡堂
金子康	○蘇州人	內外科	門診四角出診元二	三馬路寶和里四弄

姓名	專科	醫例	寓所
張九皋⊙青浦人	內外眼科	門診四角出診例服	四馬路小花園西首
張濟清○常州人	內科	門診四角出診一元	四馬路三山會館西首
殷秋江○上海人	內外喉科	門診四角出診一元	四馬路直西觀盛里口
張康民○平江人	驚痧外科毒門	不計	六馬路東安里內
朱臣伯○東山人	內外喉科毒門	門診三角出診五角	六馬路西吉慶坊
王貽孫○湖州人	內科	門診不計出診一元	常寓六馬路福康里底 分寓老北門內侯家浜
王雨香○江蘇人	外科毒門	門診一元出診四元	六馬路直西懷德堂兼售毒門丸散
袁依琴 奉賢人	內外科	門診四角出診一元	馬立司馬德南里
沙靜淵⊙鎮海人	內科	門診五角出診二元	寗波路隆慶里內
蔡小香⊙江灣人硯香子 本報贊成員	女科	門診五六角出診四二元	老閘萬福樓後奚宅
郁少甫○上海人	內科	門診四角出診一元	老閘橋南北京路西
錢秀頌○太倉人	內科	門診四角出診一元	廈門路德豐北里

法界

姓名	專科	醫例	寓所
巫錦山⊙孟河人	內外科	門診四角出診一元	老北門外布莊街
舒春林⊙甯波人 鄭龍章甥	女科	門診四角出診二元	鄭家木橋南堍天錫里
張美棠⊙甯波人	咽喉男婦兒科	門診二角出診六角	鄭家木橋直街安寧里
汪竹晨⊙紹興人	內外毒門	門診三角出診一元	鄭家木橋直街福壽里
張柳康⊙上海人	內外科	門診四角出診元二	菜市街寶裕里
張桐伯 江蘇人	內外科	不計	八仙橋西首樹德里

光緒三十四年八月初一日第九

美界

姓名		專科	醫例	寓所
胡夢橋 ○	大場人 本報贊助員	內科	門診三角出診一元	虹口正豐街義[illegible]
徐少圃 ○	上海人杏圃長子 本報贊助員	內外幼科	門診三角出診一元	老白大橋堍朝東
徐小圃 ○	上海人杏圃次子 本報贊助員	內外幼科	門診三角出診一元	虹口武昌路三元
徐起之	江灣人 本報贊助員	幼科	門診四角出診一元	老閘橋浜北
馬逢伯 ○	江陰人 本報贊助員	內外喉科	門診五角出診二元	海寧路新造洋房
姚艮成 ○	泉唐人 本報贊助員	內外喉科毒門	門診四角出診一元美英法各二元	新衙門華興坊後
處寶甫 ○	蛟川人	內幼科	仍照舊例	文監師路德榮里
黃杏卿 ○	江蘇人	內科	門診三角出診一元	中虹橋直東新三里
周漢三 ○	上海人	內外科	門診三角出診六角	新三官堂成順里
王仲康 ○	上海人	幼痘科	門診四角出診一元	裏虹口泰山堂藥
金福山 ○	上海人	外傷科	門診四角出診一元	虹口乍浦路三元
倪銘三 ⊙	無錫人	內幼科	門診四角出診一元	吳淞路長源里
顧少山 ○	川沙人	外科	門診不計出診一元	白大橋北仁智里
朱堯臣 ○	餘姚人	內外幼科	門診四角出診二元	天后宮後面成大里
陸挺芝 ○	浦東人	外科喉症	照例	成大弄內悅來坊
楊季明 ⊙	嘉定人	內外科	門診四角出診一元	天后宮北寶順里
施頌芳	松江人	西法外科	另有細章	天后宮北育文書
張菊池 ○	松江人	內科四時針灸 咽喉花柳毒門	門診四角出診一元	天后宮後桃源坊
何蓉舫 ⊙	餘姚人	內科	門診不計出診壹元	鐵馬路鴻興里內
徐芝山	寧波人	外科毒門	門診三角出診六角	盆湯弄泰安里九
吳介臣 ⊙	奚盤人	精理男女兒科 包醫喉退毒門	門診內科三角西法外毒五角出診一元二角瑞種牛痘	楊家坟山對門泰安十一弄口

十二期醫學報醫藥合表

黃杏林⊙	蘇州人	內外科	不計	北福建路中市
孔吉甫⊙	嘉定人	內外四時針灸包醫花柳毒門	門診三角出診一元法界二元拔早加倍	老垃圾橋北愼餘
張芳坪⊙	浦東人	內婦幼科	門診四角出診一元	新衙門照牆前
趙葆春〇	山東歷城人	內外喉科	門診三角出診一元	承業里三弄
胡煒臣〇	武進人	內外科	門診不計出診一元	虹口火車站南存
吳金彪〇	海門人	幼針科	門診三角出診元二	吳淞路猛將弄長
楊松煥〇	廣廣南海人	內外眼科	門診二角出診一元	虹口新興里大街
唐月昇⊙	廣東香山縣那洲人	瘋癇頸癧內外痔瘡小腸疝氣	不計	武昌路挹秀里內
莫如龍⊙	廣東番禺人	內外傷科	門診四角出診一元	頭壩路德意里內
李香生⊙	廣東人	內科	不計	三元宮對面巷內
邱懋榮⊙	廣東河源人	內外科	門診四角出診一元	青雲里大街
梁舟屏〇	廣東新會人	內科	門診四角出診壹元	青雲里
程雪門〇	廣東人	胎前產後痧痘驚風咳嗽吐血癱瘓脚氣	門診四角出診一元	青雲里東弄
張方流⊙	廣東人	內外科	門診四角出診一元	青雲里二弄十四
許鼎臣	廣東南海人	內外女眼科脚症痘痧類	不計	四川路聚賢里

華界

姓名		專科	醫例	寓所
葉德樹	上海人	時疫內科	貧病不計	老北門內雲居[illegible]
黃粹甫⊙	上海人	內外科	門診內三角外四角	老北門內穿心街中[illegible]下午法界方板橋三新
許春山	金陵人菊泉子	內外科	門診三角出診不計	新北門內老街

姓名	籍貫	科目	診費	住址
[illegible]	[illegible]	[illegible]	[illegible]	[illegible]
沈心田⊙	上海人	內外科	門診二角出診四角 城外一元路遠酌加	邑廟西首 下午分寓六馬路仁壽里新
陳少田⊙	紹興人	牙科	另有細章	邑廟文昌殿弄
鄒桐封	江蘇人	內科	門診二角出診四角	小東門內梧桐弄
呂潤之⊙	上海人	內科	門診三角出診五角	小東門內梧桐弄
楊味吟⊙	上海人	內科	門診二角出診半元至租界一元	小東門內天官牌樓
王梓華⊙	上海人	內科	門診三角出診一元	小東門內四牌樓中
陶寅康⊙	鄝城人	內外科	照常	大東門內火神廟東首
耿湘坡⊙	上海人	幼科	門診三角出診一元	火神廟西首
項梅孫⊙	上海人	幼科	不計	大東門內中唐家弄
張慶平⊙	上海人	內外科	門診三角出診一元	道前街水仙宮隔壁
金品三⊙	秉之子松江人	精理內科	另有細章	城內彩衣街 下午分寓拋球塲掃葉山房
汪利生⊙	湖州烏程人	推拿幼科	門診四角出診一元	大東門外電燈公司東
汪松蟾	南滙人	內科	不計	大東門外電燈公司後
徐楚材	蘇州曹滄洲傳	內喉科	診資不計出診免轎	南市竹行碼頭同益里
周湘淵○	川沙人	內外科	門診四角出診一元	大東門外如意街東首
陸衡心	浦東人	針科毒科	不計	外鹹瓜街古雲臺內
倪武洲⊙	通州人	傷外門	不計	十六舖內協興街九號
胡百證	上海人	外科	不計	生義弄內安順里
曾子友	上海人	婦幼喉科	門診三角出診一元	董家渡梅家弄
顧雨田⊙	南滙人	幼科	門診三角出診一元	小南門外南倉街
金竹香○	上海人 痧痘	內外喉科	不計	西門內大街翁家弄口
胡德馨⊙	徽州人	內科	門診五角出診一元	西門外湖山羊認捐局
胡復初⊙	江西人	眼科	門診三角出診一元	西門外泰亨里

右表以一年爲期每名每月計取刊費洋四角列雙行者加半刊費已繳者除收給

按本報爲醫界交通之輪電公共之產業同人承接以來因經費無出添列一覽表限定一年爲期原所以聯合諸君同謀扶植也乃前約具在而聽人愚弄無端中輟者有之積欠刊資飾詞游約者亦有之吾醫界人品之蕪雜於此可見一斑有初鮮終曷勝浩歎本報特將此種人悉行淘汰免致侵佔篇幅而持重信義者亦可免薰蕕同器之嫌矣古云清者自清濁者自濁願諸君勉盡義務也幸甚

各種靈藥功用表

滅臭聖藥

西國所出加波匿克酸等非不可辟臭然特亂之耳彼臭雖已此臭依然猶以暴易暴也惟此淨身粉則能使切臭魏均變無臭其力量之大不可思議此粉出於香港凡西國男婦皆喜用之每年銷數不下數十萬罐雖奇臭如阿魏穢溺等亦能使其臭立刻消滅凡有狐臭（俗名猪狗臭）者但用一次即可一月無氣息用至二三次即可斷擦；不信者用以淨脚立以鼻嗅之即可知言之非僞眞中國前所未有之奇藥也凡婦女香閨斷不可少文明人根潔亦不可少家有病人不可少地方汚穢及有狐腋臭者尤不可少用法但以粉二三厘入清水少許溶化之擦愛臭穢處立刻便止每人每罐可用半年每罐取小銀三角有願購者可函告本館注明住址附郵票六分爲定即當專人送到[illegible]購四瓶收洋乙元

醫學報館啓

江陰醫會求本戒烟丸

戒癮易戒有病之癮難市上戒烟丸絕少計及此者茲江陰醫會創製特別求本戒烟丸係會友馮箴若君主持其事集諸名醫朝夕研究而成計分十種仿葛氏十藥神書之例以十干定名各就體質立方按症用藥統治者甲字丸陰虧者用乙字丸陽虛者用丙字丸遺精滑泄者用丁字丸咳血咯血者用戊字丸淋濁者用己字丸痞滿脹痛者用庚字丸便血痔漏者用辛字丸脾泄腎泄者用壬字丸休息久痢者用癸字丸此與一方通治者大不相同所有成癖原因癮來現象凡與烟癮最相密切者無不該括於十種之中而確無嗎非烟灰等攙雜刻已歷戒多人卓著功效服丸與吸烟一樣起居動作飲食便溲一切如常毫無流弊所有詳細情形另有章程一冊仿單一紙取閱便知有志戒烟者即請函告本館可以代購甲字凡定價大洋五角其餘乙丙等丸九種皆定價大洋一元藥丸貴賤不同以分兩輕重分之有癮一錢者購藥一服癮多加購

醫學報館啓

江甯醫學研究會章程

第一章　宗旨

第一節　本會以聯絡同志研究醫學期於融洽中西發明新理互換知識保存國粹爲宗旨

第二章　分部

第一節　本會分五大部

一研究部　分開會聚議通信商確二項

甲開會聚議　凡會員住址與會所鄰近者每屆開會之期必赴會聚談發表中西醫理上之要素以供研究　乙通信商確　凡會員居住異地不能隨時赴會者則將其醫理之要素治病之實驗隨時報告本會互相參議以供研究

二調查部　分本國調查外國調查二項

甲本國調查　凡各省醫學會醫學堂醫院之內容均詳細調查裝訂總表以期效法改良　乙外國調查　凡東西各國醫學之模範及治療新法均調查確實報告以資採用

三編譯部　分編譯書籍發行雜誌二項

甲編譯書籍　凡應用書籍有關醫學之理者均隨時編譯其不及編譯者先行購閱　乙發行雜誌　凡研究調查兩部之發表均編入雜誌

四藏儲部　分經理責成二項

甲經理　會中購辦書籍圖畫儀器陳列另選一人掌管不在庶務之列由書記員標題書目查檢明晰以備度藏　乙責成　凡會中器具用物均須開陳價值若干如有損毁遺失佈知會長會董或補置歸

原會員欲閱覽書籍告知該掌管人存記該值若干攜回披覽限一二星期歸趙如遺失卽仿原值賠償

五建設部　分創立贊助二項

甲創立　會勢擴張後應量力創設分會組織學堂　乙贊助　凡他人組織之學會學堂本會力所能逮者皆竭力贊助　以上五部另有詳細章程

第三章　會員

第一節　凡入會者皆稱會員於會中有職事者皆稱職員職員由會員中選舉

名譽贊成員無定額　顧問員一人　會長二人　會董二人　調查員六人　評議員八人　書記員四人　會計員二人　庶務員二人　招待員四人　糾察員二人

第二節　職員由會員中投票公舉每年改選一次連舉者連任

第三節　會員以醫界中人爲合格其非醫界中人果能熱心襄助本會經費或扶助本會發達者推爲名譽贊成員

第四節　會員不限籍貫凡合本會宗旨者皆得入會

第五節　願爲本會會員者須由本會會員三人以上或有名紳商之介紹具志願保證書經本會認可給以證書始得入會

第六節　凡會員入會時須量力捐資於會中曰創捐無定額

第七節　會員如有意見不合自願出會者須將出會之原理告知本會由書記員除名繳還證書以前所繳之捐資不得索還

第八節　會員如有損壞本會公益及個人私德有傷本會名譽者經職員議出或由會員舉發（惟會員須

成田

裕麒先生洞庭人也姓席氏爲東山望族累世簪纓　先生童年天資敏捷胸羅全史筆掃千軍而於仕途視若浮雲競競焉以濟世爲懷遂遊學日本畢業於醫校每念同胞罹此鴉片煙之害未嘗不三嘆而流涕也因立誓曰若不蕩盡煙魔終身不歸故土適得爾籐名醫爲之督助搜羅奇書研究化理上日遊成田成田者日本著名之靈山也屬千葉縣地見一草色甚鮮形可萱萊探考性質與煙毒相

及以煙和之立住咸水時吸□先生之功遂爲是可成盡婦得藥餅之賜婦謂人從人願幾得其財之
草可謂大從人願矣近來嗜煙同胞受益匪淺先生且以經理自飾不諱謝名更足徵實心濟世僕之
鄉人服此亞支奶脫離黑籍者日衆爰贈一額當不啻焚香膜拜爲國民也謹序
前都察院左都御史趙叅康題贈

聖藥

續交會費者○濮鳳笙　胡濼卿　李少航　王藎臣　王賡伯

新入會者○袁保如　朱堯臣　龔頌采　汪竹晨

醫學源流考（三續）

陳藏器著本草拾遺孟詵著補養方必效方食療本草王燾於出守鄴郡時撰外臺秘要四十卷凡一千一百四門皆先論後方古來專門授受之秘法多在其中歷代之方於焉大備惟以針法無益而有損削之不載焉宋政和中奉勅撰聖濟總錄二百卷大觀中陳師文裴宗元等定太平惠民和濟局方十卷太醫局刻小兒衞生總微論方二十卷太醫局程文九卷此南宋考試醫學之書也錢乙字仲陽錢塘人得仲景之闔與建爲五藏之方謂肝有相火則有瀉而無補腎爲眞水則有補而無瀉大哉斯言獨發內經之秘著傷寒指微論五卷厥後河間潔古子和盡皆取法也幼科之學本於顱顖經作小兒眞訣嬰兒百篇後世稱爲幼科之聖宜哉惜其書散佚未得全睹也王維德撰銅人針灸經陳直撰壽親養老新書董汲撰脚氣總要旅舍

醫學報

備要方。劉溫舒撰運氣論。刺法論。蘇軾沈括撰蘇沈良方。夏子益撰衛生十全方怪疾奇方。韓祗和撰傷寒指微六卷。產寶一卷未著撰人名氏。陳自明臨川人。撰婦人大全良方二十四卷。分八門二百六十餘論。論後各附以方。於婦人證治條析無疑。可為賅備也。龐安時字安常。蘄水人。撰傷寒總病論九卷。實能發仲景未盡之意。而補其未備之方。註難經辨數萬言。立言精邃。述人迎氣口在手在喉。上下齊等。引繩曰平。過勝即病。而有三陰三陽之分。二千年晦蝕之旨。一旦昭明。豈曰小補云爾哉。郭雍字白雲。著傷寒補亡論。許叔微字知可。白沙人。官至學士。撰傷寒辨疑。普濟本事方十卷。屬詞簡雅。多入微之論也。陳言字無擇。撰三因方十八卷。分病為三因。內因一。外因一。不內外因一。條理分明。而方論簡要也。楊士瀛字登父。號仁齋。三山人。撰仁齋直指二十六卷。傷寒類書活人總括七卷。朱肱號無求子。吳興人。授奉議郎。著活人書。以經絡病因傳變疑似。條分縷析。而後附以諸方治法。使人一覽了然。豈非後學之津梁乎。

（未完）

新醫學入門

無錫丁福保仲祜編

骨骼病理篇第一

(一)佝僂症

嬰孩在二歲以前常有患此症者。每見身軟無力。面色呆白。出牙遲緩。其牙或變鬆爛。其頭蓋骨銜接之縫不能密合。四肢之骨短而且曲。關節處有腫脹之狀。肋骨、鎖骨、脊柱等亦形彎曲。病孩常覺不快。睡眠不安。以頭部摩擦於枕上。起牀則號泣。或發汗。或下痢。或發熱等。

以顯微鏡窺骨膜之內面。見骨組織缺乏石灰質。而軟骨細胞多於常兒。其故或因食物不足。空氣不潔。或衛生不合法。或兒女姙娠中與哺乳時起居飲食均不合所致。

此病易愈。傷生者頗少。宜實行各種衛生法。兼食補藥。如鐵劑及魚肝油等。若女子之骨盤有因病而彎曲者。則其生產必艱。往往有性命之憂。

（二）骨軟化症

與佝僂症之分別在於年齡。一爲小兒之病。一爲中年之病。病人之骨變。爲彎曲且易折斷。其先從骨之內面化軟。而骨膜下有骨之皮質。尙形强固。迨至病重時。則此皮質亦變軟而骨膜變爲容受肥厚膠樣之囊。此乃骨組織內缺乏石灰質所致。婦人於生殖期內或無數之分娩後。或產蓐中及哺乳時。均易得此症。處女之患此者。雖較多於男子。惟春情發動期以前及老年時。均少有此病。宜實行一切之衞生法。如居住、營養、皮膚清潔等。宜安靜。不可運動。石灰與魚肝油及燐。爲最要之藥。然病之重者。往往不能治愈。

（三）痛風

此爲急性之症。往往於未病之前數日。有倦惰、違和、心悸亢進、胃腸不消化等症。迨病發時。通常皆始於夜半。症見踇趾劇痛。幷累及趾骨關節。或痛如燒灼。至明日則關節及其周圍。均腫脹。外皮甚熱。觸之極痛。足背稍有水腫狀。間有發身熱者。晝輕夜重約十四日各症漸退惟關節間之腫脹物不能消、尿作暗色內含多量之尿酸。

此症愈後。不能斷根或數月或數年必再發。

初期發於蹞趾關節其後則延於膝關節、及外足線再延及手指手臂肩與鎖骨及脊椎等處故有膝痛風手痛風肩痛風鎖骨關節痛風脊椎痛風等名目。

此症之原因有尿酸鹽沈着於關節之內之故并有白堊樣之物質積於關節、及靭帶、及軟骨等之間。所以關節硬固而不靈活。凡飲食無度。多食動物。多飲酒類。多坐而少運動者。易得此病。發病之年齡。大抵在三十五歲至四十五歲之間。有遺傳性。宜服止痛藥、輕瀉藥、發汗藥、其疼痛處宜塗以引病外出藥。而以棉花絨布包裹之。

（四）風溼

此爲大關節發炎之症。常從此關節累及彼關節以至全體各關節、均累及者。初起時恒在傷風及受溼之後。覺背與四肢皆甚痛。冷而且強。數日後。關節內即生炎。皮膚紅熱。觸之愈痛。身不安靜。口大渴。不欲食。脈甚速。每分鐘自九十至到一百二十至汗多酸氣。尿少而色深。味亦極酸。病狀朝輕夜重。約十四日。略能減輕。常變爲久延之病。

輕症則出汗不多。溺內有麩皮形沈下之物。若重症則其生炎處。移傳至心臟。或胸廓。或腦髓。雖不致命。然亦能促壽。其原因在血液中有乳酸之毒質也。宜用熱水浴。宜服之藥與痛風略相似。

若炎及心囊。則有水質聚於囊內。故心音濁而不淸。其水苟能散去。則無大患。若心臟內有此病。最爲危險。本病雖愈。而心房心室之門戶。難復元形。或過大。或過小。或因門戶有病。而阻礙血液之循環。最易變爲水腫之症而死。

(五)骨折斷

醫生遇骨斷之症。宜查患處果有歪凸形狀。與平日不同之處否。以手推患處。覺寬鬆易動否。以兩手輕搖患處。斷處之兩骨有相擦之聲否。若無此三據。大約骨尙未斷。若見已斷之明証。宜將斷處相對接續。如未斷時之原式。後以夾板墊棉花等軟物包紮之。不可有過鬆過緊之弊。宜平臥板牀。不可頻動。至斷處生合爲止。大抵幼年時一月可接合。壯年時四十日可以接合。老年時六十日方可接合。若患處肉爛。空氣入內。必多膿。其骨或偪出。或已碎。或枯死。宜將碎骨膿血等取出。再用夾板包紮之。若患處四周之筋肉皆已潰爛。無可醫治。或累及大關節。或傷及大脈管。均宜割去。詳外科手術。茲從略。

（六）脫臼

關節離脫。謂之脫臼。又名脫骱。患處或歪扭。或高凸。或低凹。或轉動痛苦。屈伸不得。或鬆垂不舉。功用全失。然脫臼與骨斷。有時頗難分別。而治法則各不相同。其辨法約有數端。以手推之。斷則有互相擦之聲。而脫則無之。一也。斷則易動。而脫則難動。二也。斷則必稍形其短。而脫則反見其長。三也。斷則伸之即長。放手則短。脫則納入原臼後。即無長短異狀之可辨。四也。

若辨明果爲脫臼。宜審明部位。將脫骨用力伸舒。接法送入原位。須包紮合法。不使

醫學報

再脫。此症宜速治若遲延則有難治之處。因關節間有各種物質塡入之故。

（七）關節發炎

此症有內外二因內因身弱、瘰癧楊梅毒、疔毒。外因跌打損傷。初發炎時、忌動宜用夾板包紮。最宜用冷水外壓或放血或服瀉藥。

（八）骨膜發炎

若輕症。首宜靜養。外搽火酒、服止痛藥、外用熱水布壓之。或放血。若重症。必須放血。宜用刀割至骨膜之面。愈早愈佳。否則炎重變膿骨膜與骨必相離、相離則其骨必死。骨死則必將死骨割去。故不如乘未變膿以前割至骨膜之面也。

（九）髀臼關節病

此病發於大腿骨之上端與無名骨相接之關節間。患者多在童年、往往不介意。父母亦未之覺察。以致病日加重。而不治者頗多。大抵初病時。先覺患處甚痛。此時卽宜平臥板牀。將病足伸直。不使大腿骨之上端與髀臼摩擦。若病重發炎。卽俗所謂腐骨疽也。宜開刀取出腐骨及已壞之𦘺帶。不可留存少許以貽後患。病人宜實行一切衛生法及服魚肝油鐵碘等補藥。

（十）龜背風

此爲脊骨腐爛之症。其症初起。先覺足痛、或麻木。而背部絕無病形顯出。若童年有此病情。卽宜平臥板牀、約數月之久。不可中止。如背部痛者。宜用引病外出之藥。凡空氣、日光、飲食等、均宜留心。

（十二）骨瘤

此瘤由骨而生。共有二種。一爲緻密質骨瘤。一爲海棉質骨瘤。其生長甚緩。無毒。不必治。

論戊申歲粤港核疫

會友邱檀蓀來稿

毒蛇猛虎不足恐。巨炮快鎗不足憂。所最足恐憂者。黑死核疫傳染之微菌耳。嗚呼噫嘻。黑死核疫傳染之微菌。一人之傳染。一人之生死繫焉。一國人民之傳染。一國人民之生死寄焉。嘗考西籍。西伯利亞之猶咖克利人種。其數自昔甚盛。今則祗餘一千數百人。無他。花柳病獨癩罷痲之微菌殺之也。黑龍江邊之希利耶人種。其數自古甚衆。今則祗餘二三千人。無他。天然痘癩病之微菌殺之也。若印度爲地球最多人之國。近來死亡之數。反多於生育之數。無他。黑死核疫傳染之微菌殺之也。豈不大可恐哉。豈不大可憂哉。先哲有言。一星之火。可以燎原。涓涓不塞。將成江河。吾爲此懼。竭慮殫精。十餘寒暑。博采方法。勤求救治。欲使黑死核疫傳染微菌之消滅。如洪烟燎毛髮。秋風掃落葉。拯彼夭亡。登諸仁壽焉。爰揭其病之關於歲運。由於傳染。失於誤治。大聲疾呼。願吾同胞其諦聽諸。

何以言乎核疫之關於歲運也。歲次戊申。火運也。少陽相火司天。爲火化。厥陰風木在泉。爲酸化。司天左間爲陽明燥金。右間爲太陰濕土。在泉左間爲太陽寒水。右間爲少陰君火。何則。少陽之上。相火主之。中見厥陰。相火本也。厥陰中也。少陽標也。故少陽從本。厥陰之上。風氣治之。中見少陽。風氣本也。少陽中也。厥陰標也。故厥陰不從標本而從中見。誠以少陽爲樞。厥陰爲闔故也。若初之氣。由大寒、而立春、而雨水、而驚蟄、是也。主氣厥陰風木。客氣少陰君火、二之氣。由春分、而清明、而穀雨、而立夏、是也。主氣少陰君火。客氣太陰濕土。三之氣。由小滿、而芒種、而夏至、而小暑、是也。主氣少陽相火。客氣少陽相火。四之氣。由大暑、而立秋、而處暑、而白露、是也。主氣太陰濕土。客氣陽明燥金。五之氣。由秋分、而寒露、而霜降、而立冬、是也。主氣陽明燥金。客氣太陽寒水。六之氣。由小雪、而大雪、而冬至、而小寒、是也。主氣太陽寒水。客氣厥陰風木。六氣之中。主氣客氣。太過不及。既若此矣。故火運太過。名曰赫曦。赫曦之紀。謂之蕃茂。陰氣內化。陽氣外榮。戊申。火運太過者也。太過者損之。時值司天。火淫於內。治以鹹冷。佐以甘辛。以酸收之。以苦發之。時值在泉。風淫於內。治以辛凉。佐以甘苦。以甘緩之。以辛散之。稍乖其法。禍不旋踵。至若核疫。始而血閉。繼而發熱。繼而核腫。甚則昏迷。核腫部分。或在頸耳左右。或在脅左右。或在左右股之旁。陰器之側。蓋少陽主胆。其脉循脅絡於耳。故核腫在脅及頸耳左右者。皆少陽相火之爲病也。核腫者口必苦。苦從火化。火勝則乾。核腫者。目必眩。眩則風火相煽也。厥陰主肝。其脈循陰器而絡於肝。故核腫在左右股之旁。陰器之側者。皆厥陰風木之爲病也。核腫者必煩滿而囊縮。核腫者必氣上撞心。心中疼熱。煩滿。火鬱也。囊縮。風盛火衰也。疼熱。木從火化也。以厥陰風陽爲本。木中有火。而從中見故也。然肝藏血。肝與胆互相表裏。肝胆病。而血豈有不閉者乎。血閉豈有不核腫者乎。況晴雨無常。寒熱不定。濕瘴薰蒸。烟火稠逼。三氣隶令。皆屬少陽。管窺蠡測。憂心如焚。羅斯慘疾。少壯爲多。渺渺蒼穹。曷其有極。此核疫之關乎歲運者也。（未完）

記喉菌

會友王葆年述

有鄉人甘姓。喉間生一物。形如茄。不能出言。耳聾窒塞。諸醫不識其名。經江湖醫用刀割下豆腐形數塊。隨割隨長。未幾氣塞而死。僕聞之。惜未經目覩。想必係喉菌之類。懸揣治法。當以西醫之呵囉叻水嗅之。另以烙鐵燒紅烙之。再以去毒藥吹之。未必不無把握。敢請　貴會諸有道。一賜教言。爲研究確當之理由。僕所深幸焉。

舌鑑辨正

傷寒舌鑑一書久已膾炙人口此辨正書爲茂名梁特巖先生作由陶制軍公子葆廉部郎筆錄於蘭州節署凡三閱月而竟與舌鑑原書迥然不同而可補正原書之紕繆爲醫家診治之秘笈憑此驗舌於表裡寒熱虛實各症可以到手而辨出版[illegible]醫[illegible]無傳本茲[illegible]收入[illegible]以廣流[illegible]凡業醫者不可

日無多購者請早[illegible]

素問氣運淺說

氣運之說久爲通儒所詬病然非素問之過也特後人不善讀素問耳此書爲朱雅南先生所著自出手眼闢盡町畦成一愜心愜理之作雖泰西新學家亦當心折從前曾登之本報今另行排印（每部小洋一角）外埠寄費自給

（一）脈數之加多　有男子六人體質相同年亦相同其中五人之脈有多至九十二至者大半肺癆之脈至數必過於中數有時病初起之時脈卽至數加多而後極重之時有多至一百四十至者惟有乏力之人與此相反然亦甚少者耳有一人年三十四歲當其在二十四歲之時曾患肺炎臥牀四十餘日此時吐血八升兼有黃痰連下數日及至二十六歲曾患肋膜炎醫士爲之放血後兩年內常有欬嗽之病三十三歲時又吐血而不多兩邊鎖骨下擊之得呆實之聲並有空洞呼吸聲呼聲加大右鎖骨上有胸間話音左鎖骨旁呼聲加大略有夾格林聲立時脈六十四至仍能作事其外貌形狀與各症候略有改變而立時之脈得一百至惟身體仍軟弱耳

（二）脈力之細小　脈力之細小者虛弱之人幾常有之卽尋常不多有者此病內亦常有之也

（三）脈象之滑數　按脈之時卽速跳起此較之至數加多者更常有之卽在脈

七十至之時亦有之平人之脈與此相反以指按之緩緩而升惟乏力而至數不多之脈亦然蓋癆病之脈滑而且小若無病者其脈雖滑而亦充滿也

（四）男女脈象之異同　脈小而滑疑有肺病惟男子爲然也因男子無論其有病與否極爲明顯而可分別女子之脈即在無病之時亦有脈數加多細小而滑之象所以女子之脈較之男子不同不可即指爲肺癆也因在立時以至坐時略能助醫士辨別男子病勢以識癆病之原所以有人請醫診治之時但因身體軟弱或爲肺癆別種之暗症候或爲他處各病之症候則細查其脈之如何若使其人安靜一時之候其脈仍極細數或極小而滑則細查其胸間果與脈所顯相符者之多焉

第六節　百日癆

肺癆之病輕重不同百日癆則病勢最急日加一日無少間隔雖亦有暫爲延緩及轉成慢性病者然亦不多見之蓋因其肺患狀甚重或一邊或兩邊潰爛不堪虛熱

第一板　每張售大洋

光緒三十……

醫學報

每月兩期

上海平街中書代發

本館開設上海英大馬路西首德仁里一衖王問樵醫寓內

凡定八十五期至九十六期者連郵費在內列價於下

本埠
一份以上　每份大洋二角四分
十份以上　每份大洋二角
凡豫訂購本報例以半年起碼
如由本館封寄另加郵費六分

外埠
一份　計售大洋三角六分
二份以上　每份大洋三角
十份以上　每份大洋二角六分

補報價目表

期數	本埠	外埠
一至二十四	一元二	一元三
二十五至四十八	七角二	八角二
四十九至七十二	四角八	五角八
七十三至八十四	二角四	三[illegible]

各埠代派處

漢口　華景街新慶里李尊若先生　教練所馮滌齋先生
湖北　荊州城內大街戴和之先生　沙洋天主堂彭玉田先生
南京　南門白酒坊濮鳳笙先生　城內二道高井南洋官報
蘇州　葑門滾繡巷陳劍魂先生　金獅巷東口朱護卿先生
滄浪亭高等學堂　吉由巷醫學公社　閶門外落地捐局鄒景叔先生
湖州　長興東魚巷口朱子愍先　所前街傅屏雲先生
寧波　湖西花園弄邵家大廳王蓋[illegible]
紹興　寶珠橋何廉臣先生　王衙弄口孫瑞生　彩蛋坊孫夢蘭先生

分外埠另定價目

寧波　□□先生　浮橋兩等小學校
紹興　城內各報代派處周德□先生
【□□□□□□□□先生】

杭州　忠清里柏子巷口謝旦初先生　湧金門直街紫城巷醫學校杜同甲先生　仁和縣署官醫林劍治先生　惠興女學校貴中權先生　車駕橋行臺東翰林第陳通甫先生　湖墅寶泰米行魏子祥先生

揚州　古旗亭東立達小學校　東臺聚東門吉記

山東　泰安府城內韓氏小學校　門裡裕後堂王紉齋先生

廣東　省城西濠黎崇正草堂　新寧縣浮石高等學堂

山西　太原府上馮街醫學館　周雪樵先生

河南　開封府西街全省師範學堂　沙市江瀆觀錢聚大雜貨號

常州　打索巷楚和淺莊　宜興泰和堂藥號　打鐵巷學生會　常熟南門外石遜步橋丁樸存先生

太倉　醫學會吳仲篤先生　□山貢秧橋繆蔚甫先生

鎮江　廣安祥號內羅蓉卿先生　丹陽西門大街謝克臣先生　諸城縣東小門內李少航先生南　兗州府嶧縣城牌坊街萊廉卿先生

福建　福州南臺中州街中英藥房　海州板浦鎮倘志學堂

江西　南昌醫學堂　吉安府　鹽碼頭五洲大藥房

廣州　第七甫念七號賓芝園藥號　沙基橋中天大藥房　又鴻源信局　又恆仁裕衣莊

松江　呂巷錢杏蓀先生　西門外　興蘇茶食號　張堰何廣大

北京　梁家園醫學研究會　天津日日新聞報館

陝西　商南縣署常克仁先生　省城保吉巷張鶴田先生

安慶　建德縣三里街天主堂　又仰家橋洪文儀先生

安徽　巢縣炯煬禮樹和醫室　徽州府歙縣勸學所

蕪湖　洋橋南晉康公司間壁　黃錫鈇先生

無錫　北門外吊橋下俞泰隆棧　東河頭許宅鄧沛如先生

嘉定　南門內沈家弄朱東傳先生　西門外太元興號王紹先

上海醫會通訊員
兼辦醫學報事務

鄙人寓滬北有年，謬荷諸君許可，診務日繁，所惜南段病家就診不便，屢有以分期者，因思在鄙人僅費數刻工夫，而病家可省許多週折，舍已從人，固無不可，遂除常寓大馬路德仁里醫學報館外，又間日分期三牌樓北口俾城內病家可以就近診治，未非方便計也。惟鄙人南北兼營，勢難久待，枉顧務乞早臨，庶免歧誤。謹述其緣起如此。

江灣女科　蔡小香授

王問樵分期廣告

逢雙日午前分城內三牌樓北對張同泰鞋店

中國醫學會通告

本會業由上海醫會蔡君籌集經費，王彭二君擔認義務，新智識，故於六月起敦請各會友公同投票選舉會長一人，散處各埠，一時無從咨訪，可檢閱報中會友題名錄投票，展限至八月底截收，得票之多寡，俟選定再行報告。

新定告白刊例

本報近來愈推愈廣以一面印報一面印告白告白以關於醫藥及書籍爲限定價第一期每字五釐第二至第六期每字三釐第七期起每字二釐年長短均以一百字起碼多則以十字遞加本資照算如登常年至念四期者每百字統年五元刊費均叨先惠逾千者另議

本館代售醫書

[illegible]體解剖生理圖洋二元四角○又新式解剖圖洋三元二角○又小號人體生理圖洋五角○又病源細菌圖譜洋[illegible]元○人體解剖模型圖掛軸連附屬品說明書等洋五元○名醫萬方類編洋四元○中西醫學叢書洋一元五角○徐靈胎十六種洋一元二角○全體闡微洋一元○太醫院程文洋七角○素問氣運淺說洋一角○舌鑑辨正洋[illegible]角○肺病問答洋三角

代售各種靈藥

[illegible]臭聖藥每瓣小洋三角○蔡製女科戒烟丸每匣大洋七角○又婦女療虛藥汁每瓶價銀二元○又女科調經末[illegible]每服小洋二角○三黃寶蠟丸大丸每粒二角小丸每粒一角○許製定痛靈丹每瓶小洋三角○又遺精必效丹[illegible]瓶價銀一元○又加料五寶丹每匣價銀二元○黃製天然戒烟丸每瓶價銀一元每打十元○又艾羅補腦汁每[illegible]價銀二元四角每打念四元○江陰醫會求本戒烟丸甲丸定價大洋五角其餘乙丙等丸皆定價大洋一元

續印全份醫學報招股簡章

此爲續印全份醫報之股非辦理醫學報之股也所有編輯校閱皆同人擔認義務除[illegible]項開支外並無絲毫外浮費以示撙節而昭大公●一每股計墨銀十元共集一百股合資本洋一千元正除本館同人先認五十股外其餘另行招集●一不論本埠外省皆[illegible]入股該報全份告成併准將股單每股換取全份醫報四部如不願者聽●一倘購預約券滿五號者亦另贈全報一部以酬其勞◉一官利紅利兩項俟議決再行佈告

本報續印九十六期全份醫學報分發四部共十六册出售預約券約期取書祇收半價廣告　本館

[illegible]各埠代派處來函皆以本報發行以來歡迎頗衆海內醫家因未窺全豹於心未愜爭欲訂購全份醫報囑本館續印訂書定價出售以慰海內醫林之望云本報承諸君册嗜亟應遵辦特因言之匪艱行之維艱預算排印裝訂非千金不辦設不再版無以饜閱者之[illegible]

……全之法……集資本將全份醫報用上等白光厚紙一律翻印分釘四大部一年一部每部分裝四册售銀一元五角全份四部減售八折一面出售預約劵以百號爲率每號祇收半價扣實價銀三元號滿停售購者從速該報准九月底先出（一至四十八）兩部至年底續出（四十九至九十六）兩部凡購有預約劵者概分兩期取書不再找價外埠僅加二次郵費洋六角無劵者統照定價出售例不減讓以昭核實本館劵印無多轉瞬售罄欲購全份者請速惠訂爲盼此佈

介紹新醫書

本館會友丁君仲祜無錫人研究醫學十餘年成書二十餘種付印成書者已有六種均由本館代售列名於下爲醫界同志之介紹云（一）藥物學綱要共十六章洋裝精本每部一元五角（二）內科全書共分七類洋裝精本每部兩元〇醫學綱要共分三編每冊一元二角〇肺癆病預防法共二十一章洋裝精本每部五角（〇）育兒談共八章每部四角〇竹氏產婆學洋裝精本每部六角外埠寄費自理郵票不收此佈

上海振弱齋三才戒煙丸

此藥戒烟最爲穩妥經驗多人口碑載道名天地人三才分三匣爲一套除癮一錢可服六個足月烟癮盡除毫無流弊每套售洋三元朔望九折餘詳仿單王道戒烟以此爲最願有志者注意試之

發行所在上海四馬路直西觀盛里七十三號

祝蘭舫　崔吟梅謹白

門人夏應堂廣告

金陵許菊泉夫子因病停診倏經三載茲幸全愈現寓英大馬路五雲日昇樓西首德仁里一弄醫學報館內照常應診恐病家或未週知特此奉告

廣告　上海巡警總局官醫武進龔澤之男婦內外方脈

寓二馬路跑馬廳安康里北弄如有局中　局外延診者請至該處可也午後三點鐘出診　號房共

報館同門另闢精舍購置中東新醫書及各種標本模型俾會友研究學術以增長醫科之長二人評議員十二人以分任會中諸務凡未入會者請速入會其已入會者或因同社之論稿醫案便能識其大略或以學術擅長或屬聲望素著皆可備充評議員之選外埠投票會友一視同仁堅持勿懈則本會庶能爲社友盡義務焉耑此佈聞伏希公鑒

（第二板）　（戊申八月十五日）

中國醫學會簡章

一　命名　中國醫學會曰中國者言不限於一隅也

二　宗旨　改良醫學　博採東西國醫理　發明新理新治法　收集思廣益之效

三　緣起　本會之設有二因焉其一以醫家診事較忙不能赴期至會從容研究特為此會聯其心而不聯其身交換其智識而不浪擲其光陰凡內地各州各府千里萬里皆可入會其二因年來各地醫會漸多但皆限於一隅故欲聯絡各會成一醫界大團體

四　會所　以醫學報館同門為本會事務所

五　區域　凡衛生學生理學全體學病理學診斷學方藥學及一切格致物理汽化動植物學之有關醫學者皆為會員所研究之事

六　會費　本會延書記一人會稽一人庶務一人全司會內一切事務凡入會者每人每年捐銀一元以作會費有能多捐者尤佳除會費外有不敷允歸蔡君鍾駿擔認不另勸募第一次會費於入會時先繳以後收繳會費隨時登報

七　資格　一　凡有志醫學不論已未行醫均可入會　二　婦科產科兒科內科外科傷科藥學針灸理化等宜各專一學或兼通數門　三　願入會者請將姓氏年歲職業住址宗旨及會費郵寄即行登報為入會之憑備有遷徙宜告知事務所　俟本會成立後當公舉會長一人副會長二人評議員十二人以分任會中諸務

八　義務　一　宜力任改良醫學事　二　會友有疑問各就所知以答　三　如有心得及秘方驗方等宣之於衆　三　會友議論儘可辦難務求攻理但不得任意衡擊肆口謾罵致傷閱禮　四　醫報為會友交通之輪電公共之產業若會友學識優長者宜助以著作俾得精洪家資富裕者宜助以財力俾可鄙充交游宏廣者宜任以勸閱俾能推廣

九　權利　一　會友互相通問苦於不知住址者可由事務所代為轉寄　二　會友有疑問可為發報徵醫林之偉論　三　報中另闢會友心得錄專載會友之著作札記醫案等若會外有來稿須儘會友先登　四　會友須購東西醫器具及新出醫書等事務所可以代勞　五　會友有刊印報書本館可以寄售　六　會友有委託之件本館及同人力能為之者皆可應命

十　章程　此章程係一人所擬必經全體會員公決方為定章如有意見各異或有應改應增應刪各條均可隨時辦論更改以期盡善若不加辦論

會友題名

名	字	籍
周維翰	雪德	常州陽湖
朱恩華	雅南	寧國旌德
孫吉熊	夢瀾	紹興
魏壽彭	天柱	紹興會稽
周服葉	伏生	紹興山陰
沈寶耕	莘農	鎮江溧陽
褚召侯	涵庵	蘇州元和
袁章和	堯官	揚州興化
韓澄	靖龕	杭州仁和
錢祖纕	杏蓀	松江婁縣
李惟蕃	鷗雲	湖州南潯
朱紱廷	讓卿	嘉興海鹽
高汝賢	德生	紹興會稽
謝光昱	且初	紹興蕭山
林大夔	先耕	蘇州元和
蔣光煦	椎棻	嘉興石門
俞本立	逭生	松江金山
馮銘	箴若	常州江陰
沈乾照	韻濤	安徽泗洲
黃岐	鏑京	紹興蕭山
黃元吉	文生	紹興蕭山
黃承燾	瑞如	太倉崇明
秦福基	第花	湖州烏程
薛正祥	瑞長	揚州泰州
陳奎堂	永璣	紹興山陰
詹鴻恩	大來	揚州東台
僧達理	洞天	安慶懷寧
繆祖善	厚傳	蘇州吳縣
鄭後	犀長	湖州

調席陸附並附附　集附附　附伯附調直歲　縣監附附監監監　調查

（禮拜四）　（中國醫學會廣告）

附選舉票式

會員　第一次願舉　先生爲正副會長　先生爲評議員

投票諸君請照右式以另紙繕寫限九月十五以前封寄本會俾於大會日開筒當衆宣佈逾限不收

附推薦書式

字　省　府　縣人年　歲　現在住　願入

上海中國醫學會爲會員等查得　品學兼優熱心公益特爲介紹乞醫會定議允行爲幸此請

上海中國醫學會查照

介紹會員　押

光緒　年　月　日

附信約式

具信約　字　省　府　縣人年　歲現住

入願

上海中國醫學會爲會員茲將允認之約條列如下

甲願守會章

乙允從衆議

丙允認所舉者爲代陳意見人

丁願擔會務

此請

上海中國醫學會查照

光緒　年　月　日　押

按以上二式本會員所應遵行惟事屬草創不得不通融辦理期免窒礙故公議未開會以前遵否姑聽其便若已開會而後入者均須遵用以上二式俾示限制而杜浮濫之弊正本淸源亦全體所公認者也

余[illegible]	彩軒	徽州婺源	監生
汪開宗	鑫耕	徽州婺源	附貢
江福鱗	玉卿	徽州婺源	職員
陳覽	振虞	松江金山	附生
戚衛生	根孚	松江華亭	
錢榮光	詢芳	常州江陰	訓導
王景華	上翹	蘇州新陽	附生
任養和	桐軒	揚州甘泉	
金涵	惠齊	台州太平	增生
徐永賢	錦榮	寧波慈北	
邱樹梧	愷蓀	廣州順德	監生
殷恒懷	念萱	蘇州洞庭	
賴炎培	植卿	廣信玉山	
陳鼎元	銘淸	嘉興秀水	廩
許丙垣	紫藩	嘉興秀水	廩
黎兆藩	錫候	廣州順德	調
屠鈞	友梅	常州武進	
林孝策	劍治	福州侯官	
胡洄溪	瀠郁	安徽寧國	
祖樹和	平軒	安徽巢縣	調
錢燮和	理典	浙江海鹽	候
藍厚德	月恒	揚州江都	調
蔣逢春	雨塘	直隸順天	
蔡鏞駿	小香	太倉寶山	附
王楨	問樵	江蘇上元	附
彭繼祖	仲漁	松江華亭	附
汪惕予	滌如	徽州新安	
丁福保	梅先	常州無錫	廩
許釗	菊泉	江蘇上元	廩
姚良成	少蓀	浙江錢塘	道

通信處

山西太原府上馬街醫學館

揚州古旗亭東立達小學校

王衙弄口孫瑞生彩蛋坊

山陰斗門鎮資積橋

安昌鎮保豫堂藥店

湖州和平鎮客民

上海西門外馬家橋江蘇官藥局

泰州丁溪鎮場小海祥記鹽所內

杭州寶善橋青龍街

金山縣呂巷鎮

嘉興北門外塘灣吳源盛藥店

□橋境

東鄉樊川學堂

□州忠清大街柏子巷口

□由巷醫學公所

□內火弄口

□巷鎮

□政坊巷醫學研究會

□應小南門內

□浦鎮

□滿洋沙聚星鎮東南禮安堂

□州雙門內□芳巷

□清化橋河西北首

□海大東門外元成藥材行

□場埔邨巷

□九華寺

□坊巷

□前街

李錦	少航	山東諸城	調查員	縣東小門內環山堂
周脩三		荊州江陵		沙市江濱□錢聚大雜貨號
王懋吉	仲孫	鎮江金壇	廩生	丹陽門外呂城鎮
徐德勝	宗揚	太倉嘉定	候選州同	上海英租界中旺街錢江里
廖吉入		松江華亭	候選縣	上海新馬路壽康弄對面
龔九臬	澤之	常州武進	候選縣	上海二馬路安康里北弄
徐國興	起之	太倉寶山	附生	上海老閘橋浜北
馬秉蕤	逢伯	太倉寶山	候選知州	上海美租界海寧路
胡德馨	則學	徽州歙縣	候選縣	上海西門外胡山羊認捐局
李豫貞	幹□	常州無錫	附生	上海英界中旺街鳳鳴里口
淮梧岡	鳳笙	江蘇江寧	縣丞	南門白酒坊
王繼高	葆年	江蘇崑山	附生	新陽正義初等小學堂
繆桐	味蕤	江蘇元和	監貢	蘇城皮市街
王元鑫	蔭伯	大倉州		上海英大馬路香粉弄
劉嘉楷	松雲	四川華陽	花翎同知	上英人馬路北協豐里
徐沐靖	小園	松江上海		上海美界武昌路三元宮前
胡錫秉	夢橋	太倉寶山		上海美界外虹口正豐街
吳銘	仲蘭	太倉州	附生	醫學會
錢毓□	秀頌	太倉州	附生	上海英界新閘路慶豐北里
劉富槐		北京	調查員	梁家園醫學研究會
黃錫猷		蕪湖	調查員	洋橋南首□公司間壁
李宗陶	藹芳	烏程	附生	華□街□慶里三十□門牌
藏和之		湖北	調查員	荊州城內大街
合門聖		吉州	調查員	城內火巷街施醫院學堂
何廉臣		紹興	調查員	寶珠橋
常克仁		陝西	調查員	商南縣署
王有忠	藎臣	寧波鄞縣	候選州同	湖西花園弄邵家大廳
張騭梅		南翔	調查員	東市石皮街
羅蓉鵬		鎮江	調查員	廣安祥號內
朱東傳		嘉定	調查員	南門內沈家弄
謝克臣		丹陽	調查員	西門大街
俞鼎勳	伯銘	無錫	調查員	北門外弔橋下愈泰隆茶號
丁樸存	同鉞	常熟	調查員	南門外石遜步橋
袁保如	午樓	鎮江丹徒	監注	丹陽西門大街邑廟東首
宋□□	海□			

隱鎮
南亭林鎮
熟南門外君子居弄典當隔壁
徵十二圩淮鹽總棧署內首
書坊
海虹口吳淞路猛將堂弄
港崇辦活人處
海大馬路後致遠街
徵十二圩淮鹽總棧東首
陵郎中隸
陵
城西湖洗𣷹黎崇正草堂
市巷圖書館
州仁和縣署官醫
北荆門州處之后港
場
海美界新署後北浙江路
江西門內大街鳳鳴橋東首
江署前南街
居江灣鎮分廟老閘橋南境
上海英大馬路德仁里一弄
上海四馬路直西觀盛里
上海垃城橋外白新醫院
上海英大馬路貴州路二號
上海德仁里醫學報館
上海新署後華興坊九弄

[illegible] 附貢生 上海美界大后宮後面盛大弄內
張清藻 頌采 太倉崇明 附貢生 上海南市鹽碼頭裏街
汪午長 赩廬 紹興蕭山 縣丞 上海法界鄭家木橋南街
孫□棠 雲錦 泰州泰興 從九 北門內高橋北境
方翼驤 漢圭 常州靖江 廩貢生 本籍城內
劉翰二 恩溥 仝上 監生 北八圩橋
黃嘉瑞 子銘 仝上 監生 四墩子
嚴國政 壽森 揚州興化 傅家𨻶
接文銘 子彬 揚州 邵伯鎮官驛前
李獨棠 雲南蒙自 西關外警察局委員
繆廷傑 桂一 江蘇長洲 監生 蘇城閶門坊巷

敬啓者本會承海內諸名醫輸貲入會成立有年第今歲以來間有尚未繳交會費訂購醫報者其殆事冗未及留念耶偶倘始終贊成請迅將會費續繳並訂購醫報以通聲氣而續前盟本會實所盼禱焉敬候台命乞即示覆為感此請
諸同志先生惠鑒
本會事務所書紀員謹告

特舉各埠調查員二十八人

北京劉富槐君　蘇州林先耕君　寧波王藎臣君　揚州朱雅南君　嘉定朱東傅君　青州令因壂君　安徽祖樹和君
漢口李籌芳君　湖州傅稺雲君　杭州謝旦初君　常熟丁樸存君　南翔張爾梅君　廣州黎錫侯君　蕪湖黃鍰猷君
湖北戴和之君　紹興何廉臣君　鎮江羅蓉卿君　無錫俞伯銘君　陝西常克仁君　石門蔣桂棻君　江陰馮箴若君
南京濮鳳笙君　海鹽朱讓卿君　丹陽謝克臣君　太倉吳仲蘭君　山東李少航君　靖江藍月恆君　松江錢杏蓀君

以上諸員因本會範圍甚大採訪難週各舉充該埠調查之職分任會中諸務除函請詳報年歲職籍外更迅將該埠醫學會詳細情形暨會員之姓氏里居切實調查函告本會以便通訊一切或有被舉為正副會長及評議員者許以一身兼任俾免遺珠之憾

光緒三十四年八月十五日第

敬請醫藥兩界諸君子均鑒

本報取名醫學以探討病原講求藥性爲宗旨醫藥兩界各有應盡之義務本不得報比例也計周君雪樵創辦此報迄今已逾四載因經費困難幾成中輟之勢本同人爲醫界一分子特不辭譾陋代籌推廣辦法爲持久之計惟經費一項不得不求助藥兩界如諸君子有願月助經費洋兩元者即爲本報之贊助員或蒙慨助鉅資者爲本報之名譽贊助員以後擬逐將贊助諸君之事蹟功名詳細編登本報以誌欽後經費稍裕即當將本報改爲每月六期延訂訪員專訪醫林軼事選登各埠醫學藝以餉後學進步之遲速卽以經費之盈絀衡之異日效顯可期亦皆諸君贊助之其令名盛德當與本報同垂不朽矣謹馨香禱祝以俟

本報贊助諸員題名錄

姓名	籍貫	通信處
王問樵君○	上元	英大馬路西德仁里
許菊泉君○	江甯	同上醫學報館內
彭伴漁君○	松江	四馬路直西觀盛里
徐宗揚君○	嘉定	英界中旺街錢江里
唐乃安君○	上海	棋盤街中英大藥房
汪惕予君○	新安	英大馬路北貴州路
席裕麒君	洞庭	英大馬路壽康里

姓名	籍貫	通信處
丁福保君	無錫	英大馬路北貴
胡夢橋君○	寶山	外虹口正豐街
馬逢伯君○	寶山	美界海甯路
徐起之君	寶山	老閘橋浜北
徐少圃君	上海	白大橋北朝東
徐小圃君○	上海	武昌路三元宮
姚良成君○	泉唐	新衙門後華興

右錄以先後爲序不論醫界藥界凡願擔承義務及月助經費兩元者皆爲本報助員蒙繳月費敬於尊名下加○爲誌

本報招登醫界一覽表啟

滬上醫家鱗次櫛比指請者祇聞其名未見其人每多誤投之弊更有不知其寓所終日而卒不獲踵請者其貽誤良非淺鮮焉本報有鑒於此特於八十一期起創列界一覽表調查本埠各醫生姓名住址暨專治何科所定門診出診規例一一詳登俾病家按圖而索不再致誤投之弊每人每月計取刊費四角列雙行者加半願列詳細者列清單併蓋印尊名圖記飭人寄交本報下期即照登不誤列表後按期飭報一份俾資考證

醫界一覽表

英界

姓名	專科	醫例	寓所
王問樵○上海蔡小香傳 本報總理員	男婦兼科	門診四角出診一元	常寓大馬路西首德仁逢雙日分寓城內三牌
許菊泉○金陵人壽田子 本報贊助員	內外科	門診五角出診二元 路遠照加拔早另議	同上即醫學報館
彭伴漁○松江人 本報協理員	精理內科	門診五角出診一元	四馬路直西觀盛
徐宗揚○嘉定人 本報贊助員	外症傷科	門診一元接骨面議 出診四元路遠酌加	中旺街錢江里內
汪惕予○自新醫院院長 本報贊助員	西醫	另有細章	大馬路北貴州路
唐乃安○上海人 本報贊助人	西醫	另有細章	棋盤街中英大藥
殷念萱○洞庭人	內科	門診不計出診一元	大馬路後致遠街

夏時南　甯波人	毒門外科	照例	大馬路西德仁里二弄
張靜蓮○青浦人	內幼科	門診五角出診二元	大馬路虹廟對門
高長順　常州人	牙科	另有細章	大馬路西壽康里
傅春波○南京人	針科	門診一元一角貧病不計　出診四元四角遠途加[illegible]	新聞大街仁濟里一弄
任際運○無錫人	內外科	門診內科四角外科六角　出診內科一元外科二元	市浜橋同春染坊對弄
江蔭鄉○蘇州人	內科	門診四角出診一元	盆湯弄北高陞里九號
陶佐卿　金陵人	內外科	門診內五角外一元出診　英界二元美法界四元	大馬路五福弄平阜里
壽鏡澄　寶山人	內外科	門診四角出診二元	北石路新昌里
戴少甫○蘇州人杏堂孫	內外科	門診三角出診一元	大馬路香粉弄高安里
顧渭川○孟河人	內科	門診五角出診二元	大馬路南香粉弄西首
侯也春　南翔人	內女科	門診四角出診一元	南香粉弄寶德里對門
周申甫　紹興人	內外科	門診兩角出診一元	常寓東嘉興路有橫街午後分設大馬路南香粉弄慶全里
馬永年　孟河人鈞之子	內外科	門診三角出診一元	大馬路北香粉弄
劉松雲○四川人	內科	不計	大馬路北恆豐里
錢榮桂○越郡人	精理痧症	門診四角出診面議	中旺街廣濟藥局
凌永言○湖州人嘉六子江蘇徐振山壻	兒女內科	門診六角病久遠來一元　出診另有細章貧病送診	中旺街樂善里內
李幹卿○無錫人考取優等	內外科	診金另有細章	中旺街鳳鳴里口
胡[illegible]香○平湖人	毒門外科	門診四角包醫面議	三馬路西首誦清藥室
吳秉璋○蘇州人	內外喉科	門診三角出診六角	三馬路鼎泰綢緞號內
宋鏡澄○松江人紫槎長子	眼科	門診四角出診一元	三馬路何福祥綢緞莊
張芹孫　嘉善人	內外科	門診四角出診一元	三馬路曲江里內
周惟明○甯波人一堂子	眼科	門診五角出診一元	三馬路鼎豐里大生堂
金子康○蘇州人	內外科	門診四角出診元二	三馬路寶和里四弄
袁[illegible]○青浦人	[illegible]	[illegible]	四馬路[illegible]

[illegible]	內外用科	[illegible]	[illegible]
張濟清○常州人	內科	門診四角出診一元	四馬路三山會館西首
殷秋江　上海人	內外喉科	門診四角出診一元	四馬路直西觀盛里口
張康民○平江人	驚痧外科毒門	不計	六馬路東安里內
朱臣伯○東山人	內外喉科毒門	門診三角出診五角	六馬路西吉慶坊
王貽孫○湖州人	內科	門診不計出診一元	常寓六馬路福泉里底 分寓老北門內侯家浜
王雨香○江蘇人	外科毒門	門診一元出診四元	六馬路直西懷德堂號傳壽門丸散
袁依琴　奉賢人	內外科	門診四角出診一元	馬立司馬德南里
沙靜淵⊙鎮海人	內科	門診五角出診二元	寧波路隆慶里內
蔡小香⊙江灣人硯香子 本報贊成員	女科	門診五六角出診四二元	老閘萬福樓後奚宅
郁少甫○上海人	內科	門診四角出診一元	老閘橋南北京路西
錢秀頌○太倉人	內科	門診四角出診一元	廈門路德豐北里

法界

姓名	專科	醫例	寓所
巫錦山⊙孟河人	內外科	門診四角出診一元	老北門外布莊街
舒春林⊙寧波人 鄭龍章甥	女科	門診四角出診二元	鄭家木橋南塊天錫里
張美棠⊙寧波人	咽喉男婦兒科	門診二角出診六角	鄭家木橋直街安寧里
汪竹晨⊙紹興人	內外毒門	門診三角出診一元	鄭家木橋直街福壽里
張柳康⊙上海人	內外科	門診四角出診元二	棻市街寶裕里
張桐伯　江蘇人	內外科	不計	八仙橋西首樹德里

光緒三十四年八月十五日第九

姓名

胡夢橋○大場人一本報贊助員
徐少圃○上海人杏圃長子本報贊助員
徐小圃○上海人杏圃次子本報贊助員
徐起之 江灣人本報贊助員
馬逢伯○江灣人本報贊助員
姚良成○泉唐人本報贊助員
虞寶甫○蛟川人
黃杏卿○江蘇人
周漢三○上海人
王仲康○上海人
金福山○上海人
倪銘三⊙無錫人
顧少山○川沙人
朱堯臣○餘姚人
陸挺芝○浦東人
楊季明⊙嘉定人
施頌芳 松江人
張菊池○松江人
何蓉舫⊙餘姚人
徐芝山 寧波人
吳介臣⊙莫釐人

專科

內科
內外幼科
內外幼科
幼科
內外喉科
內外喉科毒門
內幼科
內科
內外科
幼痘科
外傷科
內幼科
外科
內外幼科
外科喉症
內外科
西法外科
內科四時針灸
咽喉花柳毒門
內科
外科毒門
精井男女兒科
包醫喉眼毒門

醫例

門診三角出診一元
門診三角出診一元
門診三角出診一元
門診四角出診一元
門診五角出診二元
門診四角出診一元美英去各二元
仍照舊例
門診三角出診一元
門診三角出診六角
門診四角出診一元
門診四角出診一元
門診四角出診一元
門診不計出診一元
門診四角出診二元
照例
門診四角出診一元
另有細章
門診四角出診一元
門診不計出診壹元
門診三角出診六角
門診內科三角西法外毒五角出診一元二角論種牛痘

寓所

虹口正豐街義
老白大橋堍朝東
虹口武昌路三元
老閘橋浜北
海甯路新造洋房
新衙門華興坊後
文監師路德榮里
中虹橋直東新三里
新三官堂成順里
裏虹口泰山堂藥
虹口乍浦路三元
吳淞路長源里
白大橋北仁智里
天后宮後面成大里
成大弄內悅來坊
天后宮北寶順里
天后宮北育文書
天后宮後桃源坊
鐵馬路鴻興里內
盆湯弄泰安里九
楊家坟山十對門泰安口

十三期醫學報醫藥合表

黃杏林⊙	蘇州人	外科	不計	北福建路中市
孔吉甫⊙	嘉定人	內外四時針灸幼醫花柳毒門	門診三角出診一元法界二元拔早加倍	老垃圾橋北愼餘
張芳坪⊙	浦東人	內婦幼科	門診四角出診一元	新衙門照牆前
趙葆春〇	山東歷城人	內外喉科	門診三角出診一元	承業里三弄
胡煒臣〇	武進人	內外科	門診不計出診一元	虹口火車站南存
吳金彪〇	海門人	幼針科	門診三角出診元二	吳淞路猛將弄長
楊松煥〇	廣廣南海人	內外眼科	門診二角出診一元	虹口新興里大街
唐月昇⊙	廣東香山縣那洲人	瘋癇頸癧內外痔瘡小腸疝氣	不計	武昌路提秀里內
莫如龍⊙	廣東番禺人	內外傷科	門診四角出診一元	頭壩路德意里內
李香午⊙	廣東人	內科	不計	三元宮對面巷內
邱懋榮⊙	廣東河源人	內外科	門診四角出診一元	青雲里大街
梁舟屏〇	廣東新會人	內科	門診四角出診壹元	青雲里
程雪門〇	廣東人	治前產後痧症驚風咳嗽吐血癱瘓脚氣	門診四角出診一元	青雲里東弄
張方流⊙	廣東人	內外科	門診四角出診一元	青雲里二弄十四
許鼎臣	廣東南海人	內外女眼科脚症痘疹類	不計	四川路聚賢里

華界

姓名		專科	醫例	寓所
葉德樹	上海人	時疫內科	貧病不計	老北門內雲居[illegible]
黃粹甫⊙	上海人	內外科	門診內三角外四角	老北門內穿心街中下午法界八板橋三新
許春山	金陵人菊泉子	內外科	門診三角出診不計	新北門內老街

沈友良　珠街閣	內外科	門診四角出診一元	邑廟西首王醫馬弄
沈心田⊙上海人	內外科	門診二角出診四角城外一元路遠酌加	邑廟西首　下午分寓六馬路仁壽里新
陳小田⊙紹興人	牙科	另有細章	邑廟文昌殿弄
錢桐封　江蘇人	內科	門診二角出診四角	小東門內梧桐弄
呂潤之⊙上海人	內科	門診三角出診五角	小東門內梧桐弄
楊味吟⊙上海人	內科	門診二角出診半元至租界一元	小東門內天官牌樓
王梓華⊙上海人	內科	門診三角出診一元	小東門內四牌樓中
陶寅康⊙嘐城人	內外科	照常	大東門內火神廟東首
耿湘坡⊙上海人	幼科	門診三角出診一元	火神廟西首
項梅孫⊙上海人	幼科	不計	大東門內中唐家弄
張慶平⊙上海人	內外科	門診三角出診一元	道前街水仙宮隔壁
金品三⊙秉之子松江人	精理內科	另有細章	城內彩衣街　下午寓拋球場塌鞋山房
汪利生⊙湖州烏程人	推拿幼科	門診四角出診一元	大東門外電燈公司東
汪松蟾　南滙人	內科	不計	大東門外電燈公司後
徐楚材　蘇州曹滄洲傳	內喉科	診資不計出診免轎	南市竹行碼頭同益里
周湘淵⊙川沙人	內外科	門診四角出診一元	大東門外如意街東首
陸衡心　浦東人	針科毒科	不計	外鹹瓜街古董臺內
倪武洲⊙通州人	傷外門	不計	十六舖內協興街九號
胡百證　上海人	外科	不計	生義弄內安順里
曾子友　上海人	婦幼喉科	門診三角出診一元	董家渡梅家弄
顧雨田⊙上海人	幼科	門診三角出診一元	小南門外南倉街
金竹香〇上海人	內外喉科	不計	西門內大街翁家弄口
胡德馨⊙徽州人	內科	門診五角出診一元	西門外湖山羊認捐局
胡復初⊙江西人	眼科	門診三角出診一元	西門外泰亨里

右表以一年爲期每名每月計取刊費洋四角列雙行者加半刊費已繳者除收給條外又於尊名下加〇爲誌以昭核實

按本報爲醫界交通之輪電公共之產業同人承接以來因經費無出添列一覽表限定一年爲期原所以聯合諸君同謀扶植也乃前約具在而聽人愚弄無端中輟者有之積欠刊資飾詞游約者亦有之吾醫界人品之蕪雜於此可見一斑有初鮮終曷勝浩歎本報特將此種人悉行淘汰免致侵佔篇幅而持重信義者亦可免蕪穢同器之嫌矣古云清者自清濁者自濁願諸君勉盡義務也幸甚

工部局衛生示諭

一食物宜下鍋煮透方可入口由西歷六月起至十月止煮熟各物不准越宿再食菜菓貼近地面易染傷寒霍亂及腸內諸般病症故未煮之前勿與他種食物移近必待烹飪已熟方可無患

一水未煮過愼勿入口荷蘭水冰凍水皆與人有害惟茶最爲平穩無論寒暑俱極相宜

一蚊蠅能沖帶病毒故煮熟食物必須遮蓋蚊蟲吮人即能變成瘧疾延時務將帳子垂下有入內地遊歷者帳子益不可不用低窪積水若用火油少許澆灑則可斷絕蚊之生殖惟勿令水有停滯之處

一垃圾不宜存積宜備一輕便之白鉛桶將垃圾倒入於內居戶便桶其蓋應閉直完密如因垃圾桶及糞桶無從購辦可向河南路一號本工部局售取

一天井暨陰溝宜隨時修理每日用水沖灑

一沿路吐痰最爲穢德苟吐出之痰爲癆症之人則遺害更不堪設想故吐痰於陰溝火爐之內方可無患

有三人始得提議）皆得於常會時提議輕則勸告重則除名繳還證書若除名以前所繳之捐資亦不得
索還

第四章　經費

第一節　凡會員（包括職員而言）每月皆捐洋二角以爲會費願多捐者聽

第二節　凡會員認定之月捐逾期不繳由會計員函詢之再逾三月不繳則提議於議會時或删除或催索
聽公共之議決處置

第三節　會中如有特別用費隨時由會計員佈於會議以便公同籌措

第四節　每年會計員大會前作豫算出納各表於大會時審查而布之

第五章　義務

第一節　本會章程公同議決衆皆認可凡會員皆有遵守本會章程之義務

第二章　本會由經草創範圍甚隘凡會員皆有推廣本會勢力之義務

第三節　本會尚幼稚　時代經營各事本難悉中肯綮然會員於公德私德上務宜兢兢自守免爲人所詆諆
以盡保護　本會名譽之義務

第四節　凡會員有無故爲人毀損名譽事本會有力爭之義務

第六章　權利

第一節　甲會員皆有舉人之權及被舉之選　乙會員皆有議事及決事之權　丙會員皆有提議及駁之
權

第七章　開會

第一節　每月開常會二次每年開大會二次如有特別要事由會員提議得三人以上贊成可報明會長開臨時會

第二節　凡開會前三日由書記員報告同人不得無故不到惟醫界與商學二界不同遇有不得已之事質不能到會者須先時函告書記員開會時由書記員將會員姓氏榜示會所每月常會二次不在此例

第三節　開臨時會次序首由會長申說緣由次演說次提議

第四節　凡演說員須將演說大旨留稿交書記員錄存

第五節　凡尋常開會演說須關於醫學上之問題如開臨時會可不拘此例

第六節　凡開特別會須事與本會全體有關者若個人交涉不得提議

第七節　凡名譽贊成員雖無舉人議事之權然有意見可以演說發表之其在遠處者可函達書記員由書記員報告

第八章　議事

第一節　本會舉人決事均經公共集議參用投票舉手之法

第二節　如有重要事件關乎因革者開會憑衆公議惟須有會員三分之二出席方得舉人決事

第三節　議事時有過半數贊成者方得議決如可否同數由會長決之

第四節　議事時如有意見須俟一人言畢方可辯駁不得越次多言

第五節　凡議一事須俟提出者及反對者各將己意表明然後公決是非既經多數決定後不得　再以前事爭執

第六節　凡演說及議事時不得雜沓諠譁

成田

裕麒先生洞庭人也姓席氏為東山望族累世簪纓　先生童年天資敏捷胸羅全史筆掃千軍而於仕途視若浮雲兢兢焉以濟世為懷遂遊學日本畢業於醫校每念同胞罹此鴉片煙之害未嘗不三嘆而流涕也因立誓曰若不蕩盡煙魔終身不歸故土適得兩籐名醫為之臂助搜羅奇書研究化理一日遊成田成田者日本著名之靈山也歸于藥森地見一草色香鮮彩可愛探考性質與罌毒相

聖藥

反以煙和之立化爲水噫嘻蔣先生之功遂於是乎成蓋始得爾籐之助始謂人從人願繼得天賜之者可謂大從人願矣近來嗜煙同胞受益匪淺先生且以經理自飾不善謝名更足徵實心濟世俟之鄉人服此亞支奶脫離黑籍者日衆爰贈一額當不啻焚香膜拜爲國民也謹序

前都察院左都御史趙養廉題贈

中國醫學會報告

續繳會費者九人

繆厚傳　袁保如　朱堯臣　藍月恒　周伏生　李鶴芳　汪竹晨　彭伴漁　廖吉人

新入會者八人

劉恩溥　黃子銘　孫雲錦　方雲圭　嚴富春　接子彬　李潤棠　繆桂一

恭請蒞會

本會因從各會友意見業舉蔡君鍾駿等代表稟請各大憲咨部立案矣九月十五舉行第一次大會卽爲本會發軔之初基範圍甚大擔負又重不得不合羣力以謀進步凡吾會友務請全體蒞會集議妥章及一應善後事宜期收集思廣益之效有故不到者亦應預告本會俾由書記員隨時報告代述歉意其有公益不謀故違本會宗旨者屆期由本所告知會長開除姓氏并不准出而復入以儆效尤倘係遠出未歸不知本會近況則不在此例

招待來賓

本會特舉臨時招待員四人專管招待來賓兼糾儀各節凡吾醫界不論已未入會均可來會觀禮倘持有要旨願爲登台演說尤本會所歡迎焉其開會秩序屆期再行通告

攝影紀念

本會第一次大會擬將全體會員合攝一影分贈來賓諸君藉資觀念其有故不到者應從李君言各拍六寸半身小影一張封寄本會本會爲製一錦屏以諸君肖像嵌列其中并標誌姓氏職籍於下使會友一覽而知不致貽聞名不識人之弊諸君幸注意焉如能多印肖像分贈同志則尤佳

附刊雜誌

本報擬於大會後自九十七期起除會友論說譯稿選登正幅外舉凡會中施行事宜諸員評議各件及演說之宗旨研究之問題與夫醫案驗方等另行彙刊附張名曰中國醫學會雜誌每期蟬聯積訂成帙不取刊資以盡本報之義務凡吾同志乞不吝賜教爲幸

會友李君惟藩之意見

按會友意見書積幾盈尺因限於篇幅不及全登特擇其確切者錄之以供衆覽

辱賜貴報久不答復歉甚敬稔醫報事務現由　丁雅担任熱心毅力佩何如之並定九月中將開大會討論應辦事宜廣徵會友意見誠盛舉也竊謂開會後第一辦法當宗　錢君杏蓀之意見蓋本會經周道長創立以來入會者雖稱踴躍然會友散處各埠究竟毫無事實不過於報紙上登有中國醫會之名而已今既設立會所略倣模型投票選舉共持會務則事較翔實而本會之範圍甚大會長之責任綦重非稟請立案斷不足以昭慎重而期發達此應提議者一也會中應辦事宜刻下經費支絀當期逐漸推廣惟本會會員除住上海之二十員左右外餘皆散處各埠與會中事宜殊多隔閡所足以表見者惟送報而已貴報所云或廣徵醫案或擬題研究是猶前　周道長擬編輯彙愈錄之意也誠以會友散處各埠殊無妙法可以團結鄙意擬於常會外每年特開大會一次邀集同人盡行赴會庶幾團體得以固結而不致渙散且會中各友類多素昧平生者得此以互相會晤亦無聞名不識人之弊此應提議二也（中略）惟藩學術淺陋安敢妄有所議惟既承垂詢故聊貢愚見以盡一分子之大職其醫報一節似非會中應辦事宜惟中國醫會實賴醫報以代表故不辭僭越一併議及惟　有道垂察焉附上選舉票一紙其會費已另託滬友送上矣專此敬頌道安諸維　朗照不宣

申明本報之宗旨（雪）

世界公例。凡夫政治學術工藝。無不藉報章之力。而有絕後空前之進步。我醫學之待有報也。固夫人知之矣。特是倡而和寡。故先於本報之醫報。無不旋起旋仆。如朝露焉。甲辰之夏。僕以菲才不度德不量力。以個人創辦。方其初既無資本。復少襄助。學術淺陋。材料單薄。而謬與海內談醫。亦既自憐自笑矣。乃蒙通人不棄。或助以鉅製。或為之行銷。致撼柱至四年之久。此衆擎之力。非僕之所能為也。至于去年。留東醫學生。分為二派。其肄業千葉者。有醫藥學報之組織。其肄業金澤者。有衛生世界之組織。麟麟炳炳。精理名言。非本報之所敢望也。但陳義過高。內地醫界。能讀之者尠焉。至于今年。滬上醫報。續出醫學世界。上海醫報二種。而六月之朔。紹興醫會。復有醫藥學報之發行。以醫學世界而論。有通人主持。頗多譯稿。其宗旨在于開新。以上海醫報而論。集合羣力。以闡發中學。其宗旨在于保守。以紹興醫藥學報而論。主持者半為同志。有新學國粹。兼收並蓄之意焉。本報德薄能鮮。處此競爭之旋渦中。

獨可無宗旨乎。鄙人之意。竊欲爲過渡時代之過渡法。取中西學說而貫通之。使新學家不嫌其舊。而舊學家亦可普及焉。嘗取中西醫學而一一比較之。竊謂中醫之學。由于閱歷後加之以理想。西醫之學。由于實驗後加之以理想。故以生理解剖組織等學而論。中醫殆無一是者。是當從西說也。以病理學論。凡七情六氣虛實寒熱。其可存者十僅二三。未能如西醫之學由解剖理化中來也。若診斷之學。則望問聞切四診。十可存五六。益之西醫之器械。手術不更善乎。至治療之學。其以五味五色配五臟。雖多臆斷。然藥物下咽。吉凶立見。故中醫所言之功用主治。十可存八九焉。然多天然品也。若更化分其原質。提取其菁華。鍊之爲藥水。使病人易于服食。病家免于湯煎。不尤善之善乎。是論也。固僕所創辦本報之宗旨也。亦既持之有年矣。館政有暇。將逐事闡發。由淺而深焉。所期海內同志。匡救而補助之。

醫學源流考（四續）

又能。全本經文。無一字混入己意。豈非好學深思。述而不作。大有功於仲景。足以繼往。開。來。者。乎。林億、孫兆。於素問校正改誤六千餘字。增註二千餘條。亦有補於內經也。張銳字子剛。鄭州人。時稱神醫。張果撰醫說十卷。王貺字子亨。撰全生指迷方四卷。實能詳述病狀。以推究病源。於脉法言之尤詳也。陳文中、鄭惠卿著幼幼新書。駱龍吉著內經拾遺方論二卷。劉元賓號通眞子。著脉訣。金有成無已。聊攝人。祖述長沙。詳加註釋。註傷寒論十卷。撰明理論三卷。論方一卷。博洽精詳。識超辭達。然未免亦有隨文順釋。於分別較正。多所闕略焉。劉完素字守眞。號通元處士。河間人。遇異人以酒飲之。大醉。及寤。洞達醫術。撰素問元機原病式一卷。以素問病機十九條。演爲二百七十七字。立全書綱領。而逐條辨論以申之。其旨多主於火也。宣明論方十五卷。本於素問及金匱要略。參聖賢之說。推運氣造化自然之理。而用藥多主寒涼。傷寒直格方三卷。傷寒標本二卷。內經運氣要旨論三卷。本於三墳之聖經。兼以衆賢之妙論。編集運氣要妙之說也。作此六書。發明亢制之理。洞若觀火。然偏主於熱。豈能盡六氣之變乎。

（未完）

新醫學入門

筋肉病理篇第二

(一)死肉症

此症分乾溼二種。乾者因血液虧乏。不能循環於周身。其不到之處。或潰爛。或如枯木。其皮色先變。由紅而紫而黑。其原因或因年老虛弱。或吐血便血等。以致失血過多。或因忍饑傷胃。或因脈管內有物阻礙。血液不能暢行。此症無水無膿。故謂之乾。濕者多由外傷。如跌打火燒沾染毒藥之類。其傷處有全死者。有半死者。有即死者。有緩死者。此症亦因血液不能從動脈內發出。或不能從靜脈內迴轉。以致患處生泡。內有墨水。甚臭。肉浮軟。故謂之濕。

此二症不可輕用刀割。宜聽其自脫。或以熱麩皮等外壓。宜先顧病者之精力。服鐵劑金雞納霜之類。其已死之肉。宜每日以解毒藥水洗之。

(二)輕死肉症

此症之病狀與死肉症相同。惟此症雖已變迂黑之後。每有因血液循環而復原者。此症從腦病、或受寒、麻瘋、內腎舊炎、肚腹外傷等症而來。其病原則在心臟脉管之抽搐也。

（三）筋肉風濕

此症之痛。輕重不一。輕症之痛呆木。重症之痛如刺。往往累及全身。發病時或身之一肢、或一條筋肉、或數條筋肉、同時而痛。或先覺寒冷。而略有發熱。或如重傷風之據患處動之則加痛。用手指輕擊之。或猝加壓力。亦加痛。壓之漸重。則其痛減輕。初起時宜用極熱之水洗浴。或以熱水布揩擦。或以熱水瓶煨之。均有效。痛者宜服止痛藥及瀉藥。此症之預防法。宜以佛蘭絨爲裏衣。身上易病之處。尤宜保護。以免受濕受冷。

（四）肥胖病

此病之原因。在身體內之脂肪過多。以致腹部、及腰部之皮下組織。腸網膜、及腸間膜、心臟、肝臟、及腎臟之周圍。皆極肥滿。而全身之運動。頗覺困難。腹腔內、及腹壁、因多積脂肪之故。而橫膈膜之運動。亦頗不易。是以呼吸短促。心囊內亦因多積脂肪之故。而心臟之運動。亦有妨礙。是以脉搏增加。其後則心臟之病日重。往往有發爲全身水腫者。

精神上之活動。與生殖上之能力。皆形減退。往往有陰痿及月經閉止者。

治法、大抵不必服藥。以飲食清淡爲主。宜少食肥肉與蛋白質及糖類。宜常在空曠處運動。或游泳於海水。或旅行。乘馬登山。以及各種之游戲。均極有益。若專恃藥力不但無效。并有大害。

（五）跌打損傷

筋肉上忽受擊力。血液積聚於毛細管內。故現紅色。靜脉管內之血。亦因積聚不能廻至心臟。故現靑色。宜用布醮熱水按之。可以止痛。或用罌粟殼煎湯洗之。傷處宜靜養。不可動。

（六）抽肌

此症乃筋肉之神經，一時抽搐之故。小腿後之筋肉最易患此。其治法宜用手重擦。并將腿向前提伸。即可治愈。

霍亂危症寒熱辨

任際運

霍亂者。夏秋間吐得之疫症也。其原因大率由於飲食不節。起居不時。穢濕雜邪傷其正氣。擾亂中州所致。但其中有或偏於寒。或偏於熱。患之輕者。正未大傷。邪未深入。脉未沉伏。神識尚清。不難因證辨治。斷不致於大謬。惟患之重者。脉伏聲啞。舌苔濁膩。揚手擲足。煩燥喜飲。肢體厥冷。吐瀉頻仍。目眶低陷。汗出如雨。伏寒有是證。伏熱亦有是證。見證似同。寒熱各異。稍或孟浪。生死立判。千里毫釐之際。可不詳為辨哉。或曰。可以運氣推之。愚以謂不可盡信。氣候有遲速。氣體有陰陽。或可以之備參云耳。鄙人不揣謭陋。於見證似同之中。察其獨異之處。於獨異之處。認為寒熱之據。如同是音啞也。屬熱則氣粗語速。或其語氣有壯厲之意。屬寒則語遲氣微有懶語呻吟之態同是揚手擲足也屬熱則坦腹仰臥兩足排開手不近身惡近衣被轉側便利屬寒則每多踡臥腿膝偎依手或按腹臂或附腋喜着衣被身體重着同是舌苔濁膩也屬寒則浮而白腐屬熱則糙而微黃或苔底邊尖現有絳色同是煩燥欲飲也屬熱則喜飲冷飲熱胸中似慒入口即吐飲冷則胸悶頓暢嘔亦遲緩屬寒則喜熱飲即有假喜飲冷者飲冷則胸格似痛作噁大吐飲熱則胸中暢適而不作噁可以陰陽水或明礬水試之同是吐瀉也屬熱則腹痛者少即有痛者或係乾霍亂之瀉不出而脹痛拒按所出之物酸穢異常而出勢迅速火性急也屬寒則腹痛者多而喜按所出之物不甚臭穢而出勢較緩寒濕性滯也且有先是寒而後漸化熱者先是熱而後變虛寒者或寒熱夾雜者總宜刻刻留心處處着意審之以詳慎應之以活潑審係寒者可附桂理中等審係熱者可芩連白虎類但是症無論寒熱兼挾穢濁積滯者實居多數辟穢化滯之品亦可隨宜加入鄙陋臆見未識然否務乞諸大家共爲研究正其謬誤補其闕略以臻完善使於危急之際有所遵循則鄙人

幸甚。病者幸甚。

論戊申歲粵港核疫（續上期）

何以言乎核疫之由於傳染也。曠觀歐美於衛生諸義。傳染之病。家喻戶曉。莫不以醫司之所以爲節約疾病之損失。而改良衣食住宿焉。爲蕩掃都民之身神迫害。而竭力於都市衛生設備焉。爲求貿易之旺通。而除海港危害焉。爲維助戰鬥力。而研設救衛事業焉。凡食物之檢查。時間之支配。無不受醫生之干涉。至若吾華。習染污惡。野蠻自由。不潔之名。譽遍傳於各國。急慢傳染症。猖狂於全羣。居處卑濕。衣服垢穢。飲食不節。是以傳染之病。黴菌之物。一人染之。傳及一室。一室染之。傳及一鄉。安於命運。委於天時。良可慨矣。此核疫之由於傳染者也。

何以言乎核疫之失於誤治也。維彼核疫。溯厥原因。乾嘉以前。始於燕趙。乾嘉以後。盛於黔滇。甲午以前。始入高州。甲午以後。傳遍廣州。濕熱瘴癘。雜傷營血。血管閉塞。神經迷亂。或主寒凉。或主濕熱。聚訟紛紛。一盲衆盲。哀彼庸謬。舉國若狂。雜藥亂投。

恐其所措。衆之欽望巫祝。告窮歸天。神明消滅。幽潛重泉。舉世昏迷。徒爲啼泣。嗚呼噫嘻。感往昔之淪亡。傷橫夭之莫救。余豈好辨。余不得已。此核疫之失於誤治者也。

凡此數端。而核疫之延蔓。終無已時。其將安於歲運。任其傳染。聽其誤治乎。抑節其嗜慾。愼其寒暑。而不傷歲氣也。潔其飲食。淨其起居。以杜其傳染也。辨其虛實。晰其寒熱。無實其實。無虛其虛。以防其誤治也。是則歲運也。傳染也。誤治也。皆製造核疫之絕大機器廠也。若欲清其源。塞其流。亦於斯三者致意焉可矣。彼庸庸昧昧。叢蠹廢然思返耶。嗚呼噫嘻。

邱子檀蓀。終養在籍。十餘寒暑。曩以服闋。復作濁泉。旋辦蘇捐。羈留海外。丁此內訌外侮之日。天災流行之時。憫犁黎之無告。如喪家之狗焉。貧病交迫。醫藥兩訛。特臚証治。擬訂湯方。病脉病狀。絲毫不錯。用之適當。直中肯綮。煎法服法。勿妄變更。否則不可輕於嘗試。以貽製方者之羞也。何也。大道無私。藥貴中病。所以黃帝有蘭台之藏。長桑有輕泄之戒者。亦恐輕於嘗試者。草菅人命耳。知我罪我。其在斯乎。(未完)

素問氣運淺說

殊甚所以症發未久即神疲力乏而失其生機焉

（一）百日癆之見象　百日之癆必有身熱此即其肺炎之所致也用手拍按其炎處始則聲狀堅實後則覺有損傷雖強壯者偶亦患之而虛弱者固不待言蓋在起初之時即見嘔血病勢已凶在數日內或數月內而死者即屬此症也如待其已死之後解剖視之見其有因肺炎而致炎處已壞者有因氣管與肺並炎而致肺體所壞更闊者自後變成霉腐結核潰爛成孔有或大或小或多或少之不同焉

（二）百日癆之肺炎　百日癆之肺炎每多在肺之下截亦有由肺上截而延至下截者有在肺之一葉者有在肺葉一邊者有在肺左右兩葉者如是則肺炎及變壞皆速即在外拍聽其肋膜亦顯有患狀因血液常浮於上粘連不散故知其肋膜炎也

（三）百日癆之肺炎氣管炎　百日癆之氣管及肺並炎者則痰色如銹身體壯

熱。入暮尤甚。知覺寒慄乏力尤速。瘦削難堪。初起拍聽。但知其氣管之炎。繼則其肺堅實。不久腐壞。後亦潰爛成孔也。於此而誤指爲熱症。則失其所治矣

（四）百日癆之安危　百日癆病失治者多。且死時情狀不同。其中有各狀漸退而漸愈者。亦有起時甚急。後至各狀漸退而轉爲慢性病者。然凡肺生結核菌之百日癆則常作死症判之

第七章　周年癆

肺生結核。常爲緩症。蓋屢經氣管枝炎。則癆瘵質漸生。漸廣。雖病有緩急之分。但過此。則日重一日。若果氣管炎退而結核則半散半留。半由欬出。肺內雖有損壞之處。胸前亦無脹痛。欬出之後。自亦不難全愈也。反是則病勢甚速。患狀日增。欬血不止。身熱愈甚。日重一日。不過一年。故曰周年癆

第八章　三年癆

癆瘵之質。亦分緩急。緩者病勢漸行。可耐三年。急者一年之內而已。其氣管與肺並

第一板　　每張售大洋

光緒三十四年九月朔日第九十四期

醫學報

每月兩期

上海平街中書代發

本館開設上海英大馬路西首德仁里一衕王問樵醫寓內

凡定九十七至一百零八期者連郵費在內 列價於下

本埠		外埠	
一份以上	每份大洋二角四分	一份	計售大洋三角六分
十份以上	每份大洋二角	二份以上	每份大洋三角
		十份以上	每份大洋二角六分

凡零訂購本報例以半年起碼 如由本館封寄另加郵費六分

補報價目表

	本埠	外埠
一至二十四	一元二	一元三
二十五至四十八	七角二分	八角二分
四十九至七十二	四角八分	五角八分
七十三至八十四	二角四分	三

各埠代派處

漢口　華景街新慶里李藹芳先生　敎練所馮滌齋先生

蘇州　葑門滾繡巷陳劍魂先生　金獅巷東口朱讓卿先生　滄浪亭高等學堂　吉由巷醫學公社　閶門外洛地[illegible]先生

湖北　荊州城內大街戴和之先生　沙洋天主堂彭玉田先生

南京　南門白酒坊濮鳳笙先生　城內二道高井南洋官報

湖州　長興東魚巷口朱子愚先生　府前街傅稱雲先生

分外埠另定價目

寧波 …亞先生 浮橋兩等小學校

杭州 忠清里柏子巷口謝旦初先生 湧金門直街紫城巷醫學校 杜同甲先生

揚州 古旗亭東立達小學校 東臺縣東門吉記

山東 泰安府城內韓氏小學校 門裡裕後堂王紉齋先生

廣東 省城西關黎崇正學堂 新寧縣浮石高等學堂

山西 太原府上馬街醫學館 周雪樵先生

河南 開封府西街全省師範學堂 沙市江漢觀錢聚大雜貨號

常州 打索巷變和錢莊 打鐵巷學生會 又鴻源信局 又恆仁裕衣莊 宜興泰和堂藥號 常熟南門外石遜步橋丁樸存先生

太倉 城內賣秧橋繆衛甫先生 醫學會吳仲蘭先生

紹興 城內各報代派處周德君先生 王衙弄口孫瑞生 彩蛋坊孫夢鷗先生 仁和縣署官醫林劍治先生 惠興女學校胥中權先生 車騎橋行素東翰林第陳通甫先生 餘姚轉民坎墩鄭邕穀先生 湖墅寶泰米行魏子祥先生

鎮江 廣安祥號內羅蓉卿先生 丹陽西門大街謝克臣先生

福建 諸城縣東小門內李少航先生 南兗州府嶧縣城禪坊街東廉卿先生 福州南臺中州街中英藥房 海州阪浦鎮尚志學堂

江西 南昌醫學堂 吉安府 鹽碼頭五洲大藥房

廣州 第七甫念七號寶芝園藥號 沙基橋中天大藥房

松江 呂巷錢杏蓀先生 西門外 興祿棻食號 張堰何廣大

北京 梁家園醫學研究會 天津日日新聞報館

陝西 商南縣署常克仁先生 省城保吉巷張鶴田先生

安慶 建德縣三里街天主堂 又仰家橋洪文儀先生

安徽 巢縣炯煬祖樹和醫室 徽州府歙縣勸學所

蕪湖 洋橋南晉康公司間壁 黃錫猷先生

無錫 北門外吊橋下愈泰隆紊 東河頭許宅鄧沛如先生

嘉定 南門內沈家弄朱東傳先生 西門外太元樂號王紹先

上海醫會通訊員

兼辦醫學報事務

江灣女科 蔡小香授 王問樵分期廣告

鄙人寓滬北有年謬荷諸君許可診務日繁所惜南段病家就診不便屢有以分期爲者因思在鄙人僅費數刻工夫而病家可省許多週折舍已從人固無不可遂除常寓大馬路德仁里醫學報館外又間日分期三牌樓北口俾城內病家可以就近診治未非方便計也惟鄙人南北兼營勢難久待枉顧務乞早臨庶免歧誤謹述其緣起如此

逢雙日午前分城內三牌樓北張同泰鞋店對

中國醫學會通告

本會業由上海醫會蔡君籌集經費王彭二君擔認義務在
新智識故於六月起敦請各會友公同投票選舉會長一人
人散處各各埠一時無從咨訪可檢閱報中會友題名錄
投票展限至八月底截收得票之多寡俟選定再行報告

本報改良預告

本報自同人承接以來雖慘淡經營尚未爲世所詬病然處此爭競旋渦中若故步自封究不足以饜閱者心目故自九十七期始決議將報務擴張俾臻完善計共改良者三事敢預爲請諸君告焉○一凡會中施行事宜諸員辭議各件及演說之宗旨研究之問題與夫驗方醫案等另行彙刊附張名曰中國醫學會雜誌每期蟬聯可以積訂成帙隨報附送不取分文以盡本報之義務一新澆大小各號鉛字改換純潔上號洋紙務使字跡明晰校對精詳以補從前之缺點一本報向以一面印報一面印告白九十七期起特米正幅八頁分印兩面而告白亦然閱後只須將上半張告白裁去而以正幅之報分裁爲八即可積訂成書也閱時雖略費翻尋然與本館續印前九十六期之報可以同歸一式矣惟上屆之以符彙章報款未清者務乞從速惠下否則於九十六期止一律停寄而杜積欠之弊願閱者諒之

介紹新醫書

本館會友丁君仲祜無錫人研究醫學十餘年成書二十餘種付印成書者已有六種均由本館代售列名於下為醫界同志之介紹云○藥物學綱要共十六章洋裝精本每部一元五角○內科全書共分七類洋裝精本每部兩元○醫學綱要共分三編每部一元二角○肺癆病預防法共二十一章洋裝精本每部五角○育兒談共八章每部四角○竹氏產婆學洋裝精本每部六角外埠寄費自理郵票不收此佈

醫學報館同人另闢精舍購置中東新醫書及各種標本模型俾會友研究學術以增長醫科之智[illegible]會長二人評議員十二人以分任會中諸務凡未入會者請速入會其已入會者或因同社之撰論稿醫案便能識其大略或以學術擅長或屬聲望素著皆可備充評議員之選外埠投票[illegible]解則本會庶能為社友盡義務焉特此佈聞伏希　公鑒

（第二板）　（戊申九月初一日）

中國醫學會簡章

一 命名 中國醫學會曰中國者言不限於一隅也

二 宗旨 改良醫學 博採東西國醫理 發明新理新治法 收集思廣益之效

三 緣起 本會之設有二因焉其一以醫家診事較忙不能剋期至會從容研究特為此會發其心而不勞其身交換其舊識而不浪擲其光陰凡內地各州各府千里萬里皆可入會其二因年來各地醫會漸多但皆限於一隅故欲聯絡各會成一醫界大團體

四 會所 以醫學報館同門為本會事務所

五 區域 凡衛生學生理學全體學病理學診斷學方藥學及一切格致物理汽化動植物學之有關醫學者皆為會員所研究之事

六 會費 本會延書記一人會稽一人應務一人全司會內一切事務凡入會者每人每年捐銀一元以作會費有能多捐者尤佳除會費外有不敷允歸蔡君鍾駿擔認不另勸募第一次會費於入會時先繳以後收繳會費隨時登報

七 資格 一凡有志醫學不論已未行醫均可入會 二婦科產科兒科內科外科傷科藥學針灸理化等宜各專一學或兼通數門 三願入會者請將姓氏年歲職業住址宗旨及會費郵寄即行登報為入會之憑倘有遷徙宜告知事務所俟本會成立後當公舉會長一人副會長二人評議員十二人以分任會中諸務

八 義務 一宜力任改良醫學事 二會友有疑問各就所知以答 三如有心得及秘方驗方等宜之於眾 三會友議論儘可辨難務求攻理但不得任意衝擊肆口讕罵致傷團體 四醫報為會友交心之輪電宜公之產業若會友學識優長者宜助以著作俾得精深家資富裕者宜助以財力俾可廓充交游宏廣者宜任以勸閱俾能推廣

九 權利 一會友互相通問若於不知住址者可由事務所代為轉寄 二會友有疑問可為登報徵醫林之偉論 三報中另闢會友心得錄專載會友之著作札記案等若會外有來稿須儘會友先登 四會友須購東西醫器具及新出醫書等事務所可以代勞、五會友有刊印報書本館可以寄售 六會友有委託之件本館及同人力能為之者皆可應命

十 章程 此章程係一人所擬必經全體會員公決方為定章如有意見各異或有應改應增應刪各條均可隨時辨論更改以期盡善若不加辨論者即為允許須各遵守

會友題名

名	字	籍
周維翰	雪樵	常州陽湖
朱恩華	雅南	甯國旌德
孫吉熊	夢蘭	紹興
魏壽彭	天柱	紹興會稽
周服塗	伏生	紹興山陰
沈寶枏	莘農	鎮江溧陽
褚召稜	頤庵	蘇州元和
袁章和	堯官	揚州興化
韓澄	靖盦	杭州仁和
錢祖繩	杏蓀	松江婁縣
李惟藩	嘯雲	湖州南潯
朱灝廷	讓卿	嘉興海鹽
高汝賢	德生	紹興會稽
謝光昱	旦初	紹興蕭山
林大夔	先耕	蘇州元和
蔣光煦	桂棻	嘉興石門
俞本立	道生	松江金山
馮銘	箴若	常州江陰
沈乾照	韶濤	安徽泗洲
黃歧	鎬京	紹興蕭山
黃元吉	文生	紹興蕭山
黃承薌	端如	太倉崇明
秦福基	第花	湖州烏程
薛正祥	瑞雲	揚州泰州
陳奎堂	永璣	紹興山陰
詹鴻恩	大來	揚州東台
僧達理	洞天	安慶懷寧
繆祉善	厚傳	蘇州吳縣
傅儼	稱雲	湖州
余鶯振	彩軒	徽州婺源

監調

（中國醫學會廣告）　（禮拜五）

附選舉票式

會員　　第一次願舉　　先生爲正副會長　　先生爲評議員

投票諸君請照右式以另紙繕寫限九月十五以前封寄本會俾於大會日開筒當衆宣佈逾限不收

附推薦書式

上海中國醫學會爲會員　　省　　府　　縣人年　　歲　　字　　現在住　　願入

上介紹乞醫會定議允行爲幸此請　等查得　　品學兼優熱心公益特爲

上海中國醫學會查照

光緒　　年　　月　　日　　介紹會員　　押

附信約式

具信約　　字　　省　　府　　縣人年　　歲現住

入願

上海中國醫學會爲會員茲將允認之約條列如下

甲願守會章

乙允從衆議

丙允認所舉者爲代陳意見人

丁願擔會務

此請

上海中國醫學會查照

光緒　　年　　月　　日　　押

按以上二式本會員所應遵行惟事屬草創不得不通融辦理期免窒礙故公議未開會以前遵否姑聽其便若已開會而後入者均須遵用以上二式俾示限制而杜浮濫之弊正本清源諒亦全體所公認者也

汪開宗	[illegible]	徽州婺源
江福麟	玉卿	徽州婺源
陳贊	振虞	松江金山
戚衛生	根孚	松江華亭
錢榮光	詢芳	常州江陰
王景華	士翹	蘇州新陽
任養和	桐軒	揚州甘泉
金韜	惠卿	台州太平
徐永贊	錦榮	寧波慈北
邱樹梧	檀蓀	廣州順德
殷恒懷	念萱	蘇州洞庭
賴景培	植卿	廣信玉山
陳鼎元	銘清	嘉興秀水
許丙垣	紫藩	嘉興秀水
黎兆藩	錫候	廣州順德
屠銘	友梅	常州武進
林孝策	劍治	福州侯官
胡泂溪	瀠卿	安徽寧國
祖樹和	平軒	安徽巢縣
錢燮和	理卿	浙江海鹽
監厚德	月恒	揚州江都
蔣逢春	雨塘	直隸順天
蔡鍾駿	小香	太倉寶山
王楨	問樵	江蘇上元
彭緗祖	伴漁	松江華亭
汪惕予	灤如	徽州新安
丁福保	梅先	常州無錫
許劍	菊泉	江蘇上元
[illegible]民攸	少蓀	浙江錢塘

通信處
山西太原府上馬街醫學館
揚州古旗亭東立達小學校
王衙弄口孫瑞生彩蛋坊
山陰斗門鎮寶積橋
安昌鎮葆豫堂藥店
湖州和平鎮客民
上海西門外馬家橋江蘇昌善局
泰興丁溪併場小海祥記鹽棧內
杭州寶善橋青龍街
金山縣呂巷鎮
嘉興北門外塘灣吳源盛茶葉店
心橋境
東鄉樊川學堂
杭州忠清大街柏子巷口
吉由巷醫學公社
城內火弄口
千巷鎮
布政坊巷醫學研究會
寶應小南門內
臨浦鎮
海門滿洋沙聚星鎮東南禮安堂
蘇州婁門內傳芳巷
北門外清化橋河西北首
上海大東門外元成藥材行
何垛場柿軒巷
平望九華寺
閻邱坊巷
所前街
[illegible]

李紹	少航	山東諸城	調查員	縣東小門內環山堂
周尊三		荊州江陵		沙市江濱錢聚大雜貨號
王懋吉	仲孫	鎮江金壇	廩生	丹陽門外呂坵鎮
徐德勝	宗揚	太倉嘉定	候選州同	上海英租界中旺街錢江里
廖吉八		松江華亭	候選縣	上海新馬路醫園弄對面
龔九臯	澤之	常州武進	候選縣	上海二馬路安康里北弄
徐國興	起之	太倉寶山	附生	上海老閘橋浜北
馬秉義	逢伯	太倉寶山	候選知州	上海美租界海寧路
胡德馨	則學	徽州歙縣	候選縣	上海西門外胡山羊認捐局
李豫貞	幹卿	常州無錫	附生	上海英界中旺街鳳鳴里口
淮梧岡	鳳笙	江蘇江寧	縣丞	南門白酒坊
王繼高	葆年	江蘇崑山	附生	新陽正義初等小學堂
繆桐	味蓀	江蘇元和	監貢	蘇城皮市街
王元鑫	屐伯	大倉州		上海英大馬路香粉弄
劉嘉楷	松雲	四川華陽	花翎同知	上英大馬路北恂豐里
徐沐葴	小圃	松江上海		上海美界武昌路三元宮前
胡錫康	夢橋	太倉寶山		上海美界外虹口正豐街
吳銘	仲蘭	太倉州	附生	醫學會
錢毓鑾	秀頌	太倉州	附生	上海英界厦門路德豐北里
劉富槐	農伯	北京	調查員	梁家園醫學研究會
黃錫猷		蕪湖	調查員	洋橋南首康公司間壁
李宗陶	蕣芳	烏程	附生	華邑街新慶里三十一號門牌
戴和之		湖北	調查員	荊州城內大街
介因聖		青州	調查員	城內火巷街施醫院學堂
何廉臣		紹興	調查員	寶珠橋
常克仁		陝西	調查員	商南縣署
王有忠	蓋臣	寧波鄞縣	候選州同	湖西花園弄邵家大廳
張寶梅		南翔	調查員	東市石皮街
羅蓉卿		鎮江	調查員	廣安祥號內
朱東傳		嘉定	調查員	南門內沈家弄
謝克臣		丹陽	調查員	西門大街
俞鼎勳	伯銘	無錫	調查員	北門外弔橋下俞泰隆茶號
丁模存	同鉞	常熟	調查員	南門外石遜步橋
袁保如	午叟	鎮江丹徒	[illegible]	[illegible]

使

崇明
松隱鎮
浦南亭林鎮
常熟南門外君子居弄典當隔壁
儀徵十二圩淮鹽總棧署西首
尚書坊
上海虹口吳淞路猛將堂弄
香港崇辨活人廬
上海中大馬路後致遠街
儀徵十二圩淮鹽總棧東首
新塍郎中埭
新塍
省城西關洗基黎崇正草堂
鐵市巷圖書館
杭州仁和縣署官醫
湖北荆門州屬之后港
炯場
上海美界新署後北浙江路
靖江西門內大街鳳鳴橋東首
靖江署前南街
世居江灣鎮分廠老閘橋南堍
上海英大馬路德仁里一弄
上海四馬路直西觀盛里
上海坭城橋外自新醫院
上海英大馬路貴州路二號
上海德仁里醫學報館
上海新署後華興坊九弄

俠如	午樓	鎮江丹徒	監生	丹陽西門大街色廟東首
朱堯臣	梅亭	紹興餘姚	附貢生	上海美界天后宮後面威大弄內
龔清藻	頌采	太倉崇明	附貢生	上海南市鹽碼頭裏街
汪竹晨	舫廬	紹興蕭山	縣丞	上海法界鄭家木橋直街
孫棠	雲錦	通州泰興	從九	北門內高橋北堍
方翼鵬	雲主	常州靖江	廩貢生	本籍城內
劉瀚仁	恩浦	仝上	監生	北八圩橋
黃嘉瑞	子銘	仝上	監生	四墩子
嚴國政	富春	揚州興化		傅家何
接文銘	子彬	楊州		邵伯鎮官驛前
李潤棠		雲南蒙自	㕘	西關外警察局委員
繆廷傑	桂一	江蘇長洲	監生	蘇城閶邱坊巷

敬啓者本會承海內諸名醫輸費入會成立有年第今歲以來閱有尚未蒙續交會費訂購醫報者其殆事冗未及注念耶倘荷始終贊成請迅將會費續繳并訂閱醫報以通聲氣而續前盟本會實所盼禱焉敬候台命乞即示覆為感此請
諸同志先生惠鑒

本會事務所書紀員謹告

特舉各埠調查員二十八人

北京劉富槐君　蘇州林先耕君　寧波王蓋臣君　揚州朱雅南君　嘉定朱東傳君　青州令因聖君　安徽祖樹和君

漢口李蓉芳君　湖州傅稺雲君　杭州謝旦初君　常熟丁棣存君　南翔張爾梅君　廣州黎錫侯君　蕪湖黃錫猷君

湖北戴和之君　紹興何廉[illegible]君　鎮江羅蓉卿君　無錫俞伯銘君　陝西常克仁君　石門蔣桂棻君　江陰馮箴若君

南京濮鳳笙君　海鹽朱讓卿君　丹陽謝克臣君　太倉吳仲蘭君　山東李少航君　靖江韓月恆君　松江錢杏蓀君

以上諸員因本會範圍甚大採訪難遍各舉充該埠調查之職分任會中諸務除函請詳報年歲職籍外更迅將該埠醫學會詳細情形暨會員之姓氏里居切實調查函告本會以便通訊一切或有會被舉為正副會長及許議員者許以一身兼任俾免遺珠之憾

敬請醫藥兩界諸君子均鑒

本報取名醫學以探討病原講求藥性爲宗旨醫藥兩界各有應盡之義務本不得以他報比例也計周君雪樵創辦此報迄今已逾四載因經費困難幾成中輟之勢同人等忝爲醫界一分子特不辭譾陋代籌推廣辦法爲持久之計惟經費一項不得不求助於醫藥兩界如諸君子有願月助經費洋兩元者卽爲本報之贊助員或慷助鉅資者當推爲本報之名譽贊助員以後擬逐將贊助諸君之事蹟功名詳細編登本報以誌欽佩俟後經費稍裕卽當將本報改爲每月六期延訂訪員專訪醫林軼事選登各埠醫學堂課藝以餉後學進步之遲速卽以經費之盈絀衡之異日效驗可期亦皆諸君贊助之力也其令名盛德當與本報同垂不朽矣謹馨香禱祝以俟

本報贊助諸員題名錄

姓名	籍貫	通信處
王問樵君〇	上元	英大馬路西德仁里
許菊泉君〇	江寧	同上醫學報館內
彭伴漁君〇	松江	四馬路直西觀盛里
徐宗揚君〇	嘉定	英界中旺街錢江里
唐乃安君〇	上海	棋盤街中英大藥房
汪惕予君〇	新安	英大馬路北貴州路
席裕麒君	洞庭	英大馬路壽康里

姓名	籍貫	通信處
丁福保君	無錫	英大馬路北貴州路
胡夢橋君〇	寶山	外虹口正豐街
馬逢伯君〇	寶山	美界海寧路
徐起之君	寶山	老閘橋浜北
徐少圃君	上海	白大橋北朝東弄內
徐小圃君〇	上海	武昌路三元宮前
姚艮成君〇	泉唐	新衙門後華興坊

右錄以先後爲序不論醫界藥界凡願擔承義務及月助經費両元者皆爲本報之贊助員蒙繳月費敬於尊名下加〇爲誌

本報招登醫界一覽表啟

滬上醫家鱗次櫛比請者祇聞其名未見其人每多誤投之弊更有不知其寓所尋訪終日而卒不獲踵請者其貽誤良非淺鮮焉本報有鑒於此特於八十一期起創列一醫界一覽表調查本埠各醫生姓名住址暨專治何科所定門診出診規例一一詳登表內俾病家按圖而索不再致誤投之弊每人每月計取刊費四角列雙行者加半願列者請詳細開列清單併蓋印尊名圖記飭人寄交本報下期即照登不誤列表後按期飭送本報一份俾資考證

醫界一覽表

英界

姓名	專科	醫例	寓所
王問樵○江灣蔡小香傳本報總理員	男婦兼科	門診四角出診一元	常寓大馬路西首德仁里一弄逢雙日分寓城內三牌樓北口
許菊泉○金陵人壽田子本報贊助員	內外科	門診五角出診二元路遠照加拔早另議	同上即醫學報館內
彭伴漁○松江人本報協理員	精理內科	門診五角出診一元	四馬路直西觀盛里
徐宗揚○嘉定人本報贊助員	外症傷科	門診一元接骨面議出診四元路遠酌加	中旺街錢江里內
汪惕予○自新醫院校長本報贊助員	西醫	另有細章	大馬路北貴州路二號
唐乃安○上海人本報贊助人	西醫	另有細章	棋盤街中英大藥房
殷念萱○洞庭人	內科	門診不計出診一元	大馬路後致遠街

時南	寗波人	毒門外科	照例	大馬路西德仁里二弄
靜蓮○	青浦人	內幼科	門診五角出診一元	大馬路虹廟對門
長順	常州人	牙科	另有細章	大馬路西壽康里
春波○	南京人	針科	門診一元一角貧病不計 出診四元四角遠者遞加	新聞大街仁濟里一弄
際運○	無錫人	內外科	門診內科四角外科六角 出診內科一元外科二元	市浜橋同春染坊對弄
陰鄉○	蘇州人	內科	門診四角出診一元	盆湯弄北高陽里九號
仕卿	金陵人	內外科	門診內五角外一元出診 英界二元美法界四元	大馬路五福弄平阜里
鏡澄	寶山人	內外科	門診四角出診二元	北石路新昌里
甫○	蘇州人杏堂孫	內外科	門診三角出診一元	大馬路香粉弄高安里
川○	孟河人	內科	門診五角出診二元	大馬路南香粉弄西首
春	南翔人	內女科	門診四角出診一元	南香粉弄寶德里對門
甫	紹興人	內外科	門診兩角出診一元	常寓東嘉興路南橫街午後分設大馬路南香粉弄德全里
年	孟河人鈞之子	內外科	門診三角出診一元	大馬路北香粉弄
雲○	四川人	內科	不計	大馬路北恒豐里
桂○	越郡人	精理痧症	門診四角出診面議	中旺街廣濟藥局
言○	湖州人嘉六子 江灣徐振山壻	兒女內科	門診五角病久遠來一元 出診另有細章貧病送診	中旺街樂善里內
卿○	無錫人考取優等	內外科	診金另有細章	中旺街鳳鳴里口
香○	平湖人	毒門外科	門診四角包醫面議	二馬路西首誦清藥室
璋○	蘇州人	內外喉科	門診三角出診六角	三馬路鼎泰綢緞號內
澄○	松江人紫槎長子	眼科	門診四角出診一元	三馬路何福祥綢緞莊
孫	嘉善人	內外科	門診四角出診一元	三馬路曲江里內
明○	寗波人一堂子	眼科	門診五角出診一元	三馬路鼎豐里大姓堂
康○	蘇州人	內外科	門診四角出診元二	三馬路寶和里四弄
筆○	青浦人	內外眼科	門診四角出診例照	四馬路小花園西首
○	[illegible]州人			

……○……州人	图……科	門診四角出診二元	四馬路三山會館西首
江○上海人	內外喉科	門診四角出診一元	四馬路直西觀盛里口
氏○平江人	驚痧外科毒門	不計	六馬路東安里內
伯○東山人	內外喉科毒門	門診三角出診五角	六馬路西吉慶坊
孫○湖州人	內科	門診不計出診一元	常寓六馬路福康里底 分寓老北門內侯家浜
香○江蘇人	外科毒門	門診一元出診四元	六馬路直西懷德堂號 售毒門丸散
琴　奉賢人	內外科	門診四角出診一元	馬立司馬德南里
淵⊙鎮海人	內科	門診五角出診二元	寧波路隆慶里內
香⊙江灣人硯香子 本報贊成員	女科	門診五角六出診二西元	老閘萬福樓後奚宅
甫○上海人	內科	門診四角出診一元	老閘橋南北京路西
頌○太倉人	內科	門診四角出診一元	廈門路德豐北里

法界

	專科	醫例	寓所
山⊙孟河人	內外科	門診四角出診一元	老北門外布莊街
林⊙寧波人鄭龍章甥	女科	門診四角出診二元	鄭家木橋南堍天錫里
堂⊙甯波人	咽喉男婦兒科	門診三角出診一元	鄭家木橋直街安寧里
晨⊙紹興人	內外毒門	門診三角出診一元	鄭家木橋直街福壽里
康⊙上海人	內外科	門診四角出診元二	菜市街寶裕里
伯　江蘇人	內外科	不計	八仙橋西首樹德里

姓名	專科	醫例	寓所
胡夢橋○大場人本報贊助員	內科	門診三角出診一元	虹口正豐街義興米
徐少圃○上海人杏圃長子本報贊助員	內外幼科	門診三角出診一元	老白大橋堍朝東弄內
徐小圃○上海人杏圃次子本報贊助員	內外幼科	門診三角出診一元	虹口武昌路三元宮前
徐起之江灣人本報贊助員	幼科	門診四角出診一元	老閘橋浜北
馬逢伯○江灣人本報贊助員	內外喉科	門診五角出診二元	海寗路新造洋房內
姚良成○泉唐人本報贊助員	內外喉科毒門	門診四角出診一元美英法各二元	新衙門華興坊後九弄
處寶甫○蛟川人	內幼科	仍照舊例	文監師路德榮里三弄
黃杏卿○江蘇人	內科	門診三角出診一元	中虹橋直東新三官堂
周漢三○上海人	內外科	門診三角出診六角	新三官堂成順里
王仲康○上海人	幼痘科	門診四角出診一元	裏虹口泰山堂藥號
金福山○上海人	外傷科	門診四角出診一元	虹口乍浦路三元宮前
倪銘三⊙無錫人	內幼科	門診四角出診一元	吳淞路長源里
顧少山○川沙人	外科	門診不計出診一元	白大橋北仁智里二弄
朱堯臣○餘姚人	內外幼科	門診四角出診二元	天后宮後面成大弄內
陸挺芝○浦東人	外科喉症	照例	成大弄內悅來坊
楊季明⊙嘉定人	內外科	門診四角出診一元	天后宮北寶順里七弄
施頌芳松江人	西法外科	另有細章	天后宮北育文書局後
張菊池○松江人	內科四時針灸咽喉花柳毒門	門診四角出診一元	天后宮後桃源坊一弄
何蓉舫⊙餘姚人	內科	門診不計出診壹元	鐵馬路鴻興里內
徐芝山寗波人	外科毒門	門診三角出診六角	盆湯弄泰安里九弄口
吳介臣⊙莫釐人	精理男女兒科包醫喉眼毒門	門診內科三角西法外毒五角出診一元二角耑種牛痘	楊家坟山對門泰安里十一弄口

黃[illegible]⊙	蘇州人	內外科	不計	北福建路中市
孔吉甫⊙	嘉定人	內外四時針灸 包醫花柳毒門	門診三角出診一元 法界二元拔早加倍	老垃圾橋北愼餘南里
張芳坪⊙	浦東人	內婦幼科	門診四角出診一元	新衙門照牆前
趙葆春〇	山東歷城人	內外喉科	門診三角出診一元	承業里三弄
胡煒臣〇	武進人	內外科	出診不計出診一元	虹口火車站南存厚里
吳金彪〇	海門人	幼針科	門診三角出診元二	吳淞路猛將弄長安里
楊松煥⊙	廣南海人	內外眼科	門診二角出診一元	虹口新興里大街南首
唐月昇⊙	廣東香山縣那洲人	咽喉頭瘋內外 痔瘡小腸疝氣	不計	武昌路挹秀里內
莫如龍⊙	廣東番禺人	內外傷科	門診四角出診一元	頭壩路德意里內
李香生⊙	廣東人	內科	不計	三元宮對面巷內
邱懋榮⊙	廣東河源人	內外科	門診四角出診一元	青雲里大街
梁舟屏〇	廣東新會人	內科	門診四角出診壹元	青雲里
程雪門〇	廣東人	胎前產後痧痘驚風 咳嗽吐血癱瘓脚氣	門診四角出診一元	青雲里東弄
張方流⊙	廣東人	內外科	門診四角出診一元	青雲里二弄十四號
許鼎臣	廣東南海人	內外女眼科 脚症痘疹類	不計	四川路聚賢里

華界

姓名		專科	醫例	寓所
葉德樹	上海人	時疫內科	貧病不計	老北門內雲居菴五號
黃粹甫⊙	上海人	內外科	門診內三角外四角	老北門內穿心街中 下午法界方板橋三新里
許春山	金陵人菊泉子	內外科	門診三角出診不計	新北門內老街

良	⊙珠街閣	內外科	門診四角出診一元	邑廟西首玉醫馬弄
田	⊙上海人	內外科	門診二角出診四角城外一元路遠酌加	邑廟西首 下午分寓六馬路仁壽里新
田	⊙紹興人	牙科	另有細章	邑廟文昌殿弄
封	江蘇人	內科	門診二角出診四角	小東門內梧桐弄
之	⊙上海人	內科	門診三角出診五角	小東門內梧桐弄
吟	⊙上海人	內科	門診二角出診半元至租界一元	小東門內天官牌樓
華	⊙上海人	內科	門診三角出診一元	小東門內四牌樓中
康	⊙疁城人	內外科	照常	大東門內火神廟東首
坡	⊙上海人	幼科	門診三角出診一元	火神廟西首
孫	⊙上海人	幼科	不計	大東門內中唐家弄
平	⊙上海人	內外科	門診三角出診一元	道前街水仙宮隔壁
三	⊙秉之子松江人	精理內科	另有細章	城內彩衣街 下午分寓拋球場壩葉山房
生	⊙湖州烏程人	推拿幼科	門診四角出診一元	大東門外電燈公司東
蟾	南滙人	內科	不計	大東門外電燈公司後
材	蘇州曹滄洲傳	內喉科	診資不計出診免轎	南市竹行碼頭同益里
淵	○川沙人	內外科、	門診四角出診一元	大東門外如意街東首
心	浦東人	針科毒科	不計	外鹹瓜街古雲臺內
洲	⊙通州人	傷外門	不計	十六舖內協興街九號
證	上海人	外科	不計	生義弄內安順里
友	上海人	婦幼喉科	門診三角出診一元	董家渡梅家弄
田	⊙上海人	幼科	門診三角出診一元	小南門外南倉街
香	○上海人	痧痘內外喉科	不計	西門內大街翁家弄口
馨	⊙徽州人	內科	門診五角出診一元	西門外湖山羊認捐局
初	⊙江西人	眼科	門診三角出診一元	西門外泰亨里

右表以一年爲期每名每月計取刊費洋四角列雙行者加半刊費已繳者除收給

條外又於尊名下加〇爲誌以昭核實

按本報爲醫界交通之輪電公共之產業同人承接以來因經費無出添列一覽表限定一年爲期原所以聯合諸君同謀扶植也乃前約具在而聽人愚弄無端中輟者有之積欠刊資飾詞游約者亦有之吾醫界人品之蕪雜於此可見一斑有初鮮終曷勝浩歎本報特將此種人悉行淘汰免致侵佔篇幅而持重信義者亦可免薰猶同器之嫌矣古云清者自清濁者自濁願諸君勉盡義務也幸甚

工部局衛生示諭

物宜下鍋煮透方可入口由西歷六月起至十月止煮熟各物不准越宿再食菜菓近地面易染傷寒霍亂及腸內諸般病症故未煮之前勿與他種食物移近必待烹已熟方可無患

未煮過慎勿入口荷蘭水冰凍水皆與人有害惟茶最爲平穩無論寒暑俱極相宜

蠅能沖帶病毒故煮熟食物必須遮蓋蚊蟲吮人即能變成瘧疾睡時務將帳子垂有入內地遊歷者帳子益不可不用低窪積水若用火油少許澆灑則可斷絕蚊之機惟勿令水有停滯之處

圾不宜存積宜備一輕便之白鉛桶將垃圾倒入於內居戶便桶其蓋應閉置完密因垃圾桶及糞桶無從購辦可向河南路一號本工部局售取

井糞陰溝宜隨時修理每日用水沖灑

路吐痰最爲穢德苟吐出之痰爲癆症之人則遺害更不堪設想故吐痰於陰溝火之內方可無患

第九章　辦事

第一節　辦事人之權限

顧問員一人延請博通中西學術之人各會員有所未知未明之理皆向該員詢問如無合格者即缺此職　會長二人對於本會可擬定草案發表意見可單獨提議可於會員議決之相等數中決議可收納會員之意見書可召集開會可導率職員分理事務　會董二人爲會長之補助凡會長權限內事皆得協商會長不能蒞職時由其代理　調查員六人凡一切調查之事均歸其執掌　評議員八人凡會長之草案會員之提議會計員之豫算決算表送評議員評議經其認可再宣讀由衆會員公決之　書記員四人分司公私文牘及通信各處凡開會前之通知開會時之紀事及其他著述應存册籍概歸掌管　會計員二人專司收入支出各欵自立簿記之但有收支責任並無獨自支用之權其支出各欵須會長會董認可否則作爲私人交涉臨時特別用項未經豫算必須衆會員之公認　庶務員二人專司會中購辦書籍器具陳列物品修繕掃除等事以及開會前之豫備開會時之整齊開會後之清理　招待員四人凡新會員到會招呼兼介紹一切　糾察員二人專司開會時糾察一切

第二節　凡辦事人員既經公舉委以各事其事之範圍內均聽其人自由處置有直行舉辦之權

第三節　凡辦事人員既經擔任各事不得放縱責任遇有疾病及不得已之事者許其臨時囑託代理

第四節　各會員如有以辦事人所辦之事爲不滿意儘可於開會時提出公議惟不得於會外訾議是非

第五節　本會稟　官立案凡病家與醫家爭執之處或由　官將藥方發交本會或由病家將藥方呈請本會經評議員評定開列說帖以判曲直若未經本會評論曲直而病家與醫家野蠻從事本會可稟　官懲處

第六節　凡會員同治一病後診者茍非眞知灼見不可詆前人誤治若妄肆毁謗由本會公同議罰

第七節　凡會員遇難治之症不能奏效者可於常會時提出公議（此指不經見之病而言若尋常危險之病不在此例）不得開臨時會若遇迅速之症難俟會期者會員祇可與會中投契之人討論

第十章　附錄

第一節　本會章程內如有未盡事宜可依第四章第三節第八章第二節處治之

舌鑑辨正

傷寒舌鑑一書久已膾炙人口此辨正書爲茂名梁特巖先生作由陶制軍公子葆廉部郎筆錄於蘭州節署凡三閱月而竟與舌鑑原書迥然不同而可補正原書之紕繆爲醫家診治之秘笈憑此驗舌於表裡寒熱虛實各症可以到手而辨但版存蘭州節署南中向無傳本茲由友人付之石印以廣流傳凡業醫者不可

素問氣運淺說

氣運之說久爲通儒所詬病然非素問之過也特後人不善讀素問耳此書爲朱雅南先生所著自出手眼闢盡町畦成一醫心懨理之作雖泰西新學家亦當心折從前曾登之本報今另行排印（每部小洋一角）外埠寄費自給

謹啟者本會定九月十五日先在事務所取齊諸友開常會一次於十七日二句鐘另假張園安塏地特開第一次大會討論應辦事宜暨商訂中國醫學堂妥章以期從速開辦凡吾同道不論已未入會屆時請一體蒞會共謀公益本會無任盼禱焉專此佈聞伏希

公鑒

中國醫學會全體公啓

會友詹君鴻恩之意見

敬呈者社晚由去歲五月還泰屬境內縣壺至今年六月下旬因病回東接得會中鈞示閱知一切是以具函奉上應繳會費票洋一元祈查收但敝地於丙午三月間創設泰屬東台醫學研究會內附施診施藥局其經欵均由會中同人解囊現已成立三年承敝地醫會同人謬舉社晚爲總理員當經稟呈督學憲立案茲奉　總會大札後邀集敝地醫會同人議及一體均赴總會以通聲氣而就範圍則敝地之醫會處爲貴處之分會凡會中一切應辦事宜務乞　總會提倡而秉調查俟議决後再爲報告晚竊以上海爲中國之門戶最得風氣之先設會於此又經海上諸大名公熱心籌辦自無不有成效可臻然有成效亦當推廣既曰中國醫會似宜與教育會等一體稟呈學部立案並請咨外京督撫通飭各府州縣分別都區凡有七八醫生之處均宜公設研究分會互相研究醫理尤期政治與醫教相輔而行獎勸與鞭策相因而致庶幾醫學研究之風遍行中國而上海中國醫學會遂集各分會之團體合而爲一大團體循名責實進步日加不無於中國生靈稍有裨益鄙人不才謹具管見質之　同社諸君諒不河漢斯言也肅此稟復敬請

道安

照錄楊州調查員朱雅南先生來書

連讀　貴報敬悉一切華才庸識淺承　周雪樵先生謬愛不棄葑菲相招入會具員而已於報界毫無裨益今又蒙　賜函　委派爲揚州調查員愈加惶悚惟有勉竭綿薄以効微勞今適逢選舉正副會長及評議員之期並擬章程謹陳千慮一得之愚言其所欲言而已是否有當恭候　裁擇冒昧之罪尚祈鑒原

一舉正副會長非深知其學力品行足爲全會領袖虛衷實踐令人有以佩服者不可華願舉　周雪樵先生爲會長至其餘　同會諸先生華緣淺未嘗深交不知其學力品行若何不敢妄舉貽全會羞

一舉評議員華願舉　朱讓卿　何廉臣二先生　讓卿先生旣肯虛衷又肯直言　廉臣先生雖未謀面見其信札及報中大箸知爲有心之士亦肯直言者

一通國醫會須聯絡一氣也會者所以廣思積益而合羣者也僅據一方人之心思或恐精微有限合天下人之心思庶幾妙義無窮況一處之會魄力單弱重莫能勝合通國之會則魄力雄厚衆擎易舉但未入會之同道及與會中無往來者無從覓進說之階如已入會之會友或與會中有接洽者不妨開誠布公邀求襄助交換知識俾益良多醫界或可借此大放光明如北京醫學研究會劉富槐先生　蘇州醫學公社林先耕先生　杭州醫學會貴中權先生　江陰醫學研究會馮箴若先生　太倉醫學會吳仲蘭先生　青州施醫院令因聖先生　山西太原醫學堂周雪樵先生　紹興醫學會何廉臣先生　江西南昌醫學堂校長以上會所學堂　諸位先生　曁各調查員均有維持中國醫學會之職首宜徵求意見書滙寄會內本會長及評議員擇其美策良謀逐件改良當興當革一秉至公凡屬公益不妨直言毋避嫌忌鄙人意見書謹具於下

（未完）

新醫學入門　一

皮膚病理篇第三

（一）表皮常見之病

瘢、在表皮之面。其色有紅黃黑白之殊。其原因或血積於血管之外。或內皮之色素變色。或曝於烈日而結爲瘢痕。或皮膚有病等。　高塊者、在表皮上忽而高起。變成一塊。其原因在血液內之水泄出於外。而毛細管卽行閉縮。其水不能復入。迨皮膚旣鬆。則水質化去。而高塊散矣。　皮膚向上凸起。內積水者謂之水疱。內積膿者謂之膿疱。在皮膚之內。硬而高凸者。謂之疣。皮膚因病而泄出者。結爲乾物。則謂之痂。表皮上、層疊似麩。而可揭去者。謂之鱗。此皆表皮常見之症也。

（二）皮脂腺症

皮脂腺泄油過之病。常在髮際。其次則在顏面部。胸前背後亦有之。在髮際者。搔首之時。卽墜落如麩。皮間有結鱗過厚。掩蓋頭皮。將髮根壓住。致令不能生長。髮卽枯而脫落。凡洩油過多之症。皆係身弱血薄所致。宜為適宜之運動。服魚肝油、鐵質等補藥。又宜以肥皂外擦。洗滌淨盡。

脂條者、大抵生於面上。視之見一黑點。捫之覺有凸處。其大小不及米粒之半。其原因在皮脂腺內所生之油質。與眞皮內之排泄物不能外出。淤積於皮脂腺管內。故有凸起。其中有黑點者。乃灰塵入其管口所致。若欲治之。須將脂條內所積之物。擠之使去。 脂粒者、與脂條相似。惟彼之管口未全閉。而此則無出路可尋。宜割開。用指甲擠之。 赤鼻之原因。在鼻上之毛細管脹大。並皮膚[illegible]之發炎也。宜禁酒。利大便。調飲食。

(三) 汗腺症

汗腺出汗過多之病。宜屢次洗滌。或用白礬末。或用硼酸和於水內。 又有無汗之病。如患癩病、及魚鱗癬、大麻瘋等。則周身往往無汗。宜用熱水沐浴。以激發其表皮。

熱痱、俗名痱子。發於極熱之夏天。此乃汗腺新炎之症。不可搔破。恐易變為癩宜以冷永敷其上。

（四）表皮炎症

風團者。忽爲高塊。極癢。皮膚之炎症也。如蚊叮蚤咬。或胃不消化。小腸有蟲。以及患別種內病者。皆能致此。可用燒酒和水搽之。　癩者。雖有數種。實屬一類。初起則現紅色。後變爲溼。終則皮乾而生鱗。有時先爲膿疱。或水胞。四圍炎甚。破則出水而生痂矣。此症皮厚而癢。無論新舊。均不傳染。忌用水洗。宜通利大小便。兼服補藥。　膿疱者。或獨生。或叢生。大如指甲。四圍有炎狀。手捫患處。卽覺疼痛。後結紅黑色之痂。患者以貧窶之人爲多。宜洗浴。兼服補藥。　牛皮癬者。患處有一定之界限。四圍皮膚皆無病狀。先有紅痱粒。旋生鱗。漸漸長大。愈長則其鱗愈多。始終無水。治法頗不易。宜常常洗浴。或內服信石水。魚肝油等。

（五）皮膚脹大之症

曬瘢者。皮內之色聚於一處。卽顯出黃棕色或黑色之瘢點也。甚難除去。　痣者爲皮內之色較常爲厚。聚於一處之故。共分二種。一爲色痣。一爲血痣。或自胎生。或自行生出。無甚改變。亦無病害。如在面上。惟不雅觀耳。　胼者、外皮因磨擦之故。變爲厚而且硬也。多在手指脚趾以及手心脚底。類皆被壓被磨之處也。如行路太多。鞋不合式。或太小。皆易患此症。甚至有生雞眼者。須用溫水浸潤。使之柔軟。然後以刀割除之。　魚鱗癬者有輕重二種。外皮僅發乾鱗。小如麩屑。此係甚輕者。若重症則皮乾而不潤。有脫下之皮。如麥麩。或大如魚鱗。此症不痛不癢。冬劇而夏輕。蓋病人出汗甚少。至夏日而出汗稍多。故減輕耳。平時宜多洗浴。以令老皮柔潤。能多時在水內更佳。內治法毫無實效。此爲終身舊症。雖能減輕。然終無法可除根也。

（六）皮膚傳染症

⿸疒堯瘏、一名黃⿸疒堯癬。恒生於髮際。往往彼此連合。傳染遍於頭顱。漸及指甲等處。其原因在黴菌生於皮膚之上。或毛囊內。以致毛囊發炎。髮脫不復再生。其所生之痂即黴菌結合而成。此症最易傳染。有一家十餘人俱患此者。法宜先剪其髮。用油滋潤。以除其痂。再用溫水如肥皂洗之後。用鑷子。將有病之髮除去。遂以硫磺調猪油搽之。搽時宜久。務令硫磺入毛囊。方能收效。約歷數月。可以全愈。

皮錢癬、生於身上。圓而發炎。初起時爲小粒。紅而有鱗。逐漸而圓。四圍有粒。其形如小錢。多寡不一。其病源亦在於黴菌。治法須將肥皂水洗滌清潔。再用硫磺等藥。以殺其毒。此症生髮中。名髮錢癬。皆極易傳染。

汗斑、初起時有黃點。漸漸長大。患處有界限。最易辨認。患處多在胸部腹部。胯部。以及腋下臂下等處。亦爲黴菌之根源。其菌生於皮膚之淺層。故爲最輕之症。治法宜用肥皂水洗淨。以殺毒藥搽之。

疥者、因一種毒蟲而發。由傳染得來。無自發者。其蟲有雄有雌。雄蟲至皮膚時。雌者卽穴孔而入。迨愈入愈遠。伏卵生子。其數無定。及雌者死於皮內。而雄者仍在皮膚外也。故初起時。因皮內有蟲。激發外皮發炎。不過十數日。卽有蟲穴與粒。以及水疱膿疱等皮炎。日甚。愈久愈劇。兩月可遍全身。此症極癢。而皮嫩者尤甚。夜劇於晝。若與病者同在一處。或用其衣被。俱易染此症。身體懶於洗浴者。其傳染尤易也。治法此症者。用猪油八份調硫磺一二份。爲最有效。惟未擦此藥之先。宜先以肥皂將患處洗淨。　虱子、亦爲傳染之症。或處髮際。或處身上衣服內所生之蟣。五六日後。卽變爲虱。待十八日後。又復生蟣。虱愈多則癢愈劇。搔破出血、或結痂。或生膿瘡。等其治法須將褻衣、用開水燙洗。每禮拜宜洗浴一二次。如除頭上之虱子。宜以火油擦髮際。再以布包裹穩妥睡一夜後。卽用肥皂熱水洗滌之。若一次除不盡。可再用之。以盡陪爲止。

（七）皮膚缺料

白公者、不但皮膚白色。卽眼簾與眼黑、及毛髮等百然。此係皮內缺少有色之質料故也。無治法。　白癍者、初起時甚少。以後卽漸大。其毛髮亦能變白。不痛癢。無關性命。惟不雅觀耳。亦無治法。　痜症共分數種。一、由於胎生。小孩初生時間有髮甚少。或全痜者。二、由於年老。其髮先白而後脫落。三、由二十歲起。髮卽緩緩脫落。雖有新者補之。然終至落盡而後已。四、由於患別症。如熱症、大痲風等是也。五、由於皮膚變白而漸痜者。

成田

裕麒先生洞庭人也姓席氏爲東山望族累世簪纓　先生童年天資敏捷胸羅全史筆掃千軍而於仕途視若浮雲競競焉以濟世爲懷遂遊學日本畢業於醫校每念同胞罹此鴉片煙之害未嘗不三嘆而流涕也因立誓曰若不蕩盡煙魔終身不歸故土適得爾籐名醫爲之臂助搜羅奇書研究化理十日遊成田成田者日本著名之靈山也[illegible]

聖藥

反以煙積之□□□□□□□先生之功遂於是乎咸蓋如得□□之助如請人從人願□得天賦之草可謂大從人願矣近來嗜煙同胞受益匪淺先生且以經理自飭不善謝名更足徵實心濟世俟之鄉人服此亞支奶脫離黑籍者日衆爰贈一額當不啻焚香膜拜爲國民也謹序

前都察院左都御史趙發廉題贈

論惡寒發熱之理（雪）

世界公理。壓力愈大者。則抵力亦愈猛。惡寒發熱。其亦此理哉。故惡寒之後。無不繼之以發熱者。凡發熱之輕重。與惡寒之久暫相關。此何故歟。則反應之謂也。蓋風寒之邪。襲人皮毛。其影響必及於血管。而後能發病。人身血管。𢌞血管在外。發血管在內。則外邪之入。首及𢌞血管。可知血管一經寒邪。則較之平時形凹而縮。縮則管中容血之量。減於平時。而血之行法。亦緩於平時。於是𢌞入心者。亦不若平時之多。而心尖之發血力。亦血少而力衰矣。於是凹縮之勢。又波及於脉管。此惡寒之時。其脉多遲與緩也。然血管縮力過强。波及脉管。則其脉卽緊。以脉管富彈力性故也。傷寒論以脉緊爲寒。脉緩爲風者。因未知病理。而以風寒爲代名詞也。蓋邪在𢌞管者。脉多緩。邪至脉管者。脉卽緊。在𢌞管者病淺。故以桂枝湯行其氣血。以微汗之而愈。在脉管者病深。必以麻黃湯重發其汗。而後可愈也。至表邪之種種證據。如頭痛身痛骨節痛者。皆由脉管凹縮。血積行遲。而起頭痛最多者。其地感邪最易也。身痛次之。

而骨節痛者爲極重若惡寒而戰至骨顫齒擊者爲周身脉管皆力縮至消極之地位也而脉管之縮更有一影響焉則汗管亦從之而縮也蓋人身之汗卽在冬時每日夜至少數亦一斤數兩汗中所含定質計一千分中有四分至十二分而定質之中大都人身之廢料有鹼類質如炭養氣、由里阿、乳酸、綠氣、硫養三、燐養五等有酸類質如醋酸、布紙里酸、福密克酸等有臭味如醋酸、乳酸等此類之質皆有毒性而由里阿則爲尿素其數尤多不能排泄則發爲目眩不眠胸悶等幷亦疼痛之一原因也惡寒之後必繼之以發熱發熱之輕重久暫亦以凹縮之在廻管與脉管者爲斷蓋脉管之性富有彈力縮之既久勢必脹大脹大則血行頓疾心尖之發血力亦精神百倍於是熱度平加矣試以遠者証之樊籠之鳥其飛必高傷擊之獸其逃必疾入叢受擠必有推盪之時水國成氷終有嘶流之日便以近者証之不見經風者乎其初雖噤、而後則頰赤面紅矣不見冒雨者乎其初雖寒而後則熱騰汗徹矣又如冷水浴者初亦寒戰及揩擦之後骨節鬆爽愉快絕倫皆反應之力也汗之爲用能運廢料能減熱度夏月之汗最多者所以使人不病熱也故發熱而得汗則脈靜身涼其病立愈若應汗失汗或汗出不徹則汗中雜質與熱化合成爲血毒而傷寒溫病於以成矣

論戊申粵港核疫（再續）

病原証治部

一脉浮弦而數或浮弦而不數發熱熱高一百零一度已上者惡寒頭刺骨痛口渴胸悶舌胎白黃或有汗或無汗頸脅股旁無論有核無核敗毒通瘀湯主之三點鐘一服一晝夜宜盡六服若重者服敗毒通瘀湯三服後則與升麻活血湯間服以病愈爲率不可間斷不可投以雜藥否則不治

一脉或浮弦而無力或弦數而有力發熱熱高一百零二度以上者惡寒口渴胸悶舌胎黃焦眼睛淡紅或兼黃濁神識昏倦頸脅股旁有核升麻活血湯主之三點鐘一服一晝夜內宜盡八服不可間斷不可投以雜藥以病重轉輕病輕轉愈爲度否

則不治。

一脉浮而無力或脉沈弱微細。發熱。熱高一百零一二度以上者。惡寒。口渴熱飲。或渴而不飲。舌胎白黃焦乾。胸悶。神昏。自汗。語言錯亂。甚則發狂。頸脅股旁。無論有核無核。桂枝救逆湯主之。三點鐘一服。連三服後。則與升麻活血湯間服。一晝夜盡八服。不可投以雜藥。否則不治。

已上諸方。治核疫之總綱也。亦治核疫之要領也。余製此數方。以俟三隅之反。亦非謂此數方可以統治斯病也。若能尋余所擬。則思過半矣。彼世之患核疫者。彼世之醫患核疫者。其亦以余之言爲然否。嗚呼噫嘻。

一核腫以陽和解凝膏敷之。一晝夜數換。不可間斷。以愈爲度。

一核疫病初愈。宜服附桂理中湯。及十全大補湯。或丸。約數十帖。始能全愈。否則功敗垂成。不可不愼。

（未完）

梅毒犯目之疑症

周惟明

福和號王氏子。患目。就醫於余。症犯兩目鮮紅。多淚。風輪油滑。水輪倚側。視多黑花。論兩目多淚。則肝實。論風輪油滑。則肝虛中有邪。論水輪倚側。則腎虛。論視多黑花。則腎虛中有邪。肝既實矣。必無風輪油滑之形。亦無水輪倚側之患。腎既虛矣。雖有視多黑花之症。安有兩目多淚之理。正在疑慮。而其父出十餘方以示予。或以補肝腎爲主。或以明目散風法投之。皆不滿予意。告之曰。君之目病。非虛非實。病症不一。非犯於病後。卽犯於梅毒耳。問病後乎。答曰否。然則梅毒乎。又曰否。姑問之。又曰否否。然口雖曰否。已效留侯之於漢高而躡予足矣。予會意。知其不敢明言者。以其父在前故耳。卽以龍膽瀉肝湯（去當歸柴胡。用甘草稍。并加茯苓知母。以化其濕邪。（按目中黑花。由膀胱濕火傳入腎經所致）三劑而效。五六劑而目病頓失。并下病亦得漸愈。其故何也。夫目病而用瀉肝湯者。亦時醫之惡習。殊屬平淡無奇。然此症而用瀉肝湯者。要亦百無一二。而予用之不疑者。亦奉效於靈樞也。其曰肝之竅在目。又曰肝絡抵小腹。繞毛際。入陰器。可知目屬肝。莖亦屬肝矣。莖既受毒。勢必害及同類。目最清淨。爲毒薰蒸。則病生矣。其所生之病。又非本色。故知其爲梅毒所犯也。然爲梅毒所犯。似不必用此湯。而所以用之者。猶擊常山之蛇。期首尾而皆應耳。草草錄此。還祈有道者正之。至云自豔其長。則吾豈敢。

肝癰症

會友沈莘農來稿

金利潛君之傭工。年四十餘。偶患右脇脹痛。按之益甚。夜間則寒熱如瘧。日間作事如恒。延七八日。忽病不可忍。始邀予診。診後脉洪數有力。痛如錐刺。至於淚下。身熱不退。灑灑惡寒。咳嗽夜甚。知其患肝癰也。爰用角刺山甲茜草丹皮歸尾桔梗等味。服兩劑而痛止。咳吐濃痰甚多。臭不可聞。是卽肝癰已潰。其膿由口出也。後用清肅藥。吐膿三旬而愈。

按寒熱往來無定時。知非瘧疾。必係癰患。其痛在右脇部。則其癰必在肝臟。蓋據西醫發明肝居右脇也。至能吐膿。乃病有出路。亦未始非角刺山甲之藥力也。臟腑生癰。內科多不留意。若此症初起。卽用疎血藥。恐不致成膿也。

第　板　每張售大洋

光緒三十四年九月望日第九十五期

醫學報

每月兩期

上海
平街
中書
代發

本報編輯所在上海英界廣西路中國醫學會事務所
發行所在英界大馬路德仁里一弄王問樵醫寓內

凡定九十七至一百零八期者連郵費在內列價於下

本埠	一份以上	每份大洋二角四分
	十份以上	每份大洋二角
外埠	一份	計售大洋三角六分
	二份以上	每份大洋三角
	十份以上	每份大洋二角六分

九豪訂購本報例以半年起碼
如由本館封寄另加郵費六分

補報價目表

	本埠	外埠
一至二十四	一元二角	一元三角
二十五至四十八	七角二分	八角二分
四十九至七十二	四角八分	五角八分
七十三至八十四	二角四分	三角

各埠代派處

漢口　華景街新慶里李藹芳先生
教練所馮滌齋先生

湖北　荊州城內大街戴和之先生
沙洋天主堂彭玉田先生

南京　南門白酒坊濮鳳笙先生
城內二道高井南洋官報

二分外埠·另定價目

蘇州 玄門演繡巷陳銳魂先生　金獅巷東口朱護禪先生
寧波 湖西花園弄邵家大廳王藎臣先生　浮橋南等小學校
杭州 忠清里柏子巷口謝旦初先生　湧金門直街紫城巷醫學校
揚州 古旗亭東立達小學校　東臺聚東門吉記
山東 泰安府城內韓氏小學校　門裡裕後堂王紉齋先生
廣東 省城西關黎崇正草堂　新寧縣浮石高等學堂
山西 太原府上馬街醫學館　周雲樵先生
河南 開封府西街全省師範學堂　沙市江瀆觀錢業大雜貨號
常州 打索巷變和錢莊　打鐵巷學生會　宜興泰和堂藥號　常熟南門外石
太倉 城內寶秩橋繆衛市先生　醫學會吳仲蘭先生

滄浪亭高等學堂　吉由巷醫學公社　閶門外落地觴局鄒景叔先生　寶珠橋河浜臣先生
紹興 城內各報代派處周德君先生　仁和縣署官醫林劍治先生　杜同甲先生　惠興女學校貴中權先生
鎮江 廣安祥號內羅蓉卿先生　丹陽西門大街謝克昌先生　諸城縣東小門內李少航先生　兗州府嶧縣城牌坊街陳廉卿先生
福建 福州南臺中州街中英藥房　海州板浦鎮尙志學堂
江西 南昌醫學堂　吉安府　瓷碼頭五洲大藥房　第七市念七號資芝園藥號
廣州 沙基橋中天大藥房　又鴻源信局　又恒仁裕衣莊
松江 遜步橋丁樸存先生　馬巷錢杏蓀先生　西門外興祿茶食號　張堰何廣大

興求魚巷口朱子忠先生
湖州 所前街傳稱雲先生　王衙弄口孫瑞生彩蛋坊孫夢菊先生　餘姚轉民坎墩鄭邕穀先生　拄鶴橋行義東翰林第陳通甫先生　湖墅寶泰米行魏子祥先生
北京 梁家園醫學研究會　天津日日新聞報館
陝西 商南縣署常克仁先生　省城保吉巷張鶴田先生
安慶 建德縣三里街天主堂　又仰家橋洪文儀先生
安徽 巢縣炯煬祖樹和醫室　徽州府歙縣勸學所　洋橋南首康公司間壁
蕪湖 黃錫猷先生　北門外吊橋下俞泰隆茶棧
無錫 東河頭許宅鄧沛如先生　南門內沈家弄朱東傳先生
嘉定 西門外太元藥號王紹先生

本會附設會員施診社廣告

本社於十月朔起邀集各會員到所輪值施診以惠貧病計共六科每日分上下午兩班茲將各會員分班施診時刻開載於下
內外科傷科眼科上午九點起十二點止
科女科幼科下午一點起四點止
每班挨號輪診各以三十號爲率每號祇取號錢一……十文赤貧者隨症給藥
倘有要症欲邀會員赴診者或由本社酌派或爲病家指請……看封均照該會員診例減半核收以示體䘏

中國醫學會通告

本會業由上海醫會蔡君籌集經費王彭二君擔認義務在……新智識故於六月起敦請各會友公同投票選舉會長一人……人散處各各埠一時無從咨訪可檢閱報中會友題名錄及……續議展限至明年大會截收得票之多寡俟選定再行報告

本會特設事務所廣告

……十三號洋房爲本會事務所以後同社諸君有事賜教請於下午到本所面談可也凡關會中函件亦請逕寄該處爲盼

本會執事員題名錄

書記　湯階生　幹事　張九皐　義務書記　桑丹生
會計　王鴻春　　　　許慧安　　　招待　陸寶初

本報擬請義務編輯員啟

本報自同人組織瞬居四年雖辱荷海内歡迎不加呵責然自揣材料單微究不足以邀大雅眞賞故本館同人續擬添請義務編輯員數人分主筆政籍爲本報潤色吾會友不乏通才苟蒙慨允尚乞惠我好音焉是爲啓

新定告白刊例

本報近來愈推愈廣以一面印報一面印告白告白以關於醫藥及書籍爲限定價第一期每字五釐第二至第六期每字三厘第七期起每字二厘半長短均以一百字起碼多則以十字遞加不襪照算如登常年至念四期者每百字統年五元刊費均叨先惠逾下者另議

本館代售醫書

人體解剖生理圖洋二元四角〇又新式解剖圖洋三元二角〇又小號人體生理圖洋五角〇又病源細菌譜洋二元〇人體解剖模型圖掛軸連附屬品說明書等洋五元〇名醫萬方類編洋四元〇中西醫學淺書洋一元五角〇徐靈胎十六種洋一元二角〇全體闡微洋一元〇太醫院程文洋七角〇素問氣運淺說洋一角〇舌鑑辨正洋三角〇肺病問答洋三角

代售各種靈藥

滅梟堅藥每辮小洋三角〇蔡製女科戒烟丸每匣大洋七角〇又婦女療虛藥汁每瓶價銀二元〇又女科調經末藥每服小洋二角〇三黃寶蠟丸大丸每粒二角小丸每粒一角〇許製定痛靈丹每瓶小洋三角〇又遺精必效丹每瓶價銀一元〇又加料五寶丹每匣價銀二元〇黃製天然戒烟丸每瓶價銀一元每打十元〇又艾羅補腦汁每瓶價銀二元四角每打念四元〇江陰醫會求本戒烟丸甲丸定價大洋五角其餘乙丙等丸皆定價大洋一元

本報改良預告

本報自同人承接以來雖慘淡經營尚未爲世所詬病

……處此……渦中者故步自封究不足以饜閱者心目故自九十七期始決議將報務擴張俾臻完善計共改良者三事敢預爲請諸君告焉
○一凡會中施行事宜諸員評議各件及演說之宗旨研究之問題與夫驗方醫案等另行彙刊附張名曰中國醫學會雜誌每期蟬聯可以積訂成帙隨報附送不取分文以盡本報之義務　一新澆大小各號鉛字改換純潔上號洋紙務使字跡明晰校對精詳以補從前之缺點　一本報向以一面印報一面印告白九十七期起特將正幅八頁分印兩面而告白亦然閱後只須將上半張告白裁去而以正幅之報一分裁爲八即可積訂成書閱時雖略費翻尋然與本館續印前九十六期之報可以同歸一式矣惟上屆之報款未清者務乞從速惠下以清前賬否則於九十六期止一律停寄願閱者諒之

介紹新醫書

本館會友丁君仲祜無錫人研究醫學十餘年成書二十餘種付印成書者已有六種均由本館代售列名於下爲醫界同志之介紹云○藥物學綱要共十六章洋裝精本每部一元五角○內科全書共分七類洋裝精本每部兩元○肺癆病預防法共二十一章洋裝精本每部五角○育兒談共八章每部四角○醫學綱要共分三編每部一元二角○竹氏產婆學洋裝精本每部六角外埠寄費自理郵票不收此佈

……界廣西路另設事務所購置中東新醫書及各種標本模型俾會友研究學術以增長醫科之……副會長二人評議員十二人以分任會中諸務凡未入會者請速入會其已入會者或因同社之所撰論稿醫案便能識其大略或以學術擅長或屬聲望素著皆可備充評議員之選外埠投票……總期各會友一視同仁堅持勿懈則本會庶能爲社友盡義務焉耑此佈聞伏希公鑒

中國醫學會簡章

一命名 中國醫學會曰中國者言不限於一隅也

二宗旨 改良醫學 博採東西國醫理 發明新理新治法 收集思廣益之效

三緣起 本會之設有二因爲其一以醫家診事較忙不能赴期至會從容研究特爲此會聯其心而不羈其身交換其智識而不浪擲其光陰凡內地各州府千里萬里皆可入會其二因年來各地醫會漸多但皆限於一隅故欲聯絡各會成一醫界大團體

四會所 暫賃廣西路第一百六十三號洋房爲本會事務所

五區域 凡衛生學生理學全體學病理學診斷學方藥學及一切格致物理汽化動植物學之有關醫學者皆爲會員所研究之事

六會費 本會延書記一人會稽一人庶務一人全司會內一切事務凡入會者每人每年捐銀一元以作會費有能多捐者尤佳除會費外有不敷允歸蔡君禪駿擔認不另勸募第一次會費於入會時先繳以後收繳會費隨時登報

七資格 一凡有志醫學不論已未行醫均可入會 二婦科產科兒科內科外科傷科藥學針灸理化等宜各專一學或兼通數門 三願入會者請將姓氏年歲職業住址宗旨及會費郵寄卽行登報爲入會之憑倘有遷徙宜告知事務所，俟本會成立後當公舉會長一人副會長二人評議員十二人以分任會中諸務

八義務 一宜力任改良醫學事 二會友有疑問各就所知以答 三如有心得及祕方驗方等宣之於衆 三會友議論儘可辦難務求攻理但不得任意衝擊肆口謾罵致傷團體 四醫報爲會友交通之輸電公共之產業若會友學識優長者宜助以著作俾得精洪家資富裕者宜助以財力俾可廓充交游宏廣者宜任以勸閱俾能推廣

九權利 一會友互相通問若於不知住址者可由事務所代爲轉寄 二會友有疑問可爲登報徵醫林之偉論 三報中另闢會友心得錄專載會友之著作札記醫案等若會外有來稿須儘會友先登 四會友須購東西醫器具及新出醫書等事務所可以代勞 五會友有刊印報書本館可以寄售 六會友有委託之件本館及同人力能爲之者皆可應命

十章程 此章程係一人所擬必經全體會員公決方爲定章如有意見各

會友題名錄

名	字	籍	職銜
周維翰	雪樵	常州陽湖	廩貢
朱恩華	雅南	寧國旌德	調查
孫吉熊	夢瀾	紹興	廩生
魏壽彭	天柱	紹興會稽	監生
周服聖	伏生	紹興山陰	附生
沈賓耕	莘農	鎮江溧陽	[illegible]職
褚召僾	頤庵	蘇州元和	附監
袁章和	堯官	揚州興化	附貢
韓澄	靖盦	杭州仁和	
錢祖綱	杏孫	松江婁縣	雲騎
李惟藩	嘯雲	湖州南潯	附生
朱濊廷	讓卿	嘉興海鹽	附生
高汝賢	德生	紹興會稽	
謝光昱	日初	紹興蕭山	附生
林大夔	先耕	蘇州元和	附生
蔣光煦	桂棻	嘉興石門	調查
俞本立	道生	松江金山	直州
馮銘	箴若	常州江陰	歲貢
沈乾照	韻濤	安徽泗洲	
黃歧	鎬京	紹興蕭山	縣丞
黃元吉	文生	紹興蕭山	監生
黃承穪	端如	太倉崇明	附生
秦福基	第花	湖州烏程	附貢
薛正祥	瑞雲	揚州泰州	監生
陳奎堂	永璣	紹興山陰	監生
詹鴻恩	大來	揚州東台	監生
僧達理	洞天	安慶懷寧	
繆祖善	厚傳	蘇州吳縣	

（中國醫學會廣告）　（禮拜五）

提議有應改應增應刪各條均可隨時辨論更改以期盡善若不加辨論者即爲允許須各遵守

附選舉票式

會員　第一次願舉
先生爲正副會長
先生爲評議員

投票諸君請照右式以另紙繕寫限九月十五以前封寄本會俾於大會日開筒當衆宣佈逾限不收

附推薦書式

字　省　府　縣人年　歲　現在住　願入
上海中國醫學會爲會員　等查得　品學兼優熱心公益特爲
介紹乞醫會定議允行爲幸此請
上海中國醫學會查照
介紹會員　押
光緒　年　月　日

附信約式

具信約　字　省　府　縣人年　歲現住
願入
上海中國醫學會爲會員茲將允認之約條列如下
甲願守會章
乙允從衆議
丙允認所舉者爲代陳意見人
丁願擔會務
此請
上海中國醫學會查照
光緒　年　月　日　押

按以上二式本會員所應遵行惟事屬草創不得不通融辦理期免窒礙故公議未開會以前遵否姑聽其便若已開會而後入者均須遵川以上二式俾示限制而杜浮濫之弊正本清源諒亦全體所公認者也

[illegible]			
傅[illegible]嚴	穉雲	湖州[illegible]	調查
余鸞振	彩軒	徽州婺源	監生
汪開宗	鑫耕	徽州婺源	附貢
江福鱗	玉卿	徽州婺源	職員
陳鸞	振廣	松江金山	附生
戚衛生	根孚	松江華亭	
錢榮光	詢芳	常州江陰	訓導
王景華	士翹	蘇州新陽	附生
任養和	桐軒	揚州甘泉	
金韜	惠卿	台州太平	增生
徐永賢	錦榮	寧波慈北	
邱樹梧	檀蓀	廣州順德	監貢
殷恒懷	念萱	蘇州洞庭	
賴景培	植卿	廣信玉山	
陳鼎元	銘清	嘉興秀水	廩生
許丙垣	紫藩	嘉興秀水	廩貢
黎兆藩	錫侯	廣州順德	調查
屠筠	友梅	常州武進	
林孝策	劍治	福州侯官	
胡洄溪	瀠卿	安徽寧國	
祖樹和	平軒	安徽巢縣	侯選
錢燮和	理卿	浙江海鹽	候選
藍厚德	月恒	揚州江都	調[illegible]
蔣逢春	雨塘	直隸順天	
蔡鍾駿	小香	太倉寶山	附[illegible]
王楨	問樵	江蘇上元	附[illegible]
彭繩祖	伴漁	松江華亭	附[illegible]
汪惕予	滌如	徽州新安	
丁福保	梅先	常州無錫	廩[illegible]
許釗	菊泉	江蘇上元	廩[illegible]
姚艮成	少蓀	浙江錢塘	[illegible]

以入會先後爲序

通信處

山西太原府上馬街醫學館
楊州古旗亭東立達小學校
王衙弄口孫瑞生彩蛋坊
山陰斗門鎮寶積橋
安昌鎮葆豫堂藥店
湖州和平鎮客民
上海西門外馬家橋江蘇昌壽局
泰屬丁溪併場小海祥記鹽旗內
杭州資善橋青龍街
金山縣呂巷鎮
嘉興北門外塘灣吳源盛茶葉店
心橋埭
東鄉樊川學堂
杭州忠清大街柏子巷口
吉由巷醫學公社
城內火弄口
千巷鎮
布政坊巷醫學研究會
資應小南門內
臨浦鎮
海門滿洋沙聚星鎮東南禮安堂
蘇州婁門內傳芳巷
北門外清化橋河西北首
上海大東門外元成藥材行
何埭場柿軒巷
平望九華寺
閶邱坊巷
所前街
[illegible]

李紹	少航	山東諸城	調查員	縣東小門內環山堂
周尊三		荊州江陵		沙市江瀆錢聚大雜貨號
王懋吉	仲孫	鎮江金壇	廩生	丹陽門外呂城鎮
徐德勝	宗揚	太倉嘉定	候選州同	上海英租界中旺街錢江里
廖吉人		松江華亭	候選縣	上海新馬路醬園弄對面
龔九皋	澤之	常州武進	候選縣	上海二馬路安康里北弄
徐國興	起之	太倉寶山	附生	上海老閘橋浜北
馬秉義	逢伯	太倉寶山	候選知州	上海美租界海寧路
胡德馨	斯學	徽州歙縣	候選縣	上海西門外胡山羊認捐局
李豫貞	幹卿	常州無錫	附生	上海英界中旺街鳳鳴里口
濮梧岡	鳳笙	江蘇江寧	縣丞	南門白酒坊
王繼高	保年	江蘇崑山	附生	新陽正義初等小學堂
繆桐	味蒓	江蘇元和	監貢生	蘇城皮市街
王元鑫	賡伯	大倉州		上海英大馬路香粉弄
劉嘉楷	松雲	四川華陽	花翎同知	上英大馬路北怡豐里
徐沐葳	小圃	松江上海		上海美界武昌路三元宮前
胡錫凓	夢橋	太倉寶山		上海美界外虹口正豐街
吳銘	仲蘭	太倉州	附生	醫學會
錢琥[illegible]	秀頤	太倉州	附生	上海英界厦門路德豐北里
劉宮槐	農伯	北京	調查員	梁家園醫學研究會
黃錫猷		蕪湖	調查員	洋橋南晉康公司間壁
李宗陶	蘋芳	烏程	附生	華景街新慶里三十一號門牌
戴和之		湖北	調查員	荊州城內大街
仝因堃		青州	調查員	城內火巷街施醫院學堂
何廉臣	炳元	紹興	調查員	寶珠橋
常克仁		陝西	調查員	商南縣署
王有忠	藎臣	寧波鄞縣	候選州同	湖西花園弄邵家大廳
張爾梅		南翔	調查員	東市石皮街
羅蓉卿		鎮江	調查員	廣安祥號內
朱東蒲		嘉定	調查員	南門內沈家弄
謝克臣		丹陽	調查員	西門大街
俞鼎勳	伯銘	無錫	調查員	北門外弔橋下俞泰隆茶號
丁樸存	同鉞	常熟	調查員	南門外石遯步橋
袁保如	午樓	鎮江丹徒	監生	丹陽西門大街邑廟東首
朱[illegible]臣	海亭	[illegible]		

縣　知

生

松隱鎮
浦南亭林鎮
常熟南門外君子居弄典當隔壁
儀徵十二圩淮鹽總棧署西首
尚書坊
上海虹口吳淞路猛將堂弄
香港崇辦活人廬
上海英大馬路後致遠街
儀徵十二圩淮鹽總棧東首
新塍郎中埭
新塍
省城西瀾洗基黎崇正草堂
鐵市巷圖書館
南京狀元境補釘巷內
湖北荊門州屬之后港
烔場
上海美界新署後北浙江路
靖江西門內大街鳳鳴橋東首
靖江署前南街
世居江灣鎮分廟老閘橋南堍
上海英大馬路德仁里一弄
上海四馬路直西觀盛里
上海坭城橋外自新醫院
上海英大馬路貴州路二號
上海德仁里醫學報館
上海新署後華興坊九弄

張清藻　汪竹晨　孫棠　方翼鵬　劉瀚仁　黃嘉瑞　嚴國政　樓文鎔　李稷　繆廷傑　張礽應　張鳳池　毛川　趙潛鼇　金　周弼堯

頌采　紡廬　雲錦　璟主　恩溥　子銘　富春　子彬　潤棠　桂一　九皋　壽綸　珮臣　卷之　誦聞　贊唐

太倉崇明　紹興蕭山　通州泰興　常州靖江　仝上　仝上　楊州興化　楊州　雲南蒙自　江蘇長洲　松江青浦　江蘇婁縣　揚州東台　廬州巢縣　浙江嘉善　靖江

附貢生　附貢生　縣丞　從九　廩貢生　監生　監生　監生　五品職員　監生

上海美界天后宮後面成大弄內
上海南市鹽碼頭裏街
上海法界鄭家木橋直街
北門內高橋北堍
本籍城內
北八圩橋
四墩子
傅家甸
邵伯鎮官驛前
西關外警察局委員
蘇城閶邱坊巷
上海三馬路小花園
𣹢涇鎮
栟茶場大街
西鄉唐家嘴
揚州新城倉巷嘉興會館內
東門外魁星閣下

特舉各埠調查員二十八人

北京劉富槐君　蘇州林先耕君　寧波王蓋臣君　揚州朱雅南君　嘉定朱東傳君　青州仝因聖君　安徽祖樹和君

漢口李簪芳君　湖州傅穉雲君　杭州謝旦初君　常熟丁樸存君　南翔張爾梅君　廣州黎錫侯君　蕪湖黃錫猷君

湖北戴和之君　紹興何廉臣君　鎮江羅蓉卿君　無錫俞伯銘君　陝西常克仁君　石門蔣桂棻君　江陰馮箴若君

南京濮鳳笙君　海鹽朱讓卿君　丹陽謝克臣君　太倉吳仲蘭君　山東李少航君　靖江藍月恆君　松江錢杏蓀君

以上諸員因本會範圍甚大採訪難遍各舉充該埠調查之職分任會中諸務除函請詳報年歲職籍外更迅將該埠醫學會詳細情形暨會員之姓氏里居切實調查函告本會以便通訊一切或有被舉為正副會長及評議員者許以一身兼任俾免遺珠之憾

敬請醫藥兩界諸君子均鑒

本報取名醫學以探討病原講求藥性為宗旨醫藥兩界各有應盡之義務本不得以
報比例也計周君雪樵創辦此報迄今已逾四載因經費困難幾成中輟之勢同人等
為醫界一分子特不辭譾陋代籌推廣辦法為持久之計惟經費一項不得不求助於
藥兩界如諸君子有願月助經費洋兩元者即為本報之贊助員或蒙慨助鉅資者當
為本報之名譽贊助員以後擬逐將贊助諸君之事蹟功名詳細編登本報以誌欽佩
後經費稍裕即當將本報改為每月六期延訂訪員專訪醫林軼事選登各埠醫學堂
藝以餉後學進步之遲速即以經費之盈絀衡之異日效願可期亦皆諸君贊助之力
共令名盛德當與本報同垂不朽矣謹馨香禱祝以俟

本報贊助諸員題名錄

姓名	籍貫	通信處
王問樵君〇	上元	英大馬路西德仁里
許菊泉君〇	江寗	同上醫學報館內
彭件漁君〇	松江	四馬路直西觀盛里
徐宗揚君〇	嘉定	英界中旺街錢江里
唐乃安君〇	上海	棋盤街中英大藥房
汪惕予君〇	新安	英大馬路北貴州路
席裕麒君	洞庭	英大馬路壽康里

姓名	籍貫	通信處
丁福保君	無錫	英大馬路北貴州路
胡夢橋君〇	寶山	外虹口正豐街
馬逢伯君〇	寶山	美界海寗路
徐起之君	寶山	老閘橋浜北
徐少圃君	上海	白大橋北朝東弄內
徐小圃君〇	上海	武昌路三元宮前
姚良成君〇	泉唐	新衙門後華興坊

右錄以先後為序不論醫界藥界凡願擔承義務及月助經費兩元者皆為本報之贊
助員蒙繳月費敬於尊名下加〇為誌

本報招登醫界一覽表啟

滬上醫家鱗次櫛比指請者祇聞其名未見其人每多誤投之弊更有不知其寓所尋訪終日而卒不獲踵請者其貽誤良非淺鮮爲本報有鑒於此特於八十一期起創列一醫界一覽表調查本埠各醫生姓名住址暨專治何科所定門診出診規例一一詳登表內俾病家按圖而索不再致誤投之弊每人每月計取刊費四角列雙行者加半願列者請詳細開列清單併蓋印尊名圖記飭人寄交本報下期卽照登不誤列表後按期飭送本報一份俾資考證

醫界一覽表

英界

姓名	專科	醫例	寓所
王問樵○江瀞蔡小香傳　本報總理員	男婦兼科	門診四角出診一元	常寓大馬路西首德仁里一弄　逢雙日分寓城內三牌樓北首
許菊泉○金陵人壽田子　本報贊助員	內外科	門診五角出診二元　路遠照加拔早另議	同上卽醫學報館內
彭伴漁○松江人　本報協理員	精理內科	門診五角出診一元	四馬路直西觀盛里
徐宗揚○嘉定人　本報贊助員	外症傷科	門診一元接骨面議　出診四元路遠酌加	中旺街錢江里內
汪惕予○自新醫院校長　本報贊助員	西醫	另有細章	大馬路北貴州路二號
唐乃安○上海人　本報贊助人	西醫	另有細章	棋盤街中英大藥房
殷念萱○洞庭人	內科	門診不計出診一元	大馬路後致遠街

[illegible]

夏時南	甯波人	毒門外科	照例	大馬路西德仁里二弄
張靜蓮	○青浦人	內幼科	門診五角出診二元	大馬路虹廟對門
高長順	常州人	牙科	另有細章	大馬路西壽康里
傳春波	○南京人	針科	門診一元一角貧病不計 出診四元四角遠者遞加	新閘大街仁濟里一弄
任際運	○無錫人	內外科	門診內科四角外科六角 出診內科一元外科二元	市浜橋同春染坊對弄
江蔭鄉	○蘇州人	內科	門診四角出診一元	盆湯弄北高陽里九號
陶佐卿	金陵人	內外科	門診內五角外一元出診 英界二元美法界四元	大馬路五福弄平阜里
壽鏡澄	寶山人	內外科	門診四角出診二元	北石路新昌里
戴少甫	○蘇州人杏堂孫	內外科	門診三角出診一元	大馬路香粉弄高安里
顧渭川	○孟河人	內科	門診五角出診二元	大馬路南香粉弄西首
侯也春	南翔人	內女科	門診四角出診一元	南香粉弄寶德里對門
周申甫	紹興人	內外科	門診兩角出診一元	常寓東嘉興路南橫街午後分 設大馬路南香粉弄德全里
馬永年	孟河人鈞之子	內外科	門診三角出診一元	大馬路北香粉弄
劉松雲	○四川人	內科	不計	大馬路北恒豐里
錢榮桂	○越郡人	精理痧症	門診四角出診面議	中旺街廣濟藥局
凌永言	○湖州人嘉六子 江灣徐振山壻	兒女內科	門診五角病久遠來一元 出診另有細章貧病送診	中旺街樂善里內
李幹卿	○無錫人考取優等	內外科	診金另有細章	中旺街鳳鳴里口
胡純香	○平湖人	毒門外科	門診四角包醫面議	二馬路西首誦清藥室
吳秉璋	○蘇州人	內外喉科	門診三角出診六角	三馬路鼎泰綢緞號內
宋鏡澄	○松江人紫槎長子	眼科	門診四角出診一元	三馬路何福祥綢緞莊
張芹孫	嘉善人	內外科	門診四角出診一元	三馬路曲江里內
周惟明	○甯波人一堂子	眼科	門診五角出診一元	三馬路鼎豐里大生堂
金子康	○蘇州人	內外科	門診四角出診元二	三馬路寶和里四弄
[illegible]	[illegible]人	[illegible]科	[illegible]	三馬路[illegible]

張九皋〇青浦人	內外眼科	門診四角出診例照	四馬路小花園西首
張濟清〇常州人	內科	門診四角出診一元	四馬路三山會館西首
殷秋江　上海人	內外喉科	門診四角出診一元	四馬路直西觀盛里口
張康民〇平江人	驚痧外科毒門	不計	六馬路東安里內
朱臣伯〇東山人	內外喉科毒門	門診三角出診五角	六馬路西吉慶坊
王貽孫〇湖州人	內科	門診不計出診一元	常寓六馬路福康里底　分寓老北門內侯家浜
王雨香〇江蘇人	外科毒門	門診一元出診四元	六馬路直西懷德堂兼售毒門丸散
袁依琴　奉賢人	內外科	門診四角出診一元	馬立司馬德南里
沙靜淵⊙鎮海人	內科	門診五角出診二元	寧波路隆慶里內
蔡小香⊙江灣人硯香子　本報贊成員	女科	門診五六角出診二西元	老閘萬福樓後奚宅
郁少甫〇上海人	內科	門診四角出診一元	老閘橋南北京路西
錢秀頌〇太倉人	內科	門診四角出診一元	廈門路德豐北里

法界

姓名	專科	醫例	寓所
巫錦山⊙孟河人	內外科	門診四角出診一元	老北門外布莊街
舒春林⊙寧波人鄭龍章甥	女科	門診四角出診二元	鄭家木橋南堍天錫里
張美棠⊙寧波人	男婦兒科	門診三角出診一元	鄭家木橋直街安寧里
汪竹晨⊙紹興人	咽喉內外毒門	門診三角出診一元	鄭家木橋直街福壽里
張柳康⊙上海人	內外科	門診四角出診元二	菜市街寶裕里
張桐伯　江蘇人	內外科	不計	八仙橋西首樹德里

光緒三十四年九月十五日

姓名	籍貫	專科	醫例	寓所
胡夢橋○	大場人　本報贊助員	內科	門診三角出診一元	虹口正豐街義興米
徐少圃○	上海人杏圃長子　本報贊助員	內外幼科	門診三角出診一元	老白大橋堍朝東弄內
徐小圃○	上海人杏圃次子　本報贊助員	內外幼科	門診三角出診一元	虹口武昌路三元宮前
徐起之	江灣人　本報贊助員	幼科	門診四角出診一元	老閘橋浜北
馬逢伯○	江灣人　本報贊助員	內外喉科	門診五角出診二元	海甯路新造洋房內
姚艮成○	泉唐人　本報贊助員	內外喉科毒門	門診四角出診一元美英法各二元	新衙門華興坊後九弄
虞寶甫○	蛟川人	內幼科	仍照舊例	文監師路德榮里三弄
黃杏卿○	江蘇人	內科	門診三角出診一元	中虹橋直東新三官堂
周漢三○	上海人	內外科	門診三角出診六角	新三官堂成順里
王仲康○	上海人	幼痘科	門診四角出診一元	裏虹口泰山堂藥號
金福山○	上海人	外傷科	門診四角出診一元	虹口乍浦路三元宮前
倪銘三⊙	無錫人	內幼科	門診四角出診一元	吳淞路長源里
顧少山○	川沙人	外科	門診不計出診一元	白大橋北仁智里二弄
朱堯臣○	餘姚人	內外幼科	門診四角出診二元	天后宮後面成大弄內
陸挺芝○	浦東人	外科喉症	照例	成大弄內悅來坊
楊季明⊙	嘉定人	內外科	門診四角出診一元	天后宮北寶順里七弄
施頌芳	松江人	西法外科	另有細章	天后宮北育文書局後
張菊池○	松江人	內科四時針灸　咽喉花柳毒門	門診四角出診一元	天后宮後桃源坊一弄
何蓉舫⊙	餘姚人	內科	門診不計出診壹元	鐵馬路鴻興里內
徐芝山	甯波人	外科毒門	門診三角出診六角	盆湯弄泰安里九弄口
[illegible]	[illegible]	[illegible]	[illegible]	[illegible]對門泰安里

中廿期西學報醫藥合表

姓名	籍貫	專科	醫例	寓所
吳介臣⊙	莫釐人	精理男女兒科 包醫[illegible]毒門	門診內科三角西法外毒五角出診一元二角治種牛痘	楊家玫山對門[illegible]里十一弄口
黃容林⊙	蘇州人	內外科	不計	北福建路中市
孔吉甫⊙	嘉定人	內外四時針灸 包醫花柳毒門	門診三角出診一元 法界二元拔早加倍	老垃圾橋北愼餘南里
張芳坪⊙	浦東人	內婦幼科	門診四角出診一元	新衙門照牆前
趙葆春〇	山東歷城人	內外喉科	門診三角出診一元	承業里三弄
胡煒臣〇	武進人	內外科	出診不計出診一元	虹口火車站南存厚里
吳金彪〇	海門人	幼針科	門診三角出診元二	吳淞路猛將弄長安里
楊松煥〇	廣東南海人	內外眼科	門診二角出診一元	虹口新興里大街南首
唐月昇⊙	廣東香山縣那洲人	腐爛頸癧內外 痔瘡小腸疝氣	不計	武昌路挹秀里內
莫如龍⊙	廣東番禺人	內外傷科	門診四角出診一元	頭壩路德意里內
李香生⊙	廣東人	內科	不計	三元宮對面巷內
邱懋榮⊙	廣東河源人	內外科	門診四角出診一元	青雲里大街
梁舟屛〇	廣東新會人	內科	門診四角出診壹元	青雲里
程雪門〇	廣東人	胎前產後癆痘驚風 咳嗽吐血癱瘓脚氣	門診四角出診一元	青雲里東弄
張方流⊙	廣東人	內外科	門診四角出診一元	青雲里二弄十四號
許鼎臣	廣東南海人	內外女眼科 脚症痘疹類	不計	四川路聚賢里

華界

姓名	籍貫	專科	醫例	寓所
葉德樹	上海人	時疫內科	貧病不計	老北門內雲居巷五號
黃粹甫⊙	上海人	內外科	門診內三角外四角	老北門內穿心街中 下午法界方板橋三新里
許春山	金陵人菊泉子	內外科	門診三角出診不計	新北門內老街

沈友良〇珠街閣	內外科	門診四角出診一元	邑廟西首王醫馬弄
沈心田⊙上海人	內外科	門診二角出診四角城外一元路遠酌加	邑廟西首下午分寓六馬路仁壽里新
陳小田⊙紹興人	牙科	另有細章	邑廟文昌殿弄
鄒桐封　江蘇人	內科	門診二角出診四角	小東門內梧桐弄
呂潤之⊙上海人	內科	門診三角出診五角	小東門內梧桐弄
楊味吟⊙上海人	內科	門診二角出診半元至租界一元	小東門內天官牌樓
王梓華⊙上海人	內科	門診三角出診一元	小東門內四牌樓中
陶寅康⊙嘐城人	內外科	照常	大東門內火神廟東首
耿湘坡⊙上海人	幼科	門診三角出診一元	火神廟西首
項梅孫⊙上海人	幼科	不計	大東門內中唐家弄
張慶平⊙上海人	內外科	門診三角出診一元	道前街水仙宮隔壁
金品三⊙秉之子松江人	精理內科	另有細章	城內彩衣街下午分寓拋球場塌葉山房
汪利生⊙湖州烏程人	推拿幼科	門診四角出診一元	大東門外電燈公司東
汪松蟾　南滙人	內科	不計	大東門外電燈公司後
徐楚材　蘇州曹滄洲傳	內喉科	診資不計出診免轎	南市竹行碼頭同益里
周湘淵〇川沙人	內外科	門診四角出診一元	大東門外如意街東首
陸衡心　浦東人	針科毒科	不計	外鹹瓜街古雲臺內
倪武洲⊙通州人	傷外門	不計	十六舖內協興街九號
胡百證　上海人	外科	不計	生義弄內安順里
曾子友　上海人	婦幼喉科	門診三角出診一元	董家渡檣家弄
顧雨田⊙上海人	幼科	門診三角出診一元	小南門外南倉街
金竹香〇上海人痧痘	內外喉科	不計	西門內大街翁家弄口
胡德馨⊙徽州人	內科	門診五角出診一元	西門外湖山羊認捐局
胡復初⊙江西人	眼科	門診三角出診一元	西門外泰亨里

右表以十年爲期每名每月計取刊費洋四角列雙行者加倍刊費已繳者除收給

條外又於尊名下加〇爲誌以昭核實

按本報爲醫界交通之輪電公共之產業同人承接以來因經費無出添列一覽表限定一年爲期原所以聯合諸君同謀扶植也乃前約具在而聽人愚弄無端中輟者有之積欠刊資飾詞游約者亦有之吾醫界人品之蕪雜於此可見一斑有初鮮終曷勝浩歎本報特將此種人悉行淘汰免致侵佔篇幅而持重信義者亦可免薰蕕同器之嫌矣古云淸者自淸濁者自濁願諸君勉盡義務也幸甚

工部局衛生示諭

一食物宜下鍋煮透方可入口由西歷六月起至十月止煮熟各物不准越宿再食菜菓貼近地面易染傷寒霍亂及腸內諸般病症故未煮之前勿與他種食物移近必待烹飪已熟方可無患

一水未煮過愼勿入口荷蘭水冰凍水皆與人有害惟茶最爲平穩無論寒暑俱極相宜

一蚊蠅能冲帶病毒故煮熟食物必須遮蓋蚊蟲吮人卽能變成瘧疾睡時務將帳子垂下有入內地遊歷者帳子益不可不用低窪積水若用火油少許澆灑則可斷絕蚊之生機惟勿令水有停滯之處

一垃圾不宜存積宜備一輕便之白鉛桶將垃圾倒入於內居戶便桶其蓋應閉置完密如因垃圾桶及糞桶無從購辦可向河南路一號本工部局售取

一天井暨陰溝宜隨時修理每日用水冲灑

一沿路吐痰最爲穢德苟吐出之痰爲癆症之人則遺害更不堪設想故吐痰於陰溝火爐之內方可無患

中國醫學會報告

續繳會費者一十六人

孫雲錦　嚴富春　接子彬　李潤棠　繆桂一　任養和　蔡小香　王問樵　林先耕　令因堅
詹鴻恩　何廉臣　李嘯雲　僧洞天　劉松雲　蔣桂棻

新入會者五人

張壽綸　毛珮臣　趙益之　金誦閒　周贊唐

改假會所

月之十七日一時為本會大會之期原擬假座張園嗣因適逢星期該園游客較多諸形不便故續議即在本會事務所舉行並有會員蔡君鍾駿等擬捐產創辦中國醫學堂期與本會相輔而行俾敬業樂羣各得有所趨向經費一切皆由蔡君等擔認不事募捐免致貽人口實惟事屬創始討論不厭其詳爲特邀請　海內諸同志屆期務乞惠臨共維公益是幸

投票展期

選舉職員爲會友固有之權亦會中一絕大關鍵也苟非處以審愼必貽全體羞今屆投票原限八月底截止綜計今日外埠僅二十票合之本埠十餘票亦僅得會員十之三四按諸公例凡投選舉票必過半數開筒方昭公允若以少數人而決多數人之事竊恐於理無當焉故本會公同集議不如將明年大會提前舉行會友所投之票統俟明年大會時再行開筒宣佈如是則理與法各得其平矣諸同志以爲何如

會友林君孝策之報告

兩江大考給憑客籍最優等第一名醫士林孝策報告

中國醫學會諸君均鑒竊孝策本中國醫學會中人也世業內科行年四十三歲本籍福建侯官寄籍溫州平陽茲在杭縣牌日久閱報知兩江大考醫士於五月到甯六月初四日入場場規嚴肅不帶片紙隻字　端帥陳提學司以下均親臨監場一日連考三場共十二個題目每場僅一點半鐘之久首場五題次場五題三場二題首場次場許作兩題繳卷三場一題繳卷孝策三場共勉作十二題全卷不起草案發知得九十五分數爲通場所無倖列案首十二日由　提學司牌示　帥諭最優等諸人分擬　皇上脉案並方各給摺本小楷照格式擬塡十四日繳卷十五日在江甯中西醫院實驗臨症診脉開案用方互相研究後知得九十分數二十八日發實案幸仍首列二十九日　端帥坐堂給憑最優等者各給　端帥照片一張以示特別孝策隨蒙　端帥擬保送　御醫給貲壹千兩其一切雜費在外孝策遜謝婉辭不敢應舉復蒙　帥諭留甯辦理醫學續爲　大帥並各憲診病均幸獲效兢兢業業只恐失墜隕越遺　諸先生羞且學問淺薄知識細微何敢沾沾自鳴得意貽笑井蛙惟念旣屬吾會中人不敢不將觀光實在情形報告吾會俾受影響未始非熱心社會一得之愚也

謹報告

八月旣望由蘇繞道平望九華寺訪洞天醫僧不值特擬句以誌感懷並邀賜和

華寺巍巍近水隈醫僧未遇費疑猜滿庭芳草封經院一片斜陽映講臺（抵埠時已傍晚）下榻旣承高弟款（並蒙其弟士達大和尚下榻禪室殷勤款留）看詩尤服寄禪才（士達以寄禪所著擬悟集詩稿見示滿卅琳瑯惜瀰深未能卒讀）曉來怱促江干別猶見朝煙鎖古槐（天方破曉小輪汽笛忽鳴遂怱怱遄返滬江矣）

成田

裕麒先生洞庭人也姓席氏爲東山望族累世簪纓　先生童年天資敏捷胸羅全史筆掃千軍而於仕途視若浮雲譏誚焉以濟世爲懷遂遊學日本肄業於醫校每念同胞罹此鴉片煙之害未嘗不三嘆而流涕也因立誓曰若不蕩盡煙魔終身不歸故土適得爾籐名醫爲之臂助搜羅奇書研究化理一日遊成田成田者日本著名之靈山也屬千葉縣地見一草色甚鮮形可萱莢採考性質與煙毒相

聖藥

反以煙和之立化爲水噫嘻[illegible]先生之功遂[illegible]是可[illegible]
草可謂天從人願矣近來嗜煙同胞受益匪淺先生且以經理自飾不善謝名更足徵實心濟世僕之
鄉人服此亞支奶脫離黑籍者日衆爰贈一額當不嘗焚香膜拜爲國民也謹序
前都察院左都御史趙養廉題贈

醫學源流考（四續）

張元素。字潔古。易州人。洞澈病機。活潑施療。嘗言運氣不齊。古今異轍。舊方新病難相符合。仁人之言。其利甚溥。拘方之士。庶有誤焉。撰病機氣宜保命集三卷。分三十二門。於脈証多所闡明。又潔古家珍。惜其書不傳也。張璧。號雲岐子。潔古子也。撰雲岐家祕。其書亦不傳。張從政。字子和。號戴人。睢州人。精素難。宗河間。撰儒門事親十五卷。惟主汗吐下三法。當固有起死之功。誤卽有傷生之慘。是惟氣强者宜之。稍挾虛者。在所禁也。麻九疇。字知已。莫州人。從子和學醫。能得其不傳之妙。元有李杲。字明之。號東垣。鎭人也。潔古弟子。撰內外傷辨惑論三卷。發明內傷之證。極類外感。辨寒熱有餘不足。實有分別也。脾胃論三卷。申明培補脾胃之旨。以土爲萬物之母。多注意於扶脾。確然元本。發潔古未發之旨也。蘭室秘藏六卷。分二十一門。仍歸重脾胃。於脾虛損論極言寒涼峻利之害。蓋隱救劉張二家之流弊也。王好古。字從之。號海藏。趙人。東垣弟子。撰此事難知三卷。闡明東垣之緒論。於傷寒症治。尤詳湯液本草三卷。述用藥凡例。以藥配經絡。多從試驗來也。醫壘元戎十二卷。以十二經爲綱。首以傷寒。附以雜症。謂用藥如用兵也。又有醫家大法、仲景詳辨、傷寒辨惑、活人節要、斑疹論、光明論、標本論等書。非一代大儒。曷克臻此。羅天益、字謙甫。眞定人。東垣弟子。著衛生寶鑑二十四卷。亦醫林之白眉也。滑壽、字伯仁。號攖甯人。儀鎭人。受王居中習醫。著素問鈔、難經註二卷。十四經絡發揮一卷。診家樞要、攖甯生巵言、本草會韻。深心特見。殊可嘉。尚葛乾孫、字可久。平江人。著十藥神書一卷。經絡十二論、醫學啓蒙。吳恕字如心。號蒙齋。仁和人。以傷寒頭緒繁多。括爲歌訣。名指掌圖。雖屬簡便。詞實俚俗。危亦林撰世醫得效方二十卷。項昕、字彥昌。號抱一翁。從學可久。著脾胃論。葛應雷字震父。吳人。著醫學會同二十卷。齊德之撰外科精義二卷。皆先求瘍疾之本。而量其陰陽、強弱、以施療也。戴啟宗究內經之奧。抒運氣之旨。慨脈訣誤人。撰脈訣刊誤二卷。以正高陽生脈訣之僞託叔和。條析而詳辨之。有功醫門。非淺鮮矣。

（未完）

新醫學入門

消化器病理篇第四

（一）口瘡

口與喉之內皮初生白點。漸長漸大。至相連而後成瘡。或內皮成片脫下。治法。應屢次用水漱口以清潔之。又將硼砂與蜜作膏敷之。又可食蓖麻油作腹瀉一二次。凡口中生瘡。可飲美酒。并多食養身之物。

（二）齒痛

齒痛之故。因齒內部之神經受傷。或受熱。或生炎。其最多者。則爲蟲蛀。如將蟲蛀之處刮去。令齒內神經不受壓力。則其痛能減。待生炎已止。則可請齒醫用橡皮或金箔或白金與汞所作之膏。補其孔。築之甚實。如痛極重者。必將痛齒拔去。其痛始已。有時齒痛爲腦神經而發。並無生炎蛀蝕之處。則必依治腦神經之法治之。若每日痛有定時者。宜服金雞訥霜。如因蟲蛀而痛者。宜洗淨已蛀之孔。用布抹乾。以樟腦塞入孔內。頗能止痛。

(三)食道生炎

凡食烈性之行血氣藥。或惹胃消蝕之毒藥。或沸水。從食道(或作食管)咽下。而食道則往往生炎。或因喉內等生炎証。亦能累及自覺食道內其熱如燒。不能嚥物。即生炎之証據也。治法宜食冰。或冰水並小粉類食物、若嚥食甚難。祇可以易消化之食物。從肛門噴進。七日或十四日之後。用橡皮管敷油。每日插入食管內。則生炎後不致收縮。

食管又有因患癇症而收縮者。則覺喉內閉塞。食物數次。勉强入胃、或竟復出。此與妄言笑病之証據同時而來。可依治癇症之法治之。如重症。則以橡皮管揷入。亦屬有益。

(四)胃炎

轟飲猛烈之酒。或沸水。或食毒物。或不消化之物。或嗜酸辣之味太多。或飲食太冷。

或太熱。以令胃內行血不勻。此皆胃生炎之原因也。

此症未發之先。漸不思食。食入不消化。夜不能眠。倦乏無力。額骨疼痛。間有頭暈似中風者。腹之上部。按之卽痛。或不按亦痛。舌略腫。口苦而臭。口極渴。好飲酸水。常作悶而嘔吐。先嘔未消化之物。次則酸苦之水。終乃膽汁。食入卽嘔。大便大都閉結。此胃生炎之病狀也。輕者不必服藥。惟戒口宜嚴。靜養數日。自然無事。或遲至六七日。亦有因自嘔自瀉自汗而愈者。如胃內不安靜。用荷蘭水治之最效。若腸內有未化之食物。宜用洋朴硝以瀉之。每服以二三錢爲度。

此症與應時熱症。或小腸壞熱症。在初起無甚分別。及病勢已定。乃能決之爲胃炎也。

（五）胃不消化

身體軟弱。或病後未復元。或少運動。或多憂慮。或食物不嚼細。或食飯之次數不依時排勻。或重瀉之藥用之太過。或飯後卽爲大運動。或讀書過於辛苦。或食難消化之物。或飲酒過多。此皆胃不消化之原因也。若在飯時。飲熱茶。或咖啡。或許多之流質。最易成胃不消化之症。此症常爲癆病之先兆。且往往與氣喘。氣管枝生炎同時而發。

病者失飯量。易嘔吐。腸中發氣。心熱如燒。胃中作痛。大便或閉結。或泄瀉。或兩症遞更而來。此症與胃內潰瘡之分別。在乎痛無定處。與不吐血也。

治法分三層。第一層宜革除原有之惡習。而配準其食物。即如在一時內食物太多。或次數太多。或太少。一時所食之物品類過多。吃飯前或吃飯時。飲流質過多。嚼物不細。吃飯之後。即速作用功之事。或懶惰喜坐而不動。烟酒等用之太多。均宜戒之。生菜與未熟之果。能令腸內發氣。亦不宜食。第二層調理大便。須用輕性通肝之瀉藥。及補胃藥。第三層以芥末膏敷於痛處。如嘔吐則服平嘔藥以治之。

（六）胃內潰瘡

此症不累及全身。而與別種胃病。甚難分別。往往迨胃爛破後。有血吐出。方知曾患此病。其治法。須整理其食物。堅硬之物。須盡戒之。宜用牛乳生雞蛋冲湯。小粉類等。食物宜次數多而體積少。其量不可過於一茶杯。酒與熱流質。俱須戒之。如按之有痛。則用芥末膏敷之。如大便閉結。則用萆麻油以瀉之。如病人血虛。則用鐵劑以補之。

此症若久不愈、每有因食物飽足之後。其胃猝然開裂而亡者。間有嘔吐出力。或大便用力。以及咳嗽等而致開裂者。須令病者靜臥。嚴禁食物。然極不易愈。（未完）

論戊申歲粵港核疫（三續）

⊙藥治湯方部

敗毒通瘀湯方

羌活二錢　桔梗二錢　前胡二錢　獨活二錢　茯苓四錢　枳壳二錢　柴胡三錢　川芎二錢　生黨參三錢　黃芩三錢　當歸四錢　桃仁一錢　葛根三錢　木通三錢　土紅花八分　土茵陳三錢　生薑錢半　大棗二枚　清水濃

煎服

升麻活血湯方

升麻八錢　當歸二兩　鼈甲八錢　桃仁錢半　木通三錢　土紅花八分　葛根三錢　竹茹三錢　茵陳三錢　炙草四錢　麥冬三十枚（原枚連心）　清水濃煎服

桂枝救逆湯方

桂枝六錢　白芍三錢　炙草三錢　茯苓四錢　當歸六錢　生龍骨三錢　升麻六錢　鼈甲六錢　生牡蠣三錢　木通三錢　生薑三錢　大棗四枚　虛甚昏迷加炮附子八錢　濕盛加蒼朮薏米各三錢　清水濃煎服

⊙附錄治方

陽和解凝膏

此膏製法詳載方書中廣州城藥丸店有製就發售者甚爲簡便

附桂理中方

附子八錢　桂枝六錢　乾薑三錢　防黨三錢　白朮三錢　炙草三錢

十全大補方

北芪五錢　玉桂錢半　防黨三錢　白朮三錢　茯苓三錢　炙草二錢　川芎二錢　當歸五錢　熟地三錢　白芍三錢　(已完)

論土鼈蟲治瘀血有殊功

會友沈莘農來稿

有木工被重物壓傷。臥床月餘。延傷科療治。腰痛未愈。就診於予。詢知痛在右腰受壓處。其爲瘀血無疑。乃病者以去瘀藥服過不少。如七釐散、三七、紅花、當歸等。疑是體虛腰痛。欲服補劑。予曰。若係虛症。必兩腰均痛。斷無獨痛右腰之理。爰用通絡活血藥。而以土鼈蟲六十枚。炙研末。冲酒。分三次服之。尋愈。蓋末一服重用此蟲。而見效也。　又有一婦產後。獨患腰痛。余斷以有瘀血。撤却杜仲續斷等。亦以前方三服即愈。蓋產後瘀血最多。生化湯藥性太溫。反不如土鼈蟲之穩當也。　一少年患少腹一邊痛。用疎肝藥無效。知係淤血。用土鼈蟲而全愈。

按以上土鼈蟲之功效。皆由予試驗而得。非純任理想可比。予於土鼈蟲一物。亦素輕視。自經木工壓傷一症。投諸去瘀藥均不效。而後以此試之。初非敢謂必效也。詎服之而其痛若失。取效頗速。始注意而推用之於產後腰痛少腹偏痛。獲奇效而亦愈。始信此藥之果有殊功也。業內科者每視此爲傷科藥而棄用之。豈不可惜。蓋內科瘀血之症頗多。凡用赤芍、丹皮、茜草、大黃、桃仁、紅花、歸尾等所不能愈者。此藥定能奏效也。無妨一試。且古方用水蛭、蝱蟲。以攻堅積。今人多不能用。以有此方。無此藥。每多缺憾。乃土鼈蟲亦動物蟲類之一。與水蛭蝱蟲相似。取以代之。當不相讓。凡瘀血內必有死血。用之最宜。考其藥性無毒。力亦不猛。不若水蛭蝱虫之有流弊。唯氣味不佳。人惡聞之。可灸透研末爲丸。易其名而用之。則盡善矣。

又一法。以蟋蟀乾治便血。亦奇效。惟不宜多用耳。至囑。

炎而且生癆瘵質。及氣管脹大。自後癆瘵質延及於氣管。以至胃腸之上。而欬嗽湧血。尤爲致命之關係也。

第九節　數十年之癆

肺之海綿體炎。及癆瘵質癆症。病勢最緩。有數年者。有數十年者。終必因此而歿也。但此尚屬易治之症。如其潰爛未甚。則可治愈。其初因氣管枝炎。於一二年內。祇冬季欬嗽。夏則不欬。及至肺內海綿體變厚。則病勢漸重。此時結核已潰。而癆瘵質亦叢生焉。自後病勢危急。不獨肺之潰爛。卽氣管與胃腸亦皆潰爛。而虛熱甚酷。身體瘦弱。漸爲不起之症矣。

第十節　結核癆

結核癆症。多因肺炎及氣管枝炎而成。欬出之痰。常含結核與變壞之肺。而其炎處常在於肺頂者多。然而未必盡成爲癆也。如其身體健康。亦無別病。則自愈者。亦不勝計。其速助其炎。以成結核者。是人必素患瘰癧。身弱力乏。稍有損破。常流膿血。若兼傷風欬嗽肺炎等事則所發之血液必不散有遂成結核而漸成癆症者然而此症亦未必盡因瘰癧而起如或居處暗濕不潔或食物粗疏無味或課工過度或憂慮傷心皆易起此症者也而且年輕者多因出痳欬嗽傷風肺炎應預知爲此症之根原如至三十歲以後則不多見之矣

(一)結核之形狀　結核之患不能限定有在一葉者有在一邊者其初先在患處穿一細孔以入氣管漸腐漸大而孔之形狀大小不一亦無氣味之可覺及有天氣入內故氣味臭惡形色灰黃欬出之時與痰混和內含肺之筋纖維焉初起孔內凹凸不平有將離之肺交錯其間苟能將結核欬出孔內則生一囊時發臭膿迨後欬則有血藉知肺內脉管穿破矣

(二)結核之改變　肺內發生結核始則生於肺頂而兩邊皆然者多若生於一邊則在左邊居多色黃而灰觸之易碎但患處積血液等物阻塞脉管血不能入遂致肺體潰爛似膿非膿形色灰黃而綠內有黃色細胞藏於其孔之內而外邊四

舌鑑辨正

傷寒舌鑑一書久已膾炙人口此辨正書爲茂名梁特巖先生作由陶制軍公子葆廉部郎筆錄於蘭州節署凡三閱月而竟與舌鑑原書迥然不同而可補正原書之紕繆爲醫家診治之秘笈憑此驗舌於表裡寒熱虛實各症可以到手而辨[illegible]

圍有似結核之癆瘵質包裹之按癆瘵質始在中央漸及於旁其肺亦隨之潰爛則氣管穿孔欬出之痰用顯微鏡察之內含似膿之質及細小之壞肺焉痰出之後肺內成無數小孔通連成一大孔考其孔之形狀約有二等一則因血液結成其中圓滑而似囊形一則突兀不平尚有未壞之肺縱橫交錯於其間或多或少不同若有氣入內則發青黃極臭之液此又必然之理也

（三）結核之緩症　結核緩症其初不以爲癆惟常易傷風而已後則欬嗽不止惡寒發熱胸痛無胃痰色帶黃內含微血甚則湧吐瘀血朝寒暮熱夜寐盜汗身體瘦削動則疲倦胃不消化婦女則經水日少此則症之緩者也

（四）結核之不緩不急症　不緩不急者起病之時傷風較重胸前亦痛壯熱畏寒欬嗽多痰數日內不能起床約後十餘日則漸覺畧有起色然亦不能全愈也自後身熱復作夜有微汗欬甚胸痛痰有泡沫日見瘦削胃不消化又常於炎處變成結核有數十日或數月安然者其病狀畧減欬亦得稀身熱似退胃口已醒筋

肉充滿病人醫者頗形欣悅然用拍聽之法察其胸前聲狀與前初無少異過數十日或數月結核處潰爛成孔症已告成難於施治矣統論此症始末即甚壯者起病數月便已衰弱不可支持其故皆起自傷風與氣管及肺並炎而來迨其肺穿爛成孔而罹斯症乃不緩不急之情形如此也

（五）結核連累之各部　肺之附近各部常被結核連累而病如肋膜炎積水或祇炎無水而血液黏連將肺簽阻塞或肺頂肋膜黏連或血液成膜則肋膜與血液膜皆腐變瘰癧質以穿成孔致肺內流質而入肋膜者甚多焉自後聲管亦積血而炎生瘡亦甚繼則會厭軟骨與虛實聲帶皆受其患他如食道與胃及大小腸與腹膜與肝臟與內腎雖不近於肺部之處亦各有連累之虞所以即尿管一路亦有生瘡者焉

第十一節　瘰癧質

瘰癧質者多因肺炎氣管枝炎而起炎患日加氣管變成結核隨即潰爛成孔肺經

光緒三十四年十月朔日第九十六期

醫學報

每月兩期

上海望平街時中書局代發行

總發行所在上海英租界廣西路小花園南首中國醫學會

凡定九十七至一百零八期者連郵費在內列價於下

本埠	一份以上	每份大洋二角四分
	十份以上	每份大洋二角
外埠	一份	計售大洋三角六分
	二份以上	每份大洋三角
	十份以上	每份大洋二角六分

凡彙訂購本報例以半年起碼

如由本館封寄另加郵費六分

補報價目表

	本埠	外埠
一至二十四	一元二角	一元三角
二十五至四十八	七角二分	八角二分
四十九至七十二	四角八分	五角八分
七十三至九十六	同上	同上

各埠代派處

日本　東京弘城學校余季蓀先生　加賀尾山旅館勵家福先生

香港　上環文咸東街和昌金鋪　又乍畏街濟生堂藥材行

雲南　蒙自縣西關外警察總局　李潤棠先生

漢口　華景街新慶里李蕙芳先生　[illegible]

湖北　荊州城內大街戴和之先生　[illegible]

南京　南門白酒坊濮鳳笙先生　[illegible]

蘇州　葑門滾繡巷陳劍魂先生　吉市巷醫學公社

紹興　寶珠橋何廉臣先生　各報代派處周憲君先生

揚州　古旗亭東立達小學校　東臺聚東門吉記

山東　泰安府城內韓氏小學校　諸城縣東小門李少航先生

廣東　省城西關黎崇正草堂　新寧縣浮石高等學堂

山西　太原府上馬街醫學館　周雪樵先生

河南　開封府西街全省師範學堂　沙市江瀆觀錢聚大雜貨號

常州　打索巷變和錢莊　常熟南門　外石遜步橋丁樸存先生

松江　呂巷錢杏蓀先生　張堰何廣大藥號

江陰　布政坊巷醫學研究會　馮籛若先生

湖州　長興東魚[illegible]口宋子愚先生　南前街傅稚雲先生

杭州　湧金門直街紫城巷醫學校杜同甲先生　忠清里柏子巷口謝旦初先生

鎮江　廣安祥號內羅蓉卿先生　丹陽西門大街袁保如先生

陝西　商南縣署常克仁先生　衙門口萬春堂韋一山先生

福建　福州南臺中州街中英藥房　海州板浦鎮尚志學堂

江西　南昌醫學堂　吉安府　[illegible]碼頭五洲大藥房

廣州　第七甫念七號寶芝園藥號　沙基[illegible]中天大藥房

無錫　北門外吊橋下愈泰隆茶號　東河頭許宅鄧沛如先生

嘉定　南門內沈家弄朱東蓀先生　西門外太元藥號王紹先君

如皋　[illegible]茶郵政局王養才先生　又北街毛珮臣先生

寧波　湖西花園弄邵家大廳王藎臣先生　浮[illegible]兩等公校

　　　惠興女學校貴中權先生　湖墅賀泰米行魏子祥先生

北京　梁家園醫學研究會　天津日日新聞報館

青州　城內夥巷街施醫院學堂　令因聖先生

安慶　建德縣三里街天主堂　又仰家橋洪文義先生

安徽　巢縣炯煬祖謝和醫室　徽州府歙縣勸學所

蕪湖　洋橋南普康公司間壁　黃錫猷先生

太倉　城內賣秧橋繆衛市先生　醫學會吳仲莂先生

通州　泰興北門高橋孫雲錦先生　南滙東門外天德堂藥號

靖江　署前南街蔣雨塘先生

本會附設會員施診社廣告

本社於十月朔起邀集各會員到所輪值施診以惠貧病計共六科每日分上下午兩班

兹將各醫科員分班施診時刻開載於下

內外科男女科喉科下午一點起四點止

內外科幼科眼科上午九點起十二點止

每班挨號臨診各以三十號為率每號祇取號錢五十文赤貧者隨症給藥

倘有要症欲邀會員赴診者或由本社酌派或為病家指請均照該會員診例減半以示體卹

中國醫學會通告

本會業由上海醫會蔡君籌集經費王彭二君擔認義務在英界

新智識故於六月起敦請各會友公同投票選舉會長一人副會

人散處各各埠一時無從咨訪可檢閱報中會友題名錄及所撰

續議展限至明年大會截收得票之多寡決選定再行報告總問

會特設事務所廣告

本會已賃定英租界廣西路小花園南首第一百六十三號洋房爲本會事務所以後同社諸君有事賜於下午到本所面談可也凡關會中函件亦請逕寄該處爲盼

會二十四日開追悼會啓

前月二十三日接揚州朱宅來信驚悉會友朱雅南君業於二十日申刻仙逝同人之爲之扼腕者竟日嗣經常會諸君公議於二十四日爲荊追悼會以誌哀思陪祀已故會友曹錫疇賴植卿二君外埠會友倘亦願表同情務請早日示知本會爲盼預告

報總編輯員題名錄

周雪樵　彭伴漁　何廉臣　僧洞天
丁福保　李幹卿　朱讓卿　王藎臣

報擬添請義務編輯員啟

本報自同人組織瞬居四年雖辱荷海內歡迎不加呵責然自揣材料單微究不足以邀雅之眞賞故本報除已舉總編輯員外尚擬添請義務編輯員若干人分撰論稿籍報潤色吾會友不乏通才苟蒙慨允尙乞惠我好音焉是爲啓

新定告白刊例

來愈推愈廣以一面印報一面印告白告白以關於醫藥及書籍爲限定價第一期每字五釐第二至第六期第七期起每字二厘半長短均以一百字起碼多則以十字遞加不滿照算如登常年至念四期者每百字先刊費均叨先惠逾千者另議

本館代售醫書

新生理圖洋二元四角〇又新式解剖圖洋三元二角〇又小號人體生理圖洋五角〇又病源細菌圖譜洋人體解剖模型圖掛軸連附屬品説明書等洋五元〇名醫萬方類編洋四元〇中西醫學辭書洋一元五角第十六種洋一元二角〇全體闡微洋一元〇太醫院程文洋七角〇素問氣運淺說洋一角〇舌鑑辨正洋肺病問答洋三角

代售各種靈藥

藥每瓶小洋三角〇秘製女科戒烟丸每匣大洋七角〇又婦女療虛藥汁每瓶價銀二元〇又女科調經末小洋二角〇三黄寶蠟丸大丸每粒二角小丸每粒一角〇許製定痛靈丹每瓶小洋三角〇又遺精必效丹[illegible]〇又艾羅補腦汁每

一元〇又加料五膏丹每匣價銀二元〇[illegible]
一元四角每打念四元〇江陰醫會求本戒烟丸甲丸定價大洋五角其餘乙丙等丸皆定價大洋一元

報改良預告

本報自同人承接以來雖慘淡經營尚未爲世所詬病然處此爭競旋渦中若故步自封究不足以饜閱者心自九十七期始決議將報務擴張俾臻完善計共改良者三事敢預爲諸君告焉

一凡會中施行事宜諸員評議各件及演說之宗旨研究之問題與夫驗方醫案等另刋附張名曰中國醫學會雜誌每期蟬聯可以積訂成帙隨報附送不取分文以盡之義務

一新澆大小各號鉛字改換純潔上號洋紙務使字跡明晰校對精詳以前之缺點

一本報向以一面印報一面印告白九十七期起特將正幅八頁分印而告白亦然閱後只須將上半張告白裁去而以正幅之報分裁爲八即可積訂成時雖略費翻尋然與本館續印前九十六期之報可以同歸一式矣惟上屆之報款者務乞從速惠下以清前賬否則於九十六期止一律停寄願閱者諒之

紹新醫書

本館會友丁君仲祜無錫人研究醫學十餘年成書二十餘種付印成書者已有六種均由本館代售列名於下爲醫界同志之介紹云〇藥物學綱要共十六章洋裝精本每部一元五角〇內科全書共分七類洋裝精本每部兩元〇要共分三編每部一元二角〇肺癆病預防法共二十一章洋裝精本每部五角〇育兒談共八章每部四角〇產婆學洋裝精本每部六角外埠寄費自理郵票不收此佈

弱齋三才戒煙丸

此藥戒烟最爲穩妥經驗多人口碑載道名天地人三才分三匣爲一套除癮一錢可服六個足月烟癮盡除流弊每套售洋三元朔望九折餘詳仿單王道戒烟以此爲最願有志者注意試之

發行所在上海四馬路直西觀盛里七十三號

祝蘭舫　崔吟海謹白

上海巡警總局官醫武進龔澤之男婦內外方脈

寓二馬路跑馬廳安康里

如有局中局外延診者請至該處可也午後三點鐘出診

號房具

路另設事務所購置中東新醫書及各種標本模型俾會友研究學術以增長醫科之入評議員十二人以分任會中諸務凡未入會者請速入會其已入會者或因同社之醫案便能識其大略或以學術擅長或屬聲望素著皆可備充評議員之選外埠投票人士現同上堅持勿懈則本會庶能爲社友盡義務焉特此佈聞伏希　公鑒

中國醫學會簡章

一 命名　中國醫學會曰中國者言不限於一隅也

二 宗旨　改良醫學　博採東西國醫理　發明新理新治法　收集思廣益之效

三 緣起　本會之設有二因焉其一以醫家診事較忙不能尅期至會從容研究特為此會聚其心而不聚其身交換其智識而不浪擲其光陰凡內地各州府千里萬里皆可入會其二因年來各地醫會漸多但皆限於一隅故欲聯絡各會成一醫界大團體

四 會所　暫賃廣西路第一百八十三號洋房為本會事務所

五 區域　凡衛生學生理學全體學病理學診斷學方藥學及一切格致物理汽化動植物學之有關醫學者皆為會員所研究之事

六 會費　本會延書記一人會計一人幹事二人全司會內一切事務凡入會者每人每年捐銀一元以作會費有能多捐者尤佳除會費外有不敷允歸蔡君鍾駿擔認不另勸募第一次會費於入會時先繳以後收繳會費隨時登報

七 資格　一凡有志醫學不論已未行醫均可入會　二婦科產科兒科內科外科傷科藥學針灸理化等宜各專一學或兼通數門　三願入會者請將姓氏年歲職業住址宗旨及會費郵寄即行登報為入會之憑倘有遷徙宜告知事務所俟本會成立後當公舉會長一人副會長二人評議員十二人分任會中諸務

八 義務　一宜力任改良醫學事　二會友有疑問各就所知以答如有心得及秘方驗方等宣之於衆　三會友議論儘可辦難務求攻理但不得任意衝擊肆口讕罵致傷團體　四醫報為會友交通之輪電公共之產業若會友學識優長者宜助以著作俾得精深家資富裕者宜助以財力俾可廓充交游宏廣者宜任以勸閱俾能推廣

九 權利　一會友互相通問苦於不知住址者可由事務所代為轉寄　二會友有疑問可為登報徵醫林之偉論　三報中另關會友心得錄專載會友之著作札記醫案等若會外有來稿須儘會友先登　四會友須購東西醫器具及新出醫書等事務所可以代勞　五會友有刊印報書本館可以寄售　六會友有委託之件本館及同人力能為之者皆可應命

十 章程　此章程係一人所擬必經全體會員公決方為定章如有意見各異或有應改應增應刪各條均可隨時辦論更改以期盡善若不加辦論者即為允許須各遵守

會友題名錄

名		字	籍
周維翰	○	雪樵	常州陽湖
孫吉熊		夢蘭	紹興
魏壽彭		天杜	紹興會稽
周服聖	○	伏生	紹興山陰
沈寶耕		莘農	鎮江溧陽
褚召俊		願庵	蘇州元和
袁章和		堯官	揚州興化
韓澄		靖會	杭州仁和
錢祖緗	○	杏蓀	松江婁縣
李惟藩	○	嘯雲	湖州南潯
朱繼廷	○	讓卿	嘉興海鹽
高汝賢		德生	紹興會稽
謝光昱		旦初	紹興蕭山
林大夔	○	先耕	蘇州元和
蔣光煦	○	桂棻	嘉興石門
俞本立	○	道生	松江金山
馮銘		箴若	常州江陰
沈乾照		韶濤	安徽泗洲
黃歧		鎬京	紹興蕭山
黃元吉		文生	紹興蕭山
黃承蔚		端如	太倉崇明
秦福基		第花	湖州烏程
薛正祥		瑞雲	揚州泰州
陳奎堂		永璣	紹興山陰
詹鴻恩	○	大來	揚州東台
僧達理	○	洞天	安慶懷寧
繆祖善	○	厚傳	蘇州吳縣
傅嚴		稱雲	湖州
余鷺振		彩軒	徽州婺源
王開宗		蠡[illegible]	徽州婺源

通山玉山安湖上泰杭金嘉心東杭吉城干布寶臨　海蘇北上何平閭所崇

附推薦書式

字　省　府　縣人年　歲　現在住　願入
上海中國醫學會爲會員　等查得　品學兼優熱心公益特爲
介紹乞醫會定議允行爲幸此請
上海中國醫學會查照
光緒　年　月　日　介紹會員　押

附信約式

具信約　字　省　府　縣人年　歲現住
入願
上海中國醫學會爲會員茲將允認之約條列如下
甲願守會章
乙允從衆議
丙允認所舉者爲代陳意見人
丁願擔會務
此請
上海中國醫學會查照
光緒　年　月　日　押

特舉各埠調查員二十八人

北京劉富槐君　蘇州林先耕君　寗波王蓋臣君　揚州嚴富春君　嘉定朱東洲君　青州令因聖君　安徽祖尉和君
漢口李蘂芳君　湖州傅稺雲君　杭州謝旦初君　常熟丁樸存君　南翔張爾梅君　廣州黎錫侯君　蕪湖黃錫歆君
湖北戴和之君　紹興何廉臣君　鎮江羅蓉卿君　無錫俞伯銘君　陝西常克仁君　石門蔣桂棻君　江陰馮箴若君
南京濮鳳笙君　海鹽朱讓卿君　丹陽袁保如君　太倉吳仲蘭君　山東李少航君　靖江藍月恒君　松江錢杏蓀君

江福鱗		玉卿	徽州婺源	
陳鶯		振虞	松江金山	松隆
成衛生		根孚	松江華亭	浦南
錢榮光		詢芳	常州江陰	
王景華		士翹	蘇州新陽	常熟
任養和	○	桐軒	揚州甘泉	儀徵
金韜		惠卿	台州太平	尙湖
徐永賢		錦榮	寗波慈北	上海
邱樹梧		檀蓀	廣州順德	香港
殷恒懷	○	念萱	蘇州洞庭	上海
陳鼎元		銘清	嘉興秀水	新陽
許丙垣		紫藩	嘉興秀水	新陽
黎兆藩		錫侯	廣州順德	省城
屠鈞	○	友梅	常州武進	鐵市
林孝策		劍治	福州侯官	南京
胡洄溪	○	瀠卿	安徽甯國	湖北
祖樹和	○	平軒	安徽巢縣	烔煬
錢燮和		理卿	浙江海鹽	上海
藍厚德	○	月洹	揚州江都	靖江
蔣逢春	○	雨塘	直隸順天	靖江
蔡鍾駿	○	小香	太倉寶山	世居
王枝	○	問樵	江蘇上元	上海
彭繩祖	○	伴漁	松江華亭	上海
汪惕予		滌如	徽州新安	上海
丁福保		梅先	常州無錫	上海
許釗	○	菊泉	江蘇上元	上海
姚良成	○	少蓀	浙江錢塘	上海
李純	○	少航	山東諸城	縣東
周守一	○		荊州江陵	沙市

死後爲序
者加圈於名下爲誌
府上馬街醫學館
孫瑞生彩蛋坊
鎮賀積橋
豫堂藥店
鎮客民
外馬家橋江蘇昌善局
研場小海祥記鹽店內
橋青龍街
巷鎮
外塘灣吳源盛茶葉店
學堂
大街柏子巷口
公社
學研究會
內
聚星鎮東南禮安堂
傳芳巷
橋河西北首
外元成藥材行
巷

王懋吉	○	仲蓀	鎮江金壇	丹陽門外呂城鎮
徐德勝		宗揚	太倉嘉定	上海英租界中旺街錢江里
廖吉入			松江華亭	上海新馬路醫園弄對面
龔九皋		澤之	常州武進	上海二馬路安康里北弄
徐國興		起之	太倉寶山	上海老閘橋浜北
馮秉義		逢伯	太倉寶山	上海美租界海甯路
李豫貞		幹儕	常州無錫	上海英界中旺街鳳鳴里口
淩梧岡	○	鳳笙	江蘇江寧	南門白酒坊
王繼高	○	葆年	江蘇崑山	新陽正義初等小學堂
繆桐	○	味蓀	江蘇元和	蘇城皮市街
王元鑫	○	賡伯	大倉州	上海英大馬路香粉弄
劉嘉楷	○	松雲	四川[illegible]陽	上海英大馬路北恆豐里
徐沐蔭		小圃	松江上海	上海美界武昌路三元宮前
胡錫來		夢橋	太倉寶山	上海美界外虹口正豐街
吳銘		仲蘭	太倉州	醫學會
錢毓芝	○	秀頌	太倉州	上海英界厲門路德豐北里
劉富槐		農伯	北京	梁家園醫學研究會
黃錫猷			蕪湖	洋橋南晉康公司間壁
李宗陶	○	蕚芳	湖州烏程	漢口華景街永慶里
戴和之			湖北	荊州城內大街
合因堃	○		青州	城內火巷街施醫院學堂
何炳元	○	臒臣	紹興	橋府下宣化坊
常克仁	○	復堂	陝西商南	商南縣署
王有忠	○	藎臣	寧波鄞縣	湖西花園弄邵家大廳
張彌梅			南翔	東市石皮街
繼蓉暉			鎮江	廣安祥號內
朱東寗			嘉定	南門內沈家弄
俞鼎勳		伯銘	無錫	北門外弔橋下俞泰隆茶號
丁樸存		同鈸	常熟	南門外石遂步橋
裴保如	○	午樓	鎮江丹徒	丹陽西門大街邑廟東首
宋堯臣	○	梅亭	紹興餘姚	上海美界大后宮後面戍大弄內
汪竹塍	○	舫盧	紹興蕭山	上海法界鄭家木橋直街
孫棠	○	雲錦	通州泰興	北門內高橋北堍
方翼鵬		渠主	常州靖江	本籍城內
劉爾仁		惠[illegible]	仝上	北[illegible]

石子居弄典當隔壁
淮鹽總棧署西首
松路猛將堂弄
八盧
路後致遠街

基黎崇正草堂
館
補釘巷內
廟之后港

署後北浙江路
大街鳳鳴橋東首
街
分廟老閘橋南堍
路德仁里一弄
直西觀盛里
外自新醫院
路貴州路二號
醫學報館
華興坊九弄
環山堂
錢聚大雜貨號

嚴國政	○富春	揚州興化	傅家[illegible]
接文鎔	○子彬	揚州	邵伯鎮官驛前
李廷穠	○潤棠	雲南蒙自	西瀛外警察局委員
繆鶴傑	○桂一	江蘇長洲	蘇城閶邱坊巷
張鶴鳴	○九皋	松江青浦	廣西路小花園南首
張礽惪	○壽綸	江蘇婁縣	楓涇鎮
毛鳳池	○頌臣	揚州東台	栟茶場大街
趙濬川	○蘇之	廬州巢縣	西鄉唐家嘴
金鼇	○誦聞	浙江嘉善	揚州新城倉巷嘉興會館內
周弼堯	○贊唐	靖江	東門外魁星閣下
魏汝楨	○子祥	浙江錢塘	杭州湖墅寶泰木行
何拯華		紹興	宣化坊
張鶸	○筱村	鎮江丹徒	靖江寶陵鎮
吳承楷	○靜之	常州江陰	東鄉北濶鎮
馬達	○超華	常州江陰	東鄉后塍街北鄉普政橋
張世昌	○靜蓮	松江青浦	上海英大馬路昌記照像館
桑寶善	楚臣	揚州甘泉	上海外鹹瓜街增嬛堂弄內
王肇基	雨香	江蘇通州	上海英界大馬路西首
楊大鑫	季明	太倉嘉定	上海美界鐵馬路寶順里口
蔡鎰濤	雲卿	浙江鄞縣	上海法大馬路得興里
吳增	益新	江蘇通州	醫學研究會
華竹甾	○鼎元	江蘇吳縣	上海英界三馬路富春里

敬啟者本會承海內諸名醫輸貲入會成立有年第今歲以來間有尚未
蒙續交會費訂購醫報者其殆事冗未及置念抑倘能始終贊成請迅將
會費續繳并訂閱醫報以通聲氣而續前盟本會實所盼禱爲此敬候
台命乞即示復爲感此請
諸同志先生惠鑒

本會事務所書記員謹告

敬請醫藥兩界諸君子均鑒

本報取名醫學以探討病原講求藥性爲宗旨醫藥兩界各有應盡之義務本不得以他報比例也計周君雪樵創辦此報迄今已逾四載因經費困難幾成中輟之勢同人等忝爲醫界一分子特不辭謭陋代籌推廣辦法爲持久之計惟經費一項不得不求助於醫藥兩界如諸君子有願月助經費洋兩元者即爲本報之贊助員或蒙慨助鉅資者當推爲本報之名譽贊助員以後擬逐將贊助諸君之事蹟功名詳細編登本報以誌欽佩俟後經費稍裕即當將本報改爲每月六期延訂訪員專訪醫林軼事選登各埠醫學堂課藝以餉後學進步之遲速即以經費之盈絀衡之異日效願可期亦皆諸君贊助之力也其令名盛德當與本報同垂不朽矣謹馨香禱祝以俟

本報贊助諸員題名錄

姓名	籍貫	通信處
王問樵君〇	上元	英大馬路西德仁里
許菊泉君〇	江甯	同上醫學報館內
彭伴漁君〇	松江	四馬路直西覲盛里
陳宗揚君〇	嘉定	英界中旺街錢江里
曹乃安君	上海	棋盤街中英大藥房
汪惕予君	新安	英大馬路北貴州路
[illegible]裕麒君	洞庭	英大馬路壽康里
樹德寶號〇		四馬路大新街口
丁福保君	無錫	英大馬路北貴州路
胡夢橋君〇	寶山	外虹口正豐街
馬逢伯君〇	寶山	美界海甯路
徐起之君	寶山	老閘橋浜北
徐少圃君	上海	白大橋北朝東弄內
徐小圃君〇	上海	武昌路三元宮前
姚良成君〇	泉唐	新衙門後華興坊

右錄以先後爲序不論醫界藥界凡願擔承義務及月助經費兩元者皆爲本報之贊助員蒙繳月費敬於尊名下加〇爲誌

本報召登醫界[illegible]長改

夏張高傅任江陶壽戴顧侯周馬劉陸凌李胡吳宋張周金張

本報徵求醫界一覽表啟

上醫家鱗次櫛比指請者祇聞其名未見其人每多誤投之弊更有不知其寓所尋訪
日而卒不獲踵請者其貽誤良非淺鮮焉本報有鑒於此特於八十一期起創列一醫
一覽表調查本埠各醫生姓名住址暨專治何科所定門診出診規例一一詳登表內
病家按圖而索不再致誤投之弊每人每月計取刊費四角列雙行者加半願列者請
細開列清單併蓋印尊名圖記飭人寄交本報下期即照登不誤列表後按期飭送本
一份俾資考證

醫界一覽表

英界

姓名	專科	醫例	寓所
問樵○江灣，蔡小香傳，本報經理員	男婦兼科	門診四角出診一元	上午在大馬路西首德仁里 下午在廣西路中國醫學會
菊泉○金陵人壽田子 本報贊助員	內外科	門診五角出診二元 路遠照加拔早另議	同上
伴漁○松江人 本報協理員	精理內科	門診五角出診一元	四馬路直西觀盛里
宗揚 嘉定人 本報贊助員	外症傷科	門診一元接骨面議 出診四元路遠酌加	中旺街錢江里內
汪惕予 自新醫院院長 本報贊助員	西醫	另有細章	坭城橋西堍自新醫院
唐乃安 上海人 本報贊助人	西醫	另有細章	棋盤街中英大藥房
殷念萱○洞庭人	內科	門診不計出診一元	大馬路後致遠街

殷 張 朱 王 王 袁 沙 蔡 郁 錢

姓名 巫 舒 張 汪 蔡 周 張 張

時南○甯波人	毒門外科	照例	大馬路四德仁里二弄
靜蓮○青浦人	內幼科	門診五角出診二元	大馬路虹廟對門
長順○常州人	牙科	另有細章	大馬路西壽康里
春波○南京人	針科	門診一元一角貧病不計 出診四元四角遠者遞加	新聞大街仁濟里一弄 下午在四馬路東首東華里內
際運○無錫人	內外科	門診內科四角外科六角 出診內科二元外科二元	市浜橋同春染坊對弄
陰薌 蘇州人	內科	門診四角出診一元	盆湯弄北高陽里九號
佐卿 金陵人	內外科	門診內五角外一元出診 英界二元法界四元	大馬路五福弄平阜里
覲澄 寶山人	內外科	門診四角出診二元	北石路新昌里
少甫 蘇州人杏堂孫	內外科	門診三角出診一元	大馬路香粉弄高安里
清川 孟河人	內科	門診五角出診二元	大馬路南香粉弄西首
也春 南翔人	內女科	門診四角出診二元	南香粉弄寶德里對門
中甫 紹興人	內外科	門診兩角出診一元	常寓東嘉興路南橫街午後分 設大馬路南香粉弄德全里
永年 孟河人鈞之子	內外科	門診三角出診一元	大馬路北香粉弄
雲○四川人	內科	不計	大馬路北恒豐里
君○川沙莊貴巖傳	幼科	門診四角出診一元	中旺街樂善里內
言○湖州人嘉六子 江灣徐振山婿	兒女內科	門診五角病久遠來一元 出診另有細章貧病送診	中旺街樂善里內
卿 無錫人考取優等	內外科	診金另有細章	中旺街鳳鳴里口
香○平湖人	毒門外科	門診四角包醫面議	二馬路西首誦清藥室
璋 蘇州人	內外喉科	門診三角出診六角	三馬路鼎泰綢緞號內
澄○松江人紫槎長子	眼科	門診四角出診一元	三馬路何福祥綢緞莊
孫 嘉善人	內外科	門診四角出診一元	三馬路曲江里內
明○甯波人一堂子	眼科	門診五角出診一元	三馬路鼎豐里大甡堂
[illegible]○州人	[illegible]科		

康〇	蘇州人	內外科	門診四角出診元二	三馬路寶和里四弄
章〇	青浦人	內外眼科	門診四角出診例溯	四馬路小花園西首
江	上海人	內外喉科	門診四角出診一元	四馬路直西觀盛里口
民〇	平江人	驚痧外科毒門	不計	六馬路東安里內
伯〇	東山人	內外喉科毒門	門診三角出診五角	六馬路西吉慶坊
孫〇	湖州人	內科	門診不計出診一元	常寓六馬路福康里底 分寓老北門內侯家浜
香〇	江蘇人	外科毒門	門診一元出診四元	六馬路直西懷德堂號售毒門丸散
琴	奉賢人	內外科	門診四角出診一元	馬立司馬德南里
淵〇	鎮海人	內科	門診五角出診二元	寧波路隆慶里內
香⊙	江灣人倪香子本報總理員	女科	門診五六角出診二四元	老閘萬福樓後奚宅
甫〇	上海人	內科	門診四角出診一元	老閘橋南北京路西
頌〇	太倉人	內科	門診四角出診一元	廈門路德豐北里

法界。

	專科	醫例	寓所
錦山⊙孟河人	內外科	門診四角出診一元	老北門外布莊街
春林〇寧波人鄭龍章甥	女科	門診四角出診二元	鄭家木橋南境天錫里
美堂〇寧波人	咽喉男婦兒科	門診三角出診一元	鄭家木橋直街安寧里
竹晨⊙紹興人	內外毒門	門診三角出診一元	鄭家木橋直街福壽里
雲卿寧波人	內科	門診四角出診一元	大馬路西得興里
仲藹蘇州人	內科	門診四角出診一元	東新橋沿馬路
柳康上海人	內外科	門診四角出診元二	菜市街寶裕里
桐伯江蘇人	內外科	不計	八仙橋西首樹德里

姓名		專科	醫例	寓所
胡夢橋○	大場人 本報贊助員	內科	門診三角出診一元	虹口正豐街義興米
徐少圃○	上海人杏園長子 本報贊助員	內外幼科	門診三角出診一元	老白大橋堍朝東弄內
徐小圃○	上海人杏園次子 本報贊助員	內外幼科	門診三角出診一元	虹口武昌路三元宮前
孫起之	江灣人 本報贊助員	幼科	門診四角出診一元	老閘橋浜北
湯逢伯○	江[illegible]人 本報贊助員	內外喉科	門診五角出診二元	海寧路新造洋房內
姚民成○	泉唐人 本報贊助員	內外喉科毒門	門診四角出診一元美英法各二元	新衙門華興坊後九弄
[illegible]寶甫	蛟川人	內幼科	仍照舊例	文監師路德榮里三弄
[illegible]杏卿○	江蘇人	內科	門診三角出診一元	中虹橋直東新三官堂
[illegible]漢三	上海人	內外科	門診三角出診六角	新三官堂成順里
[illegible]仲康	上海人	幼痘科	門診四角出診一元	裏虹口泰山堂藥號
福山	上海人	外傷科	門診四角出診一元	虹口乍浦路三元宮前
銘三	無錫人	內幼科	門診四角出診一元	吳淞路長源里
少山	川沙人	外科	門診不計出診一元	白大橋北仁智里二弄
堯臣○	餘姚人	內外幼科	門診四角出診二元	天后宮後面成大弄內
挺芝○	浦東人	外科喉症	照例	成大弄內悅來坊
季明	嘉定人	內外科	門診四角出診一元	天后宮北寶順里七弄
仲芳	松江人	西法外科 內科四時針灸	另有細章	天后宮北育文書局後
菊池	松江人	咽喉花柳毒門	門診四角出診一元	天后宮後桃源坊一弄
蓉舫	餘姚人	內科	門診不計出診壹元	鐵馬路鴻興里內
[illegible]之山	寧波人	外科毒門	門診三角出診六角	盆湯弄泰安里九弄口
介臣	莫釐人	精明男女兒科 [illegible]醫[illegible]毒門	門診內科三角西法外毒五角出診一元七角[illegible]半豆	楊家坟山對門泰安里十一弄口

沈 沈 陳 鄒 呂 楊 王 陶 耿 項 張 金 汪 汪 徐 周 陸 倪 胡 曾 顧 金 胡

杏林	蘇州人	內外科	不計	北福建路中市
吉甫⊙	嘉定人	內外四時針灸 包醫花柳毒門	門診三角出診一元 法界二元极早加倍	老垃圾橋北愼餘南里
方坪	浦東人	內婦幼科	門診四角出診一元	新衙門照牆前
葆春	山東歷城人	內外喉科	門診三角出診一元	承業里三弄
煒臣	武進人	內外科	門診不計出診一元	虹口火車站南存厚里
金彪	海門人	幼針科	門診三角出診一元二	吳淞路猛將弄長安里
松煥	廣廣南海人	內外眼科	門診二角出診一元	虹口新興里大街南首
月昇⊙	廣東香山縣那洲人	癰爛頸癧內外 痔瘡小腸疝氣	不計	武昌路挹秀里內
如龍⊙	廣東番禺人	內外傷科	門診四角出診一元	頭壩路德意里內
香生⊙	廣東人	內科	不計	三元宮對面巷內
懋榮	廣東河源人	內外科	門診四角出診一元	青雲里大街
舟屏	廣東新會人	內科	門診四角出診壹元	青雲里
雪門	廣東人	胎前產後痧痘驚風 咳嗽吐血癱瘓脚氣	門診四角出診一元	青雲里東弄
方流	廣東人	內外科 內外女眼科	門診四角出診一元	青雲里二弄十四號
鼎臣	廣東南海人	脚症痘疹類	不計	四川路聚賢里

華界

名		專科	醫例	寓所
德樹	上海人	時疫內科	貧病不計	老北門內雲居菴五號
粹甫⊙	上海人	內外科	門診內三角外四角	老北門內穿心街中 下午法界方板橋三新里

孫	上海人	胎產全科	門診四角出診一元	西門內淘沙場澄清里
良○	珠街閣人	內外科	門診四角出診一元	邑廟西首王醫馬弄
田	上海人	內外科	門診三角出診四角城外一元路遠酌加	邑廟西首 下午分寓六馬路仁壽里新
田⊙	紹興人	牙科	另有細章	邑廟文昌殿弄
封	江蘇人	內科	門診二角出診四角	小東門內梧桐弄
之	上海人	內科	門診三角出診五角	小東門內梧桐弄
吟⊙	上海人	內科	門診二角出診半元至租界一元	小東門內天官牌樓
華	上海人	內科	門診三角出診一元	小東門內四牌樓中
康⊙	嘐城人	內外科	照常	大東門內火神廟東首
坡⊙	上海人	幼科	門診三角出診一元	火神廟西首
孫⊙	上海人	幼科	不計	大東門內中唐家弄
平⊙	上海人	內外科	門診三角出診一元	道前街水仙宮隔壁
三⊙	秉之子松江人	精理內科	另有細章	城內彩衣街 下午分寓拋球場堍葉山房
生	湖州烏程人	推拿幼科	門診四角出診一元	大東門外電燈公司東
蟾	南滙人	內科	不計	大東門外電燈公司後
材	蘇州曹滄洲傳	內喉科	診資不計出診免轎	南市竹行碼頭同益里
淵○	川沙人	內外科	門診四角出診一元	大東門外如意街東首
心	浦東人	針科毒科	不計	外鹹瓜街古雲臺內
洲	通州人	傷外門	不計	十六舖內協興街九號
證	上海人	外科	不計	生義弄內安順里
友	上海人	婦幼喉科	門診三角出診一元	董家渡梅家弄
田	上海人	幼科	門診三角出診一元	小南門外南倉街
香○	上海人	痧痘內外喉科	不計	西門內大街翁家弄口
初⊙	江西人	眼科	門診三角出診一元	西門外泰亨里

□報以壹年爲期每名每月計取刊費洋四角列雙銜者加半刊費已繳者除給收

除外又於尊名下加〇爲誌以昭核實

續印全份醫學報招股簡章

爲續印全份醫報之股非辦理醫學報之股也所有編輯校閱皆同人擔認義務除開支外並無額外浮費以示撙節而昭大公●一每股計墨銀十元共集一百股合本洋一千元正除本館同人先認五十股外其餘另行招集●一不論本埠外省皆股該報全份告成併准將股單每股換取全份醫報四部如不願者聽●一倘購預滿五號者亦另贈全報一部以酬其勞●一官利紅利兩項俟議決再行佈告

本報出售全份預約劵廣告

疊接各埠代派處來函皆以本報發行以來歡迎頗衆海內醫家因未窺全豹於心爭欲訂購全份醫報囑本館續印訂書定價出售以慰海內醫林之望本報承諸君亟應遵辦特因言之匪艱行之維艱預算排印裝訂非千金不辦設不再版無以饜之心如遽遵辦則力有不逮故由同人思得一兩全之法一面籌集資本將全份九期之報用上號光白厚紙一律翻印分釘四大部一年一部每部分裝四册售銀一角全份四部統購八折一面出售預約劵以一百號爲率每號祇收半價扣實價銀三滿停售現因趕印不及展期至年底先出（一至四十八）兩部至己酉年六月底（四十九至九十六）兩部凡購有預約劵者概分兩期取書不再找價外埠僅加二費洋六角無劵者統照定價出售不再減讓以昭核實本館劵印無多轉瞬售罄欲份者請速惠訂爲盼此佈

致各埠會友之公函

謹啟者九月十五日在事務所開常會一次因連日陰雨致外埠會友到者僅南京濮鳳笙楊州朱雅南嚴富春丹徒張筱村靖江蔣雨塘周贊唐寗波王藎臣海鹽朱讓卿通州吳益新江陰吳靜之馬超羣等十一人合之本埠亦不過四十餘人故續議即在本所開成立會其正式大會只得俟明春再議續舉惟我會友既願同守會章務各於年內先期籤允庶明春續舉可望全體涖會有事不能到或倩代表路遠者亦必托在滬親友屆時恭代如是則同歸一致自不至言與行違矣若終唯唯否否尚復大會之謂何顧名思義諸君當亦恍然也弟等忝附會末聊貢蒭蕘然乎否乎還乞諸社友不吝賜教爲幸　中國醫學會同會四十三人籤名公啓

按中國醫學會成立記及各省各團體祝詞與夫各會員演文名言精理累牘盈篇統俟九十六期後挨期印排中國醫學會雜誌內茲不攔入倘蒙諸同志購閱務乞寄貲先定以符雜章否則概不續寄希閱者諒之　本報附誌

中國醫學會報告

續繳會費者八人

張壽綸　毛珮臣　趙益之　常克仁　王葆年　張九臯　周贊唐　錢秀頣

新入會者十二人

魏子祥　何拯華　張筱村　吳靜之　馬超羣　桑楚臣　王雨香　張靜遠　楊季明　蔡雲卿

吳益新　華竹留

除名者七人

朱雅南　曹錫疇　賴植卿　黃子銘　（以上已故）　謝克臣　胡德馨　龔頌釆　（以上違章）

會友朱君雅南之訃告

哀啓者　先嚴雅南府君氣體素强研精醫理幕遊兩浙積勞殫慮十有餘年邇因時事多艱心力交瘁去年不孝等奉　家慈命迎養歸家俾得朝夕侍奉方期稍盡烏私得遂顧養詎於九月二十日申刻猝中風邪氣閉口噤當延中西醫士診治乃參朮無靈延至戌刻竟棄不孝等而長逝矣嗚呼痛哉搶地呼天百身莫贖祇以　慈親在幃不得不苟延殘喘勉襄大事以安窀穸苦塊昏迷語無倫次伏乞矜鑒　棘人朱德豫泣啓

節錄海鹽調查員朱讓卿先生來書

貴會志願宏大閱刊登章程曷深欽佩僕有鄙見願獻芻蕘列條目如左可行與否望同人酌定之

一藥肆中所售棗仁萊菔滑蒺藜益智仁等品每每不與杵碎煎服時性味氣質均不出爲害滋大宜由本會勸藥業中人痛改之滬上爲各處醫業總樞滬店遵則他處風行

一徵搜各會友著作由　會長精選其最佳者彙集組織成書付梓名曰廣益新編

一會同藥業採販道地眞藥以杜積弊如茯苓無大生者琥珀鮮佳者桑寄生除廣東來貨竟無眞品均以他樹寄生代之郁李仁有亮無仁等品均須改良釆備歸醫界調查定賞罰以上三欵看似平淺其實關係影響於醫藥兩界者實大且遠至如何明定章程以資實行有效則　貴會自有斟酌非僕一人敢私定也僕十四日可以到申因另有要事一帶兩便到即趨詣領　教並道棄職之歉僕既不能常到滬上聊助貴會經費十元以自補歉疚然此欵項因一時不及措集准於十一月繳上良晤有期容不多贅即請

台安　九月初十日

醫學源流考（五續）

王珪字均章。號中陽老人。吳人。著泰定養生論。羅知悌字子敬。號太無先生。武林人。得河間之再傳。而旁通子和東垣二家之說。朱震亨字彥修。號丹溪先生。義烏人。太無弟子。得劉、張、李三家之說。而推廣之。撰格致餘論一卷。謂醫爲格物致知之一事也。局方發揮一卷。以和劑局方多用溫燥之藥。耗損眞陰。乃著此書以闢之。丹溪心法五卷。平治會萃四卷。脈訣指掌一卷。活法機要一卷、醫學發明一卷。金匱鈎元三卷。傷寒辨疑、外科精要、本草衍義補遺、日用纂要等書。其論藏府氣化有六。而於濕熱相火三氣致病最多。痰火與義猶其獨得。又以人身陽常有餘。陰常不足。獨重滋陰降火。以補陰爲宗。實開直補眞水之先。更以鬱論病。亦開後來無窮之悟。皆補東垣之未備也。後世不知其故。妄意其殿四家之末。後集諸氏之大成。羣然宗法。輒以寒涼損眞。此非丹溪之誤。不善學者誤丹溪也。明有王履字安道。崑山人。丹溪弟子。學究天人。文章冠世。撰溯洄集一卷。凡二十一篇。辨明傷寒之傳經直中伏氣之爲溫爲熱以及內傷、外傷、中風、中暑之殊眞能剖析毫釐獨闡妙義者也又有鉤元韻繞二書未之見也趙良字以德號雲居浦江人丹溪弟子著金匱衍義醫學宗旨戴原禮、號復菴浦江人丹溪弟子撰推求師意二卷丹溪用知栢補陰致以苦寒伐生氣原禮能調劑其所偏以闡發丹溪未盡之意也又証治要訣十二卷方四卷徐彥純、字用誠山陰人丹溪弟子集本草發揮四卷又醫學折中劉叔淵、關中人丹溪弟子劉純、字宗厚叔淵子著玉機微義五十卷本用誠之醫學折中續增之而易名也盛寅、字起東吳人復菴弟子得丹溪先生正傳賜醫中狀元朱橚、撰普濟方一百六十八卷凡一千九百六十論二千二百七十五類二萬一千七百三十九方二百三十九圖自古經方未有賅備於是書者也王綸字汝言號節齋慈谿人著明醫雜著六卷發丹溪所未發以二陳療痰止宜於濕而老痰不合其老痰丸方尤爲其所獨創惜夫過謂參能殺人虛勞禁用斯言一出印入後人腦中而虛勞之禍曷可勝言向非汪石山李瀕湖力挽其訛幾何不使虛勞之症坐而待斃乎

（未完）

新醫學入門（續消化器病理篇）

（七）胃癰疽

此乃胃內皮生癰疽之症也。其形若橢圓。其大小則按老幼與症之輕重而分。此症不甚重。常有自愈。而病人亦不知者。（往往因別症而死。醫生剖驗胃內、見其生疽處、有已長新肉者、亦有結痂者、此卽自愈之據也、）間有癰疽洞穿包膜。胃內之積水與物。由穿處而入大小腸包膜。遂令該處發炎。則症屬危險。不久卽死。

其病狀約有三端。一痛處甚痛。二不消化。三吐血。其症又分新舊兩種。新者則易穿破。而舊症則否。其愈期不能一定。或有十年不愈者。若三五年則爲尋常之事。其病時好時發。常於生肌結痂之際。戒口不嚴。而病復作。且別無別狀顯露。但覺胃不消化。是以多不自知也。

其治法最重要者。勿擾動其胃。飲食以易消化者爲主。如臘肉臘鴨等與硬飯生菓及煎炒之食物。皆難消化。切不可食。他若糖味之物。更能腐變成酸。以助其爛。故不可食在數禮拜內宜飲牛乳每三點鐘飲二兩四錢晝夜如是或覺不足可再將牛乳和稀粥用水節射入肛門以助之倘禁口得法食物無誤則必無甚痛之理

（八）胃生毒瘤

患此症者太都在四五十歲以上其病狀嘔吐腹痛胃不消化漸成尫羸以至於死此症極難醫愈病人宜戒口服止痛藥庶可略減其病

（九）嘔血

此症由於胃內積血太多或胃生潰瘍或癰穿或毒瘤腐爛或生血瘻其吐出之血每色暗而黏膩若咳出之血其色鮮紅者則屬於肺病治胃嘔血之緊要處首在恬靜歇息切勿行動用冷水或冰塊置腹之上部更須飲冷水或冰塊用白礬二分開水少許服之亦有效在數日內僅可飲鮮牛乳不能用別種食物

（十）服毒

無論服何種毒物皆能令胃內皮紅腫或爛起病甚急類新炎症其病狀煩悶難言

印無多購者請早（每部一本實價大洋三角外埠加郵費七分）

素問氣運淺說

氣運之說久為通儒所詬病然非素問之過也特後人不善讀素問耳此書為朱雅南先生所著自出手眼闢盡町畦成一饜心愜理之作雖泰西新學家亦當心折從前曾登之本報今另行排印（每部小洋一角）外埠寄費自給

嘔吐不止。所嘔皆胃內毒壞之內皮結積之血團等物。察其面唇與口內皮之形色。卽能辨別所服何毒。如服礦強者則爛而有黑點。服硝強酸者則有黃點。服鏹三養則令唇邊及口內皮變壞糜爛。其胃內之色。或黑或紫或青或紅。或胃內皮爛壞甚多。然胃內皮亦無全壞者。因毒物所經之路。由口而食管而過胃底。故胃之下口等處易壞。而胃上彎之內皮必無所損也。其壞之大小輕重視所服之毒物多少濃淡而分。致胃穿一孔者。則多因蛤蜊類毒。（卽鏹二養等）而酸類之毒則穿胃者少。至信石與水銀或銅或鋥所製之藥。或有火硝等毒物者。則發炎迅烈紅艷無比毛細管皆脹。凡服加播力酸者。則炎叉輕。內皮略變硬而已。

或用銅鍋烹煮有醋酸之食物。亦有毒。卽醃肉醃魚火腿等常易腐爛。亦不能免毒也。毒藥之可以致死者有三端。一毒甚猛烈則速死。二毒入臟腑發炎亦必死。三毒入包膜以致洞穿一孔而死。

其治法凡服毒未久。卽宜用小水節射溫水入胃以沖洗其毒。並將胃內洗淨。或多飲溫水以助其嘔。再以嗎啡射入皮內。以止其痛。時時宜食冰塊。並用布囊載冰。按其胃部。食物宜暫時停止。惟所用何藥。宜與所服之毒分配。不能預定也。

此症斷無速愈之理。蓋胃傷既甚。飲食難消。且爛後結痂縮縐。胃之上下口又復收縮。

（十二）生雅片毒

判別雅片毒之輕重。約分五端。第一視其面色。凡雅片毒。其性必上行於面。必發紫紅色。如受毒輕者。則其色發出頗緩而稍淡。若其色漸漸退去時。則周身之皮膚能發癢。第二診其脈息。凡初中雅片毒。其脈甚速而有力。其後則漸緩而弱。或斷續不勻。以時辰表驗之。如每分鐘僅跳三四十次。則難救矣。第三數其呼吸。初中毒時。呼吸如常。後則漸緩。始則一分鐘呼吸十二次。後則十次。再後則八次五次。至是已無治法矣。倘一分時內有十次呼吸。尚屬可救。有呼長吸短。或呼吸短急者。皆危險已極。第四觀其瞳人。凡人既中雅片毒。其瞳人必縮小。雖見極大之光。亦不能有所改變。如至瞳人放大時則氣亦將絕矣。第五察其形性。既中雅片毒。心必糊塗。或現頭暈頭脹。心悶欲睡等之現象。漸卽昏昏睡去。喚亦不醒。或喉內有痰塞住。呼吸亦爲所阻。或口內鼻內均有白膜。及有時流出血水等狀。皆爲不治。

治法。先用膽礬末八分。或白礬亦可。與白芥子末二羹匙。用溫水調服。使之嘔吐。如不吐。須多飲清湯。至胃滿則必吐矣。若仍不吐。則取雞毛一根。探入喉中。必能嘔吐。若牙關緊閉。不肯服湯藥。可緊執其鼻。使其不通呼吸。則牙關必開。卽可拖其舌而灌之。再服濃茶或濃咖啡。以提醒其腦筋。並使兩人扶之行走。勿使睡臥。是爲至要。如病人呼吸漸緩。面青唇黑。可令其平臥於牀上。或地板上。令兩人各持一手。向前向後搖動之。每一分時。須搖三十次。并令一人。待病人兩手向後時。卽以手按其肚腹。能助其吐與呼吸。如呼吸漸速。每分時至二十餘次。則可望生活矣。以上各法。治中毒未久者。必能效。否則一面自家醫治。一面再請西醫。庶不至因遲緩誤事。取菸葉浸溼。紮於兩手腕及兩腳腕。少頃必大吐。惟此法過兇猛。宜慎用也。(未完)

論醫家當知體質一（[illegible]）

同一人也。其病原同。其病理同。而服藥之宜重宜輕。則不可以道里計。嘗見一人服桂附數兩而病自若。後又服石膏一斤黃連數兩而病仍如故者。又見有人服黃連數分而腹痛下利者。服附子數分而身熱口渴者。可知不知體質者。其用藥必不能得中。而治病亦難期速效也。中醫體質向分虛實兩大種。後又分膏粱藜藿體兩大種。似矣。然體質之異。如行星之軌道。如升陛之階級。斷不能以一二種概之可斷言也。

東西國分人之體質爲四種、一曰多血質。其人高。其肉堅。其髮栗。其眼藍。其面白或作桃紅色。其皮膚軟薄。其血行疾。其脈數而實。其面貌靈。其行動速。其欲念易發。其性情靈活而無滯。二曰黏液質。其身略肥軟。其髮淡。其眼淡。或藍或灰。其膚呆白。其唇厚。其貌莊。其血行遲。其脈濇。其身與腦俱欠靈敏。三曰胆汁質。其肌肉緊。其貌靈。其髮與眼有暗紫色或黑色。其面蒼。其膝理廻管甚顯。其脈滿而堅。遲數適中。其情

全體闡微

性固執。其作事有持久性。記憶力甚强。第多憂鬱耳。四曰神經質。其人短小。其肉筋條軟細。其貌多瘦。其髮栗色。其面呆白。或少有紅色。其唇薄。其眼淡藍色。而有光彩。其脉數小而滑。其知覺極靈。易於感觸。其慮事周詳。而敏疾。行動亦甚速。

以上四種之體質。於診斷學病理學治療學上。皆有絕大之價值。惟所不可不知者。每種體質絕少單純者。凡一人之身。每顯出二三種體質不等。如黏液質人。每兼有神經質。多血質人。每兼有胆汁質。醫者當每人鑒別之。

以病理學論。則多血質者。易有重生炎。重流血等症。黏液質者。易有中風。痰飲。積血等症。黏液質而瘦者。易有核病。痨症。與夫勞倦內傷症。胆汁質者。易有腸胃病。與夫憂思抑鬱等症。神經質者。易有煩躁。不眠。及腦脉積血症。

以治療學言。則多血黏液二質。較偏於實。胆汁神質二質。較偏於虛。多血質者。必偏於熱。黏液質者。必偏於寒。神經質者。略偏於熱。而身弱。胆汁質則處於中立之間。凡偏寒偏溫之劑。均所不宜。神經質亦然。

以用藥論則多血黏液二質可以重而胆汁神經二質宜於輕而高門華胄與夫名門媛閨等則大都以神經胆汁質居多此所以世之名醫喜用輕劑也

論夏熱病

（楨）

余今年五六月間所治夏熱病凡自汗、寒熱往來、耳聾、嘔吐、胸悶、便閉概用北柴胡、乾葛根、淨連翹、川貝母、黑元參、紫草茸、紫丹參、大生地解肌救營無不退熱向愈其汗多者或用黨參或用西洋參其西洋參用米炒以扶胃氣甚至加用麥冬以生津其熱已多日者以銀柴胡易北柴胡恐滋疑議也蓋時人畏北柴胡以為過表殊不知北柴胡乃和解之藥非但解表且能和裡乃暑邪客于上中兩焦最聖之品而其熱在皮膚者非葛根不能以解肌所以一服輒效也嘗見有人治夏熱初起只知用淡豆豉、前胡、蘇葉、桔梗等藥以發表一劑不效其分兩加至五六錢之多再不效則改用青蒿、石斛、竹茹、蒺藜等藥愈滋愈熱而其汗遂至淋漓汗多亡陽每從此而告斃矣可不慎歟發膿變生癆瘵質或在左肺或在右肺或左右俱有右多過左上多過下先生許多癆瘵質在肺之內漸合而爲一大孔孔亦有大有小亦有其肺全壞者於其已死之後而解剖之該患處附近之海綿體其色灰黑或帶櫻色脉管阻塞心經受患肝脹腹臌內腎積血所出之溺含蛋白質有一於此未或不亡而況乎病重之時爲各症所兼者乎

（一）癆瘵質之形狀　肺內有極細癆瘵質佈滿於肺之上暗黃白色形似結核此時肝體變大氣管枝氣管及大小腸皆因之而潰爛依醫士路易之說此氣管枝有病者五分之一氣管有病者三分之一腸有病者六分之五癆瘵質極微細有小塊其塊形不完全在腦膜炎時其癆瘵質有棱形之長塊阻其血之運行考此癆瘵質從血中蛋白質分出有若干分從血管外膜之細胞長大而成而且癆瘵質亦能發膿有灰色及淡黃之塊牽連不斷而潰爛矣但昰此種病原確知其爲癆瘵質者光緒八年德國栢林谷補氏之所發見也其形細如毛髮其長僅居三

尺三寸中之萬分之一而已故以三百倍之顯微鏡視之猶未之或睹也

（二）癆瘵質之傳染　癆瘵質之症遺傳最多每於中年以後患之若三十以前者則不多見之也除遺傳而外又有因病人痰中白太蛵蟲傳入於他人之肺其體質孱弱者卽發是病昔德國有一醫士曾以種種動物使吸入肺癆者之痰二周後以動物解剖之俱成肺癆而且不止病其肺且損及於大小各腸是爲肺病傳染之明證也況乎癆瘵質蕃殖於人體而外又寄生於牛故飲牛乳者亦甚危險

（三）癆瘵質之病狀　癆瘵質病勢延緩初因氣管枝炎而起或數月或數年後乃累及肺炎肺癆漸起數月之內但是乾欬而已欬不甚重痰亦不多積久不愈胃口畧減身體漸弱及至冬末春初病狀漸增欬艱痰多而於夏時則病又少可倘遇北風則病倍加如是者兩年三年則雖於夏季病亦毫無起色而氣管枝炎身熱不退體質瘦弱欬嗽甚苦夜寐不安痰內多膿呼吸數促脉象細軟朝寒暮熱夜寐多汗身熱於極重之時以寒暑表計之爲數百零二度若氣管發脹潰爛成

孔則痰必多於晨尤甚若肺經變壞潰爛成孔則痰含筋纖維亦兼有血此卽所爛之肺也當夫氣促熱增音啞便泄是卽肺生癆瘵質之候此時脉管爲之阻塞心房脹大靜脉積滯肝與腎亦積血兩足浮腫由下及上遍身皆腫彷彿似臌脹焉

（四）癆瘵質之連累於各部　解剖肺瘵之肺周圍俱有癆瘵質有在氣管出聲之處潰爛不能出聲者有累大小腸潰爛色白過常度者有因此肝血不得入肺肝經大過常度者蓋因肺與肋骨相連累及肋膜故也而且癆瘵質不但在肺之一處往往別臟亦生此症如生於小兒之腦膜內則成腦膜水脹之疾如生於腸內則有腸炎之疾如生於頸項之內以及關節之間則有頸項變大而發瘰癧之疾如生於大腿關節之間則必發炎而成膿瘡腿骨之頭因之腐爛足不能行關節呆滯不能活動他如痞積之症肚腹脹大四肢瘦弱是又因大小腸皮膜發生癆瘵質飲食之津不能吸入淋巴管所致也斯時食物雖多而亦不覺其爲飽矣

（五）肺癆由於癆瘵質及肺炎之緣起　聞考各醫之說。有謂肺癆之起。先由於肺內癆瘵質者甚少。縱察出其肺內佈滿癆瘵質。亦非起病在先。乃由肺炎所出之血液及血水變成結核之後而生者耳。且此物每見於肺之附近左右。主此說者以肺炎在先。而生癆瘵質在後者也。亦有以此說為不然者。蓋以癆瘵質由於傳代傳染而來。每為內傷之始基。故凡肺癆往往先生癆瘵質。後乃長多作禍。肺鬱不安而炎。不久成癆。此說又主先有癆瘵質而後肺炎者也。然總之肺內所以受害成癆之故。不始自癆瘵質所致。多本乎肺炎而成。然於起時即見癆瘵質者。亦未嘗無之。故二者辨論。皆確有實見。而非妄誕之談也

第十二節　肺癆之注意

各種病症之可以轉成瘵怯者。急宜注意。先理其肺。如肺炎。氣管炎。肋膜炎等病。急宜照法醫治。總以免其轉成癆症為度。隨覺病增。隨即救治。最忌消削其身體。務各保養其精神。所以欲免此症。須在嬰孩之時。食長肉之食物。為適中之運動。衣服溫

醫學源流考（十續）（漁遜）

王子接字晉三著古方選註三卷選錄古方而推闡其製方之意辨析往往造微又得宜本草一卷亦殊簡括柯琴字韻伯註傷寒來蘇集六卷附翼二卷闡發微妙獨開生面又內經合璧羅美字東逸編名醫會粹八卷名醫方論四卷戈存橘著傷寒補天石二卷高古峯著傷寒已任編二卷魏荔彤字念庭號柏鄉註傷寒本義九卷金匱本義二十二卷內經註二十四卷張隱菴著素問集註二十四卷靈樞經集註十卷高世栻素問註程郊倩著傷寒後條辨十五卷周揚俊字禹載著傷寒三註又溫熱暑疫全書二卷張鳳逵著傷寒全書戴麟郊著廣溫疫論四卷秦景明著傷寒大白四卷石臨初著傷寒五法四卷萬鞠菴集萬方類編分一百七門計症三千四百七十九共方一萬一千七百五十八別類八門瞭如指掌魏之秀撰續名醫類案六十卷以補璜書所未備所錄明以來事為多古事為璜書所漏者亦間為補載採擇豐富不免蕪雜而援據既多變症咸備亦頗可資以考核條下附註尤多所辨正也（未完）

擬中國醫學會續增章程

揚州調查員嚴富春來稿

中國醫學會簡章簡括易守。今欲擴充報張。應另增數條。力謀進步。並申明本會宗旨。

中國者。賅吾國二十一省而言。非泰東泰西諸國也。醫書者。上溯神農本經。軒岐靈素。周末之扁鵲難經。後漢之仲景論畧。及唐之千金外臺。至如漢晉六朝。迄唐宋遼金元明近至

國朝歷代名賢之醫學藥學諸書也。凡吾國同道。無論懸壺問世。閉戶潛修。習中醫習西醫諸君。既願入會。均具熱心。挽醫界之頽風。作醫林之砥柱。保存國粹。普渡蒼生。敢乞同會之友。讀吾國之醫學藥學諸書。凡書中深邃者淺顯之。簡奧者詳說之。疑者共相攷證而辨別之。辨之務求宣明也。難者互為咨詢而講解之。講之期至中庸也。抑或訛者正之。缺者補之。言理須不偏不易。論事毋索隱行怪。吾國中經史子集。固足為輔助之資。泰東西醫藥等書。（包括聲光化電天文地理諸書）尤足為實驗之據。此皆會友

應盡之義務。卽羣心不羣身之美意。亦卽本會之宗旨。合會　諸君同勷共守者也。

再者。本會宗旨。專爲各個人研求學問。非與諸界(指政界商界學界軍界)人競逐權利。惟學是求。與世無爭。雖然爲謀道而設。難免横逆忽來。雖有阻力。但能阻形式。不能阻心思。凡入會　諸君當堅持勇進。合力同心。多撰精妙之文。發明新悟之理。俾吾國讀報之士有目共賞。吾國熱心救世之人入會必多。不獨醫界受益已也。妄議章程。謹陳於左。是是非非。敬候

公衆議决。

一凡在會諸友有應盡之義務。每月每會友出題目二三條。題目之範圍無論論經論藥論病論方及生理衛生均可。如經題古方須註明出處。每月每會友須作兩篇。分兩次寄申。每次篇幅須以三百字外爲率。長篇不泛無傷也。不可茍簡塞責。不可間斷中輟。

一出題會友毋庸自著。互相酬對。庶交換智識。集思廣益。八字不致空談。

一題目不知出處。或此書並未寓目。待合會會友申明不能講解之後。還請命題之會友自著一篇。庶免徒知難人之誚。且釋羣疑。亦增人識見。

一寄論說或取義高深。一時不能領略。或見解不同。不能盡如人意。雖原稿寄還。不妨重行申說。下期補刻。並將申明之義。亦列報中。俾同會會友增見一番見解。不但無遺珠之憾。且免曲高和寡之譏。

一選刻之權。請滬上諸會友採擇。陸續登刊。每月所出之題。（照目下會友已逾百人每人出題二首每月有題二百餘首至少亦有一百餘）一人何能有暇盡答。每次所寄之件。（照會友百餘人每次每人一篇每次有百餘篇至少亦有數十篇）每期未能一律盡登。未做之題。下月續作續寄。未刊之件。下月亦續選續刻。

一九十六期後。每月各會友就合手之題。或論說。或問答。詩詞歌賦。總求明顯。不拘體格。各聽其便。能叅合東西新學。羽翼國粹者爲最。

一大作以學說爲上。雜作次之。泛論又次之。醫理藥說。以實驗能用爲上。懸擬次之。勦襲舊說又次之。

一如有自著或繙譯東西理化生理等書。篇幅太長。已成巨册。不能一期選刻。務須分期登刋。如宗旨不合。須言明所以。卽將原稿郵寄。歸還原主。免致遺失。郵費著者自認。如係短篇不及二百字者。不在此例。以免煩屑。

一如中醫憑虛之談。以西醫之說輔之。西醫繙譯之訛。以中醫之說證之。互相發明。則中西融滙貫通。集思廣益。吾報內容豐富。有心斯道者。必爭先恐後。入會孔多。

一調查員責任重大。每年大會必到。苟非疾病。自不能以路遠事煩爲辭。各埠會友有不能到會。卽可推舉爲代陳意見人。惟旣盡義務。應令享如何權利。尙祈　酌議。

原病論

李嘯雲

稟父母之精血。以有身。得天地之氣。味以養生。自幼而壯。而老。而死。其常也。夫悪乎而病。釋名謂病熱也。熱與正氣在膚體中也。又左傳註云困也。例如人之受束縛而不得自由也。夫此不正之氣。何從而入於人身。以困之乎。則以人之生也。稟賦有强弱之異。衛生有愼忽之分。天地之時氣。侵其外。人事之得失。擾其中。其所以致病之原。正不一端矣況今海禁宏開交通日廣傳染愈多病變愈速更有不可紀極者耶然綜言之則有二綱內傷外感是已間嘗靜觀天地默察人事而知人之所以受一切內傷外感而致病者可一言以蔽之曰停滯而已經曰勇者氣行則已怯者着而爲病袁隨園曰人之氣有壅滯之處則其壯者爲癰疽而其怯者爲勞瘵夫此停滯云者卽着而不行壅滯之謂也如機械之停而不發如淤泥之滯而不通機停則生鏽淤滯則生虫夫天道無一刻不運行地球無一刻不旋轉人生天地之中呼吸出入息息相通無一刻不推陳更新故氣機暢遂血脉流通輸化精微泌別渣滓時時更換而生氣沛然由中之說則營衛一日一夜大會於手太陰由西之說則發血廻血兩管運行充周循環不已是也及夫六淫外感七情內傷其暢遂流通之處漸有所阻礙而不能周佈於是各隨其病而症狀現焉夫戶樞不蠹流水不腐者無他流通而不停滯而已故凡人之受病也外而風寒暑濕內而飢飽勞逸或因病而停滯或因停滯而病綜之反其常而不運行耳其因病而停滯者則外感是也凡外感之爲病也始於皮毛則衛氣停滯而爲惡寒

無汗頭痛項強等症由皮毛而入爲脉絡則營氣停滯而爲發熱汗出肢瘦肌痲等症由脉絡而入爲筋骨則血液停滯而爲關節煩疼屈伸不利等症其隨所部而入於內者則在腑腑病在臟臟病此因病而停滯之外感之署也其因停滯而病者則內傷是也

（未完）

振興醫學當破除中西之見

宗月洞天

方今我國談醫之士不啻恒河沙數其主義不出崇古維新兩派而已崇古者志在保存凡古人一言一行莫不珠憐玉惜惟恐其不存意謂吾儕中國人也中國自有醫法且開化早於諸邦雖近世較西醫稍有遜色乃不善學醫者之過非中醫之過也苟有人焉從此博採羣書嚴明去取確定法程以之教天下後世之學者自能闡微發奥翻陳出新足以強衛萬機而蘇庶衆奚必捨我固有之學取彼夷法爲然而維新之士則返是蓋其主義在破壞務使推倒數千年之舊物凡古人之所著述視之爲陳腐葛籐惟恐其或存必使氷消瓦解而後已意謂人情莫不戀舊而此戀舊之性質實阻礙進

步之一大根原也。必如快刀斷亂絲。一炬盡阿房。使蠕蠕戀舊之徒。一旦喪根據地。雖欲戀而無可戀。而後驅之上進步之途。與五洲萬國相馳驟於天演競爭之大劇場。則醫界振興之目的。庶乎近焉。惟以兩派人中之觀念不同。而感情卽因之各異。其發言立說。互有是非。而中西抑揚之辯爭。遂莫衷一的。意者人或鄙之。吾以爲皆志士也。皆熱心愛國之仁人也。試觀吾國自命爲醫者。殆多於南山之竹。而蠢蠢夢夢者流。隨處有之。其能跋扈出類相與以筆舌競爭者。有幾人耶。嗟乎。達文明之點。如親到寶山。人已取之。用之而不竭者久矣。我尙曉曉於是非之途。未進一步。就此合有數能跋扈競爭之人物同情一力奮厲雄飛。猶患其晚。豈徒恃筆舌之辯。遽已爲振興之能事哉。語不云乎。舌下無英雄。筆底無奇士。由是綜前後二說以味之。吾不禁由喜而懼。由懼而悲。由悲而生。我醫界合力圖維之希望。夫希望云者。卽吾所謂振興醫學。當破除中西之見之良結果也。質言之。其合乎眞理堪爲實用者。而取之。不問其中西可也。我取之卽爲我所有之物。資我利用。於中西何有哉。其不合乎眞理不堪實用者。不問其中西

而棄之可也既棄之便成廢物雖有中西之名詞於我何有哉故吾表而出之以諷我俠腸熱血之士幸勿再執中西之見而失實斷喪有限光陰

核疫由南洋流傳北行初盛於粵漫延及閩深恐日後波累江浙地面試擬一預防杜截之法

海鹽朱述景著

凡疾病皆有妨於人之健康疾病而稱為疫則所妨彌甚乃至疫為核疫而其妨人之速之厲之慘尤為極盛斯疾也發現始於南洋猶幸其未波及華境也設其時預防有術即使流傳北行萬難杜截然既居民習為清潔行旅嚴其檢驗則厲氣之來也必輕減而微薄何至盛於粵而漫延於閩哉顧為粵閩言防疫晚矣而粵閩北鄰江浙其烟瘴鬱熱之氣雖淡於粵閩然地居溫帶之南窪下多雨其俗復習為不潔夙多濕溫瘧痢等症亦既與核疫可投之隙而又不防之於預是江浙人慨粵閩講求核疫治法不啻臨渴掘井而已亦必待臨鬭而鑄錐也可不謂之愚乎然則如之何而得免於波累不諉為天災而聽之各盡其人事以遏之而預防杜截之法有必待研究者矣攷核疫

之發也於病者之百體中（無定處）先起一核旋卽身熱嘔惡煩躁昏沉病勢驟篤失
治則數日後卽死相傳其惡氣自地下出發鼠觸之先斃而人卽繼之故又名鼠瘟且
患此者毒漬血分血卽變黑血黑則命在旦夕故又名黑疫焉究厥由來有不潔之空
氣內挾微生毒蟲與毒菌從口鼻吸受而浸染於養生路之胃暨主化源之肺由是一
腑之生機乖致六腑皆病一臟之化機滯致五臟不舒遂使營養無權食飲不進來源
旣濁血液皆汚而症卽危險百出雖起和緩而不可爲若是者何也以胃爲水穀海而
肺朝百脉故也內經言疫分金木水火土五種此殆金土並欝所致乎又長沙言陰毒
陽毒詞簡意賅卽後世所謂寒疫熱疫者近是我江浙曾有患癟螺痧者泄利無度通
體熱度銳減皮綯筋掣分肉收縮是卽寒疫之類而粵閩之核疫則二便多澁惡核突
起口渴躁悶乃係熱疫之類江浙爲濕火薰蒸之地寒疫且不免况爲同氣相感之熱
疫哉是誠大可慮矣雖然致病旣由於空氣之穢則所以預防杜截者必先潔其空氣
誠爲唯一無上之法矣果能淸潔街衢使陸無堆積之汚穢開濬河道使水無停蓄之

濁流而又於關津嚴驗視使抱病而遠來者無能傳染於曠野辦掩埋使枯骨之暴露者無復遺臭於學堂增編衛生課本使人人知以節飲食慎起居者潛消巨患於無形以此爲預防雖未必能杜截淨盡而疫至既較爲輕淡即施治自不至棘手戒蹈粵閩之覆轍廣貽江浙以幸福存保種之觀念者盍亦提倡而籌及之耶

大小腸配脉辯

四明蓋臣氏王有忠稿

中國醫學研究脈理動中竅會惟大小腸之配脈如王叔和配手兩寸取二腸與心肺相表裏之義李瀕湖配左右尺部取上下分屬之義張景岳以大腸配左尺取金水相從之義小腸配右尺取火歸火位之義諸說皆長於理而究未折衷一是或云內經分配臟腑之脉左右兩尺外以候腎內以候腹可見大小腸蟠旋腹中配脉以兩尺爲是不知此非內經明訓乃後人懸臆之詞今醫學既以內經爲宗主觀臟腑分爲十二經大腸爲手陽明經小腸爲手太陽經以陽配陽大小腸之配兩寸實爲確鑿證據若取上下分屬之義配於兩尺斷不能以二腸二經列於足部由是論之大小腸之脉配於

兩寸了無疑義王叔和以大小腸配兩寸自是塙有見地惟註疏家不證明經絡在兩手及兩手寸脉爲陽而第取與心肺相表裏之義恐猶未得叔和精意之所存也其他所謂病證可相參攷固覺毫無把握專守寸關尺分定部位以測五臟六腑之脉亦未免膠柱鼓瑟總之兩手寸關尺三部皆手太陰肺經之一脉診以侯氣血之虚實臟腑之寒熱則思過半矣予故援叔和之説引而申之以質諸高明

醫賊

杞憂子著

醫仁術也保種族者也博愛之謂仁賊仁者謂之賊滅種族者亦謂之賊今之習東西醫者動輒痛詆中醫盛稱新法抉其隱直欲焚軒歧之書毀長沙之方使中國四萬萬同胞之抱病者盡服東西洋藥水後生小子幾不識我四千餘年歷聖相傳之法爲何物用夷變夏盡棄其學而學之嗚呼是誠何心哉是眞無愛國心者也我不料世變至今商戰工戰農戰而外又有一醫戰吾恐黃種之禍不啟於白人而轉啟於黃種中之廢棄國粹者無以名之名之曰醫賊

靖江調查員藍月恒先生來書

有治法尤貴有治人。上下古今。內外家國。同一理也。卽如我中國醫學會經發起　諸道長先生熱心籌畫。辦有端倪。報紙行銷數千張。社友報列數百名。不爲不多。浸假開醫院矣。浸假立學堂矣。其嘉惠貧病。獎掖後學。不爲不周且備矣。僕等偏隅下士。見淺識疎。方愛之慕之之不暇。更有何策之可上。何說之可陳。雖然古聖詢及芻蕘。風人不遺葑非。僕等辱叨附驥。榮媿登龍。一得之愚。上貢　有道。

一取材宜權得失也。學會之發達在人才。不在人數。如胸無點墨。頋輪倍貲者。縱得多數。既無補於報章。轉有累於名譽。此計之失也。如醫理通達。文學優長者。縱得少數。既可發明新理想。更能潤色大文章。此計之得也。社友多一通才。社會增一漲力。其關係有如此者。○一函件宜交通也。如簡章第三條內載千里萬里皆可入會。交換智識云云。第八條會友有疑問。各就所知以答云云。無非知者隨答。不知者登報質疑。皆宜隨書回函告之。以故上條陳者。是否行止。亦宜當答。如久擱不理。與閱報不入會者毫無差別人亦何須多此一舉。○一診員宜實行甄別也。如施診簡章內載調查合格方准列名。以昭愼重云云。本埠者宜就本會考驗。外埠者。宜各埠調查員考驗須加切實看語。方准入院施診。仍宜臨時加意鑒察庶體　撫憲實心經理。毋託空言之諭。以鄙意診員何姓何名何人。調查合格。主認何科。一一登報。以供衆覽。以符定章。○一醫案宜留底稿也。姓氏住址。病情治法。書記員宜照原方謄錄。以備查考。統計診數。朔望登報如有奇疾怪症。及異常方法治愈者。宜另行揭出。以餉同志。○一去取宜不避嫌怨也。如合格而規避。不合格而戀棧厥過維均。須於維持公益。愼重生命之心。兩不相背。庶可符輿論而服衆心。

記上海醫會撤銷事

上海醫會。爲李平書陳蓮舫黃春圃蔡小香余伯陶諸君所發起。一切情形。早誌五十期左右之報。其初施措得宜。入會者頗稱踴躍。嗣因城外各醫生與城內醫學研究所宗旨不合。嘖有煩言。而各董亦恐有牽涉醫會情事。特於去臘函致各會友決議將該會撤銷矣。

按本埠某所前次刊發傳單有捐助百元者舉爲董事三十元者爲議員云云。輿論爲之大譁。茲更有人誤本會爲該所分會者。是不容不辯。夫本會與該所宗旨不同。趨向各異。擔任經濟祇蔡君一人。並無議董等名目。故與該所有上下床之別云。

訛傳更正

本報九十七期所登名醫末路一則。乃自廣東衛生醫學報錄出。有聞必錄。報界之公例應爾。嗣接江甯醫學會來函。知朱君被黜後。並未捲幔他去。又迭經該埠調查員濮君詳細聲復。自應亟爲更正。以洽輿情。其言不中。吾於是爲朱君賀。

寃哉李醫

樊江醫士李蓉栽。本館不識其人。亦未詳其家世。緣上年紹興公報。載有章仙芸登庸醫殺人一則。始知有李蓉栽其人。詳審所述病狀。及先後兩藥方。雖未能游刃有餘。要亦不爲無見。藥性平淡。何至遽殞生命。章必欲指實其罪。殆因痛妻心切。而遂不覺其言之甚耳。欲加之罪。何患無辭。李君不知引避。致蒙此不白之冤。固屬咎由自取。惟此風一長。我醫界前途尚可問乎。爲敢不揣冒昧竊效豐干。孰是孰非。還請我醫界同人一伸公論。茲錄其藥方如下。

痰濕而兼肝鬱氣逆。上乘犯脾化腫脹。襲肺作喘嗽。二便阻。濁氣上冲。呼吸粗。痰出則爽。舌白滑。肢體寒。兩關脈沉弦。兩寸上魚際。病屬濕阻氣滯。胃氣尚可。勉疏蠲飲利濕降逆通絡散鬱方以塞責。其方爲旋覆花三錢、春砂末八分、滑石四錢、姜製半夏三錢、姜製川朴八分、陳香圓皮六分、生香附錢半、廣皮錢半、沉香粬錢半、川椒目八分、益智仁錢半、佛手花一錢、青橘葉七片、丹溪越鞠丸二錢、

復診寸口脈尚長。大便不暢。知肺氣不宜。援下實趨上之例。開降肺氣。俾三焦水濕得以流行。其方爲薄荷梗二錢、薄橘紅一錢、江枳殼八分、廣鬱金三錢、旋覆花三錢、帶皮茯苓六錢、瓜蔞皮四錢、苦桔梗一錢、陳香圓皮六分、苦杏仁四錢、白荳蔻末四分、沉香粬錢半、冬瓜皮一兩、丹溪小溫中丸二錢、

按近聞紹興醫藥學社已爲開特別會評判其事俟採實再行續告

醫界一覽表

英界

王問樵　金陵人內科本報經理員　住二馬路興隆里中國醫學會

許菊泉　金陵人內外科本報贊助員　住同上醫學報館內

彭伴漁　松江人內科本報總編輯員　住四馬路直西觀盛里

徐宗揚　嘉定人外症傷科本報贊助員　住大馬路後中旺街錢江里

任際運　無錫人內外科　住新聞市浜橋同春染坊對弄

傅春波　南京人鍼科　住新閘大街仁濟里一弄

顧文俊　川沙人雜科　住新馬路西福海里

江蔭藩　蘇州人內科　住盆湯弄北高陽里九號

劉松雲　四川人內科　住大馬路北恒豐里

李幹卿　無錫人內外科兩江考取優等　住大馬路後中旺街鳳鳴里口

胡蒓香　平湖人毒門外科　住二馬路西首誦清樂室

宋鏡澄　松江人衆樓長子眼科　住三馬路晝錦里何福祥綢緞莊

周惟明　寧波人一堂子眼科　住三馬路鼎豐里對門大甡堂

金子康　蘇州人內外科　住三馬路西首贊和里四弄

王雨香　江蘇人外科毒門　住六馬路直西懷德堂

郁少甫　上海人內科　住老閘橋南北京路中市

錢秀頌　太倉人內科　住廈門路德豐北里

法界

汪竹晨　紹興人內外毒門　住鄭家木橋南福壽里口

蔡雲卿　寧波人內科　住大馬路北首得興里

張美堂　寧波人男婦兒科　住鄭家木橋直街安寧里

美界

胡夢橋　大場人內科本報贊助員　住外虹口正豐街義興米店

徐小圃　上海人內外幼科本報贊助員　住虹口武昌路多子里

馬逢伯　江灣人內外喉科本報贊助員　住海寧路新造洋房內

姚艮成　泉唐人內外科本報贊助員　住新衙門後華興坊後九弄底

黃杏卿　江蘇人內科　住中虹橋直東新三官堂

汪家田　蘇州人內外科　住中虹橋東首慶餘里

王仲康　上海人幼痘科　住裏虹橋東堍泰山堂藥舖

朱堯臣　餘姚人內外幼科　住天后宮後面成大弄內

李香生　廣東人內科　住虹口三元宮對面巷內

華界

許春山　金陵人菊泉子內外科　住新北門內穿心街中市

沈友良　珠家閣人內外科　住邑廟西首舊教場王醫馬弄

陳心田　紹興人牙科　住邑廟文昌殿內

楊味吟　上海人內科　住小東門內天官牌樓

陶寅康　畛城人內外科　住大東門內火神廟東首

耿湘波　上海人幼科　住仝上火神廟西首

張慶平　上海人內外科　住道前街水仙宮隔壁

金品三　松江人秉之子內科　住彩衣街下午分寓拋球場掃葉山房

汪利生　湖州烏程人推拿幼科　住大東門外電燈公司西首

徐楚材　蘇州人曹滄洲門人內喉科　住南市竹行碼頭同益里

金竹香　上海人內外喉科　住西門大街翁家衖口

右表以一年爲期每名每年計取刊費洋四元按季先付一體刊列題名錄免繳會費特此附聞

會友題名錄

接八十九期凡已詳前報及尚未塡具信約者概不排登以免複雜

龔九皐字澤之江蘇常州府武進縣人年五十四歲現住上海二馬路安康里

濮梧岡字鳳笙江蘇江寗府江寗縣人年四十三歲住南門白酒坊

王繼高字葆年號增叔江蘇蘇州府新陽縣人年三十四歲現住正義鎭

李宗陶字鶴訪浙江湖州府烏程縣人年三十三歲現住南潯鎭南柵姚家弄口

令　恩字因聖山東萊州府平度州人年三十八歲現住濟南府東關醫院

何炳元字廉臣浙江紹興府山陰縣附貢生年五十歲住府橋下宣化坊

羅仁鏡字蓉卿粤省肇府高要縣人年三十五歲現住鎭江廣安祥

何拯華字幼廉浙江紹興府山陰縣人年二十三歲住府橋下宣化坊

張麟字筱村江蘇鎭江府丹徒縣附生現住靖江廣陵鎭

駱秉鈞字保安浙江紹興府山陰縣人年四十一歲住府城接龍橋

陳　濬字心田浙江紹興府諸暨縣附貢生年三十九歲住府城觀音弄

姚文灝字淏三浙江紹興府山陰縣人年二十一歲住紹城府直街
殷永鈞字伯衡江蘇江寧府上元縣人年三十六歲住城北松濤巷
萬章炘字朗齋江蘇江寧府江寧縣人年三十七歲住城內羊市橋

以上會員已遵具信約者計並周維翰僧洞天陳鷺戚衛生王士翹任贇和陳鼎元許丙垣蔡鍾駿王楨彭繩祖丁福保許釗等共二十七人

唐玉書字掇菱浙江寧波府鄞縣甲午科舉人年四十五歲住朱家大廳郭衙衕內
程　杜字柳生江西南昌府南昌縣人年七十歲現住蘇城西美巷
林渭川浙江寧波府鄞縣人年二十九歲現住上海英界三馬路
周中甫浙江紹興府餘姚縣人現住上海美界東嘉興路
孫仲蘷江蘇蘇州府吳縣人年四十四歲現住上海新閘和樂里
朱岐山字小和江蘇蘇州府長洲縣人年五十三歲現住上海英界正豐街
王槐庭浙江紹興府餘姚縣人年五十三歲現住上海西門外泰亨里

奚寶成江蘇太倉州崇明縣人年三十七歲現住上海英大馬路五福弄
潘芝薌浙江紹興府山陰縣人年四十五歲現住上海英界三馬路清和里口
以上新入會者共九人

春季課題（駿值）

中西醫學、互有短長、執者爲中醫所長、西醫所短、執者爲中醫所短西醫所長、諸君研究有年、盍相提而並論之、

西醫謂人之知覺運動、皆屬於腦、而中醫則謂屬心、兩說孰是、

知病之因、尤貴窮病之變說、

春雪主多喉病、歷驗不爽、試詳述厥病之原、及其治法、

右題儘下月交卷。單作全作者聽。揭曉後。每題首二三名。均有贈彩。

按本會議定正課每年四次。每次四題。暫由發起人分值課期命題徵選。不合選者。原稿恕不檢還。會友擬題自作者同。惟例不贈彩。

醫學源流考（十一續）（漁述）

沈金鼇、號芊綠、著沈氏尊生書七十二卷。景日昣、號嵩崖、著嵩崖尊生書十五卷。葉桂、字天士、號香巖、著溫症論治二十則。軒岐心印四卷。又臨症指南十卷。於脾胃門。分別胃陽胃陰而立養胃陰一法。發前人所未發。薛雪、字生白、號一瓢、著醫經原旨八卷。李用粹、字修之、號惺菴、著症治彙補八卷。徐大椿、字靈胎、號洄溪、著神農本草經百種錄一卷。於神農本經之內。採取百種。各推闡其主治之所以然。有常用之藥。而反不收入者。凡例皆辨明藥性。使人不致誤用。非備品以備査閱者也。蘭臺軌範八卷。其持論以仲景諸方為主。唐人所傳。已有合有不合。宋以後彌失古法。故所採古方為多。雖不免故為高論。然疏通證明。具有精理。得古人之意者多也。傷寒類方一卷。以傷寒論非依經立方之書。乃救誤之書。當時隨症立方。本無定序。但使方以類從。症隨方註。使人知按症以求方。而不必循經以求症。雖未必合張氏本意。亦芟除葛藤之一道也。

（未完）

原病論（續）

李嘯雲

凡內傷之爲病也如顚狂驚癇痙厥眩暈之由於腦者皆屬神經系之停滯風痺痿躄（按以上四者西人皆謂之腦病而此以屬之心者蓋腦筋佈滿週身血絡亦佈滿週身凡四肢之所以舉動便利者雖屬腦筋之運用實賴血以流行之故痿廢不用或痲木不仁皆屬絡中瘀痺血行不暢所致夫血生於心而非生於腦也故以屬之循環系）癰疽瘡瘍之由於心者皆屬循環系之停滯哮喘咳嗽聲啞聲嘶之由於肺者皆屬聲音呼吸器之停滯積聚痰飲吐利腫脹之由於脾胃肝胆大小腸者皆屬消化器之停滯癃閉淋濁遺溺尿血之由於腎與膀胱三焦者皆屬泌尿器之停滯他如噫噦噯嘔之因於氣滯痛癢痲木之因於血滯則尤其顯而易見者也不特此也外感之邪有因臟腑不和而外邪不去者內傷之邪有因營衛不調而內邪不化者此因停滯而病之內傷之署也審是而張景岳薛立齋趙養葵溫補之說之非可不攻而自破而徐靈胎王孟英陸九芝之所以立主逐邪而痛斥滋補之非者亦可得其故矣或曰豈無操

勞過甚房勞過度形消肉削咳嗽咯血所謂勞瘵虛損者似無所謂停滯矣然蒙見勞怯之愈補愈停愈補愈滯漸至食減便溏喉痛聲啞含補以死者比比皆是又曷故也蓋當其初起必有一二停滯之處流通之則自愈失治悞補遂至元氣愈滯愈虛而停滯之處日且加甚遂至通補兩礙無可措手此虛勞病之所以十無一生也故衛生之道以空氣爲最要所以通呼吸於天氣也居處爲次所以擇燥濕之地氣也而飲食衣服職業之密切於身者尤以消化而不停滯潔淨而不汚垢運動而不暇逸爲要此天地人相通之理而所以致病之原者不越乎此也

開辦醫校首宜保存國粹說

王士翹

自神農著本經黃帝作内經聖聖相承綿延不絕以迄於今者垂四千餘年其間名賢碩哲代不乏人類皆闡發精蘊爲醫道之干城乃不謂今之維新者流涉獵東西醫法輒豔羨不置痛詆中醫之一無足用高談雄辯目空一切充其量直欲將炎黃以來四千餘年之舊籍盡火其書而後快嗚呼是何言歟是何言歟夫中醫至今腐敗已達極

點其受人吐罵也亦宜至幷古醫書而一筆抹倒斯眞妄人之所爲其罪不在祖龍下雖然古醫書之承訛襲謬處亦復不少第謬訛者不過十之二三其不謬訛者恒得十之七八未可因其謬訛而並棄其不謬訛者亦未可以不謬訛而妄謂之謬訛者噫爲是說者彼僅知外醫之法既新且奇而不知古中醫之法有神於外醫者雖理化解剖諸學爲近今中醫之缺點然試觀剞腹滌腸洞見癥結如古之華元化扁鵲其人者以視今之外醫恐亦有過之無不及惟宋元而後醫學日替良法失傳卒至每況愈下有如今日之惡現象總之外醫優於治外絀於治內中醫全憑理想其弊失之空外醫全憑實驗其弊失之泥平心而論中外亦互有短長苟取彼之長補我之短養成一完全大醫科醫林中誠急欲求此人方今醫校將開醫院將設所望熱心任事諸君子當以保存國粹爲第一宗旨庶四千餘年歷聖相傳之墜緒不致壞於一二竪子之手醫界幸甚中國幸甚

梁武帝以醫自誤

戴穀孫

梁書世祖本紀。世祖諱繹。高祖（卽武帝）第七子也。初生患眼。高祖自下藥治之。遂盲一目。周書姚僧垣傳。梁武帝嘗因發熱。欲服大黃。僧垣曰、大黃乃是快藥。然至尊年高。不宜輕用。帝弗從。遂至危篤。梁簡文帝勸醫論云。比之術者。未嘗稽合。曾無討論。多以少壯之時。涉獵方疏。略知甘艸爲甜。桂心爲辣。便是宴馭自足。經方泯棄。乃其愛深親屬。情切支肌。患起膏肓。痾興府俞。雖欲盡其治功。思無所出。何以故。然本不素習。卒難改變故也。此殆目擊武帝之事。故不覺言之痛切與。

論治痘大綱

褚頤盦

古無痘之名。其字從豆。因瘡如豆形。名曰痘。痘之出也。約有二端。一則觸時氣而出。天行之疫癘。俗呼曰天花。一則下苗而出。取他兒所落之痂。向鼻孔引痘。謂之種苗。相傳此法。昉自宋眞宗時。顧出痘不同。而溯其出痘之源。皆由於胎毒。王淸任以爲胞內血中濁氣。其說恐非。人之結胎。本父母精血所成。交感之火。卽痘毒之根。毒藏在腎。以胎懷腹中三月而成形。先分兩腎也。凡小孩患痘。耳後必有紅筋。尻冷。足冷。係腎經見證腎爲水臟上與心主包絡相合痘之順者從心包血脈而出痘之逆者隨三焦氣分而出所以張隱庵云走於血分而後能貫膿結痂走於氣分則爲水泡白殼也調治之法今分六大綱一曰發熱不可過投解散之方也初熱之時用升麻葛根湯古法也程晨峯用蘇葛湯張景岳用柴歸飲發搐用王氏惺惺散惡寒用防風蒼朮湯傷食用枳朮丸飲冷用神應丸小便澀用導赤散八正散大便秘用三黃丸前胡枳殼湯渴甚用葛根解毒湯自利用黃芩湯表熱不解用疎邪飲裏熱毒多用東垣涼膈散表裏俱熱用連翹升麻湯以上治痘證發熱之大綱也二曰見點不可多與寒涼之品也湧出太早者衛虛用實表解毒湯毒盛用退火丹雙解散發出過遲者外感用參蘇飲內虛用十宣散托裏快癍湯細如芥子爲夾疹用化斑湯紅如錦紋爲夾斑用涼血化毒湯身忽痛用荊防解毒飲熱不退用柴葛煎以上治痘證見點之大綱也三曰起脹痘已開盤氣以呴之也三四朝內堪用快癍湯透肌散以催其發形貴尖圓頂凹者氣虛用人參白朮散頂凸者風寒用桂枝葛根湯色貴紅活灰白而枯用參耆內托散紅紫而黯用

凉血養榮煎。平塌焦黑。內用無價散。外用水楊湯浴之。以上治痘證起脹之大綱也。四曰灌漿。痘已化膿。血所變者也。六七日間。須用保元湯千金內托散。以助其成。空殼清水。用補漿湯。項平中陷。用升天散。乾蠟枯黃。用澄泉散。作癢用消風化毒湯。抓破用白龍散傅之。以上治痘證灌漿之大綱也。五曰收靨。漿回而脹收也。以似靨旋螺者爲吉。肌膚弱嫩。元氣虧也。用象牙散。焮腫潰爛。毒氣重也。用大連翹飲。膿水浸漬。濕勝也。用除濕湯。窠粒乾燥。火灼也。用清毒飲。漿汁淋漓而疼痛。用敗草散蕎麥粉調塗。以上治痘證收靨之大綱也。六曰脫痂。膿乾而疤脫也。以痂色桃花者爲上。赤而凸起。風熱盛也。用解毒防風湯。白而凹陷。陰陽俱虧也。用十全大補湯。純白不紅。血脫虛甚也。用當歸補血䵟。浮光色紫。毒焰外熾也。用犀角地黃湯。落去之後。瘢痕黑。湯用四白滅瘢散調塗。以上治痘證脫痂之大綱也。要之治痘始終。固當培補氣血。程芝田先生曰。全賴腎中水火。鼓舞送毒外出。譬如鍋中少水。則飯易焦。釜底少火。則飯難熟。觀程氏喻法當補腎。能不培補氣血哉。然與非與。敢質諸世之專於痘科者。

下肢麻痺症臨床診治　洞天診錄

凡身體無論何部麻痺。均屬於腦脊椎之病類。蓋其症根於腦。究其何以呈麻痺之理由。則因諸神經之末稍性不用所致也。按我國古方書則曰麻木。因榮衛之行澁。經絡凝滯使然。在手多兼風濕。在足多兼寒濕。其治法。不外去風、理氣、養血、清痰、等法。而本病患者。請余診治時。以上諸法。均已備嘗無效。故余概置舊法不用。姑以新法治之。今概錄之於下。

本病患者。乃甯波天童寺院主。現爲本府僧立教育會長。年五十九歲。生平工詩。士大夫多知其名。著有八指頭陀詩集行世。

病狀

患者平素工詩。過用腦力。常有腦充血之頭痛。自述十年前隆冬赤足涉水。足部受非常之激刺。遂爲寒氣所傷。以後兩足漸覺麻痺。然有時亦不甚覺。茲雖體格尚健。營養有時不良。兩足指麻痺。艱於步履。面色鬱滯。每呈一種蒼黑之斑點。然喜怒無常。盛怒時面色呈充血性之潮紅。大便不調。細檢患部之皮膚。稍呈浮腫性。以手觸之。毫無知覺。打診上無異變。聽診上呼吸音促急不調。按脉一分時有一百二十至之多。

治法

宜注重食餌衛生。如食物。概取有營養價値及易消化者。每日上平流電氣二回。以興奮該患部之神經。每夜通大便一次。處方以鎮靜健胃爲主。

臭素加僧謨　八、〇
沃度加僧謨　四、〇
苦味丁幾　四、〇
單舍利別　一〇、〇
全量連水計二〇〇計服六次二日量
硫酸痲偪涅失亞　三〇、〇
加溫水爲六〇〇、〇一回灌腸通大便

惠件誌謝（駿）

昨承寧波會友王藎臣君寄贈醫學堂楹聯一副。自畫墨梅兩幀。精理名言。悉屬壺中妙吐。生香活色。幾疑嶺上初開。渥承佳貺。增我汗顏。聊綴俚言。誌君雅誼。並特錄其聯句。俾醫界爭傳。刊彼題辭。爲梅花寫照云。

醫學堂聯句

宗旨仰岐黃。溯五千年先聖遺規。廣廈宏開。名士名醫憑造就。

淵源紹靈素。爲四百兆同胞幸福。慈航普濟。仙桃仙杏任栽培。

畫梅七絕四首

松竹成林結契深。漫勞踏雪遠相尋。（滬上創立中國醫學會蒙舉調查及醫報總編輯員）水邊石畔垂垂發。（報紙風行各處）醉寫花枝寄素心。（敬謝赴會時設酒相欵）

爲愛江南第一花。（滬上開醫學堂爲提倡醫學之先）餐霞嚼雪自成家。偶逢知己傳消息。如見芳枝透碧紗。（同社之誼不得不共相勉勵）

雪作精神玉作姿。揮毫聊寄兩三枝。滬濱自有回春手。認取羅浮月滿時。
暗香疎影玉玲瓏。品格清奇寫未工。內經自有奧旨微言遠勝各國無如今人學多不專自是君身有仙骨。著花原不待東風。開醫學堂自能陶成一子弟何必遊學日本

來函照登

素未識荆。久思御　李。江雲渭樹。飢渴深之。獻歲發春。遙譒　道祺安燕。　潭祉凝羊。式符私祝。弟僻處偏隅。學淺識陋。三年前得讀醫報。稍知學醫之門徑。蒙雪樵先生不棄。收列會中。殊深愧恧。前年歲杪。雪樵先生有太原之行。因報務無人接手。幾欲停辦。弟曾上書力勸。開春弟即北上。在京都一年。遍覓醫報。竟不可得。屢疑此報已中墜矣。雖讀上海報紙有大開醫會之舉。亦難悉其細情。直至客臘返舍。閱閣下寄來報紙。始知報務歸　兄主持。且加推廣。欣慰萬分。是雪樵先生爲醫報開創之始祖。而吾　兄爲中興之功臣也。惟弟一載以來。未得捐助分文。慚悚曷極。見報中贊助諸君。多有月助二元者。弟敢援此例。從今年正月爲始。亦月助番佛二

尊所嫌道途遙隔零寄維艱現擬按季滙寄稍覺省便茲特交福興潤信局將春季六元寄上并應繳去年醫學會會費一元（中詧）其近況如何敢請 便示一二爲荷初次通函瑣瑣煩瀆不情之處尙希 鑒原手此祇請

大安敬賀

新禧不莊

小弟 沈乾照頓首 正月初七日

前月在滬渥荷垂 靑兼邀茗叙 高情厚誼欽佩莫名竊維

足下以學界通才爲醫林司命仿西國之新法救東方之病夫報紙續矣會章定矣不以經濟困難而中止不以心力交劬而弗爲非 足下定識定力加人一等曷克臻此况復宏開醫院普濟同胞於潮流澎漲之中保存國粹於金錢外輸之日力挽利權誠四千年未有之創舉五大洲特別之偉人也可敬可羨弟識味一方鏡垣乏術學荒五夜問世滋慚偶遇回春不過遼東之豕雖懷遠志終同井底之蛙茲蒙 折節下交不啻伐毛洗髓心乎愛矣幸何如之前日郵局遞到中國醫學會章程一冊

展閱俱悉。一是敢竭棉力。仿特別會員例擔任常年經費洋四元。以副　足下提倡之雅意。容後陸續奉上。自笑涓流寸壤。未必有補高深。聊當獻曝。傾葵藉以稍肩義務。區區愚忱。尚希見諒。肅此即請

台安。諸維

愛照不備

愚小弟王懋吉頓首　二月初九日

附呈七律兩章以誌景仰（步　君訪洞天不遇詩原韻）

維持公益滬城隈。嘉惠醫林詎費猜。下筆千言宏巨著。知交萬里印靈臺。（靈臺心也自中國醫學會發起後入會者雖千萬里外無不心心相印）嚶鳴早愜遷鶯願。（僕擬三月間遷居滬上）開化全憑吐鳳才。（醫報由君接辦字字珠璣益人神智不少）備物籠中容我附。參天蔭庇仰高槐。

洄溯伊人秋水隈。胸襟坦白兩無猜。虛衷卓著賢賢度。用藥如登將將臺。報國先存醫國想。聯羣尤具出羣才。淵源一脈遙相證。記取當年舊植槐。

醫界一覽表

英界

王問樵 金陵人內科本報經理員 住二馬路興隆里中國醫學會

許菊泉 金陵人內外科本報贊助員 住同上醫學報館內

彭伴漁 松江人內科本報總編輯員 住四馬路直西觀盛里

徐宗揚 嘉定人外症傷科本報贊助員 住大馬路後中旺街錢江里

任際運 無錫人內外科 住新閘市浜橋同春染坊對弄

傅春波 南京人鍼科 住新閘大街仁濟里一弄

顧文俊 川沙人雜科 住新馬路西福海里

江蔭薌 蘇州人內科 住盆湯弄北高陽里九號

劉松雲 四川人內科 住大馬路北恒豐里

李幹卿 無錫人內外科兩江考取優等 住大馬路後中旺街鳳鳴里口

胡蒓香 平湖人毒門外科 住二馬路西首翻清樂室

宋鏡澄 松江人棠樓長子眼科 住三馬路壽錦里何福祥綢緞莊

周惟明 寧波人一堂子眼科 住三馬路鼎豐里對門大生堂

金子康 蘇州人內外科 住三馬路西首寶和里四弄

王雨香 江蘇人外科毒門 住六馬路直西懷德堂

郁少甫 上海人內科 住老閘橋南北京路中市

錢秀頌 太倉人內科 住廈門路德豐北里

法界

汪竹晨 紹興人內外毒門 住鄭家木橋南福壽里口

蔡雲卿 寧波人內科 住大馬路北首得興里

張美堂 寧波人男婦兒科 住鄭家木橋直街安寧里

美界

胡夢橋　大場人內科本報贊助員　住外虹口正豐街義興米店

徐小圃　上海人內外幼科本報贊助員　住虹口武昌路多子里

馬逢伯　江灣人內外喉科本報贊助員　住海甯路新造洋房內

姚艮成　泉唐人內外科本報贊助員　住新衙門後華興坊後九弄底

黃杏卿　江蘇人內科　住中虹橋直東新三官堂

汪家田　蘇州人內外科　住中虹橋東首慶餘里

王仲康　上海人幼痘科　住裏虹橋東塊泰山堂藥舖

朱堯臣　餘姚人內外幼科　住天后宮後面成大弄內

李香生　廣東人內科　住虹口三元宮對面巷內

華界

許春山　金陵人菊泉子內外科　住新北門內穿心街中市

沈友良　珠家閣人內外科　住邑廟西首舊教場王醫馬弄

陳心田　紹興人牙科　住邑廟文昌殿內

楊味吟　上海人內科　住小東門內天官牌樓

陶寅康　畛城人內外科　住大東門內火神廟東首

耿湘波　上海人幼科　住仝上火神廟西首

張慶平　上海人內外科　住道前街水仙宮隔壁

金品三　松江人秉之子內科　住彩衣街下午分寓拋球場掃葉山房

汪利生　湖州烏程人推拿幼科　住大東門外電燈公司西首

徐楚材　蘇州人曹滄洲門人內喉科　住南市竹行碼頭同益里

金竹香　上海人內外喉科　住西門大街翁家衖口

右表以一年爲期每名每年計取刊費洋四元按季先付一體刊列題名錄免繳會費特此附聞

會友題名錄接上期凡已詳前報及尚未塡具信約者概不排登以免複雜

錢毓槃字秀頌江蘇太倉州附生年三十九歲現住上海廈門路德豐北里

陳　晉字燮康江蘇通州府泰興縣廩貢生年三十六歲現住山西太原府醫學館

以上會員已遵具信約者計並林孝策林先耕胡瀠卿沈韻濤周伏生等共七人

周湘東江蘇松江府青浦縣人年四十二歲現住上海北垊城橋西垷長慶弄內

謝家駒字伯昂江蘇溧陽縣人候選同知現住山西太原府炒米巷路

何其昌字右軒浙江湖州府歸安縣歲貢生年五十八歲現住上海珊家園人和里

王兆林字藝生江蘇蘇州府新陽縣人年二十六歲現住唯亭鎭天吉衣莊

馮錫珍字伯銘江蘇常州府無錫縣人年二十四歲現住上海南市同衍德藥號

張澂林字克明江蘇楊州府甘泉縣人年二十九歲現住上海英租界六馬路

賀　鈞字季衡江蘇鎭江府丹陽縣人年四十三歲住城內洸家橋邱祠內

以上新入會者共七人

醫學源流考（十二續）（漁述）

醫學源流論二卷。凡七門。九十三論。指摘醫家利弊。多精鑿也。難經經釋一卷。以經正經。多所發明。醫貫砭一卷。指摘養葵之誤。武之望、字叔卿。著濟陰綱目十四卷。蒲壎字賡六。著女科經綸八卷。又醫學經綸。萬密齋、著女科彙要四卷。吳道源、字本立。著女科切要八卷。痢證滙參十卷。閻純璽、著胎產心法四卷。唐千頃、號桐園。著大生要旨五卷。林之翰、字憲百。號慎菴。著四診抉微八卷。沈明宗、字日南。著醫徵十二卷。懷抱奇、著醫徹四卷。孫志宏、字克容。著醫轂八卷。李梴、字南豐。著醫學入門八卷。王景韓、字遜魏。著傷寒舌鏡二卷。史錫節、字晉公。著痘科大全。翁仲仁、字嘉德。著痘疹金鏡錄四卷。陳實功著外科正宗四卷。楊繼州著鍼灸大成十卷。楊璿、字玉衡。著傷寒溫疫條辨六卷。吳儀洛、字遵程。著本草從新六卷。成方切用八卷。陳祖恭、著溫熱病指南一卷。論風溫、濕溫。條。分。縷。析。發。前。人。所。未。發。也。陳士鐸、字敬之。號遠公。山陰人。遊玉湖西。遇岐天師於河上。授以術。忽不見。從此精通醫術。著有明醫藏府精鑒。著述頗富。惜兵燹失傳。其存者皆抄本耳。武林沈巨源、號曉庵。著有痘科正傳。沈明宗、字日南。號鴛湖。著溫熱論二卷。雲間秦遇昌著痘科折衷二卷。以上皆醫界偉人。能發曠古未發之旨者也。後乎此者更不勝枚舉。窮源尋流。還請俟諸博學之君子。

已完

病有不可治說

王藎臣

世言有病必有藥。此造物之仁也。有藥而用之不當。病不可治。此庸醫之誤也。雖然。庸醫之誤固多。而病家之失亦復不少。試縷陳之。俾知引以爲戒。一、如驕恣率性。不遵戒忌。二、輕命重財。治療不早。三、迷信巫禱。不信醫藥。四、憂思莫解。得失縈懷。五、煩躁暴戾。不自寬慰。六、急促求愈。雜藥亂投。七、膠執成見。加減藥方。八、藥不道地。煎不如法。九、嗜慾不節。取快一時。十、家室乖戾。拗怒拂鬱。病家有此十失。即明醫用藥。尚難濟事。況庸醫乎。甚至病應瀉者責醫不補。藥宜溫者責醫不涼。病宜針灸者責醫湯藥無方。諸如此類。悉數難盡。而猶嘖嘖焉咎用藥之不當。馴至病不可治。庸詎知病者之自取其咎也。昔扁鵲名聞天下。遇虢太子雖死猶生。遇齊桓侯雖生猶死。何也。以一受治。一不受治也。予故曰病有不可治。

嗜欲不同

孟子曰、口之於味。有同嗜焉。試證古今。蓋有不盡然者矣。如文王嗜蒲苴。曾晳嗜羊棗。魏徵嗜醋芹。劉邕嗜痂之類。古人之不同嗜若此。又如華人之嗜臭豆腐臭鹹蛋。西人之嗜臭雉醢。波斯人之嗜阿魏。俄人之嗜醃菜臭、北黑爰斯及母人之嗜魚油臭。瓜哇人之嗜土。羅馬人之嗜昆蟲。皆不可以常理論者。故內經云、嗜欲不同。各有所通。西諺云、維味與色不可理釋。此之謂也。夫臭味之於嗜好。且難強同。況氣性之於體質。又安能強合耶。觀孔子不撤薑食。而王潛齋醫案。竟有學孔子而幾危者。孔子且不可學。況其他乎。乃今之醫者不明體質之陰陽。風土之強弱。欲以個人偶驗之方。概施於衆。或以一己虛實之體。揣測他人。非擔頭斗火。即篋裡盤氷。欲圖十全。夫豈易易。爰擬此說質諸高明。

陽常有餘陰常不足論

戴穀孫

丹溪言陽常有餘。陰常不足。洵是千古名言。而張景岳力辨其非。殆未度於理者乎。經云、積陽爲天。積陰爲地。地之於天。不過八行星之一。陰之不能敵陽者萬萬。在造化者、亦知陰不敵陽。人無以安生。故使人之生也。先成精。精是水質。人身全是水質所凝。生理家考得人身水質居百之七十五。如地球之水。占四分之三焉。蓋地球非此。無以爲抵制。人身非此。不免於槁亡。且天陽之氣。生身之本也。其所以能生身者。以蒸動水陰而化氣。水陰之所以能化氣者。以含有漲力故也。乃水之源。卽在兩腎之中。爲天一之所生。爲性命之根蒂。凡人吸受天陽。由肺歷心。由心歷腎。腎得此氣。如湯沸釜中。大氣瀰淪。臟腑皆以受氣。五官百骸。卽由此立。知覺運動。卽由此生。人知兩腎爲生身之本。而不知全賴天陽之薰蒸。人知天陽爲生身之本。而不知全賴水陰之接濟。然而天陽之氣。終古如斯。水陰之氣。與年消長。蓋天陽蒸動水陰。而水陰卽消耗於天陽。此卽內經陽生陰殺之理。故經云、年四十而陰氣自半也。起居衰矣。況以房室竭其精。憂勞耗其眞。陰氣所存幾何。其能供此交征乎。夫陰不能配陽。則陽遂以刦陰。是故六氣外侵。

定是精虧之體。七情內擾。必係火旺之人。若陰氣素充。六氣化火之邪不能害。七情內動之火不能傷。所謂陰精所奉其人壽也。然所謂壽者。亦不過如燃油未竭。殘焰尚燃而已。而火熱煎熬。終必有熄滅之一日。故自古皆有死。而長生之術無聞。豈非天陽亢烈。陰難爲繼之故歟。昔有人恐地心之火。由漸熄滅。不能生物。今又有人恐地球之水。由漸消涸滅絕生機。幷引西報之言爲證。云斐洲之窄德湖。本爲海之流域。今則漸積不流。又美國有鹽湖浩蕩無際。今水亦漸少。夫地心之火。斷不慮其熄滅。而水則日受天陽之吸引。其消耗必不能免。於此可覘地學家之進步。然培謂地球之水。生滅尚屬渺茫。人身之水。消長自有定理。故丹溪之說。不可謂非篤論也。惜其第引天大地小。日實月虛之爲喩。不知天地日月之陰陽。卽關係人身之陰陽。人身之陰陽。卽從天地日月而出。一言天地日月。則人身之陰陽有餘不足自見。非僅取喩已也。蓋就人身言。水質居四分之三。陰又何嘗不足乎。惟與天日有密切之關係。則知四分之三之水質。抵制天日。尚不足以供其吸引也。然陰字所包甚廣。有肺胃之陰。津液是也。有心脾之陰血脉是也。有肝腎之陰。眞精是也。丹溪專主血言。則隘矣。又立補陰丸方。以爲損陽益陰之治。恐亦未當。蓋補陰之法。非一端。有益陰以制陽。如地芍之類。有損陽以就陰。如芩連之類。有歛陰以維陽。如龍牡之類。有通陽以和陰。如薑桂之類。補陰丸一方。豈能盡補陰之用哉。吾愛丹溪之論。而惜其言之尙未備也。故引而伸之。

傷寒症

洞天譯述

○腸窒扶斯 Abdominaltyphus

按我國傷寒症一書。其仲景氏自序云。傷夭橫之莫救。所以尋求古訓。博採衆方。蓋因誤治之後。病變不一。必無循經現症之理。當時著書立說。亦不過見何症現。前卽立何法以治之。本無一定之次序。奈何後之相因著書者。互相訾議。愈說愈遠。不知仲景之書。爲立方療病之書。非依經定方之書也。昔夫靈胎徐氏之言曰。方之治病有定。病之變化無窮。當知其對證之方。隨機用藥。切不可拘守六經傳變。可謂千古獨具隻眼。至於治療之法解肌、發汗、攻邪、散痞、逐水、驅寒、溫中、除熱、各有主方。雖論病理之處、質之近世。多以爲臆說。然其方往往用之得當。効若桴鼓。是乃古無解剖生理的研究。無檢查細菌的智識。所憑以診斷治療者。惟有經驗耳。由是觀之。則前云當知其對症之方。更彰彰明矣。所謂對症之方者。而原書俱在。好古之士。不妨從流溯源。一一消息而用之可也。乃今之所論傷寒者。如古書不同。請畧言其致病之原因及治療之方法。雖不足供覽於　大方。然於治斯病之一道。未嘗無小補云耳。

(1)發生本病之原因。由一種窒扶斯杆菌之傳染。該菌較赤血球細小而帶長杆形。兩端不鈍圓。存於腸內容物中。或存於脾液及尿中。或薔薇疹諸內容中。毒力最甚。其被傳染者有關於本病者排泄物。及土地飲水二說。然既一回罹於本病後再感者甚稀。又患本病者。以十、五、歲乃至二十、五、歲之壯者。爲多。其患本病之時候。多在九月至十二月。以精神感動不知攝生。爲誘發本病之起點。

(2)剖檢以回腸下部「バイエル」氏腺之疾患爲本病之特徵。於第一週。其腺徐徐

腫脹。呈髓樣之浸潤。此際他之粘膜。亦發加答兒性炎。於第二週。該腺之表面。漸生壞疽性之痂皮。至第三週。痂皮剝脫。生窒扶斯潰瘍。第三週之終期。其經過若幸良。則潰瘍漸次清刷。第四週潰瘍至癒。時又有多數之孤腺。同起作用。於剖檢上。此「バイエル」氏腺。及孤腺中。有窒扶斯扞菌發見。

(3)症候潛伏期二三週。前驅期(三日乃至數週)全身倦怠。食思缺乏。微有頭痛。及四肢掣痛。一回或數回惡寒。次發熱。於是起居不能自由。而就蓐焉。第一週。諸症增進。頭痛、轉劇。熱度漸增。煩渴舌乾燥。有苔。脈搏充實。或疾速重複(一分時過百二十至者危)脾臟腫大。或衄血便秘。第二週。為本病之極期。熱度稽留。全身症益增進。神識矇朧。或譫語。氣管枝發炎。腹部膨滿。腸骨窩雷鳴。按則痛甚。來中等之下痢(豌豆樣黃色)腸部皮膚。現多數帶藍紅色細小之薔薇疹。第三週。諸重症尚持續合併而發若經過良。則第三週之終期。全身神識輕快。食欲漸思。病勢漸移於恢復。

(4)熱度之特徵。第一週。如昇階級之狀。每日朝夕之溫度。比上一日殆高一度乃至一度半。第二週。每朝三十九乃至三十九度五分。每夕四十度。甚有昇至四十度五分。第三。至第四週。熱度又漸次下降。有渙散之狀。其發熱時間大概二十日或二十八日。如重症。甚有慢延至五六週者。

（未完）

陸軍醫生之任務

寓漢李宗陶述

（一）醫務日記（二）診斷簿（三）入院全息患者各名簿（四）體力簿（五）命令錄（六）報告原稿簿（七）實認証書（因公致患者由上官給與實認証書爲據）診斷証書存件（八）藥方存根（九）傳票及送達簿

以上第一第六第八第九項存至十年。第二第三第四第五項存至三年。第七項存至三十年。滿期之後。即行焚燬。

陶前在湖北陸軍馬隊第一營時。於此九項中。惟第三第四第七項不用。因湖北尚無陸軍病院。故無第三項。兵之體力。由上官鑒定。故無第四項。至第七項。湖北均尚未行。即其餘六項。各營中亦罕有用之。今爲　諸道長述之者。以備　諸道長中或受

續印百期醫學報招股簡章

[illegible]擬章程亦尙[illegible]如事[illegible]遵照諭令實心經[illegible]認[illegible]生是爲至要切切此批

陸軍之聘。亦可預知陸軍醫生之任務也。

軍營之衛生規則

一兵房須日日打掃淸潔。房內宜乾燥。鼻涕痰涎不得任意吐汚。烟炭雜物。不得隨手亂拋。

二窗戶淸晨宜開。以通淸氣。夜間宜閉。以防寒風。然不可緊閉。稍留幾寸。可通淸氣。若遇大風暴雨。須卽緊閉。每一星期當洗刷一次。

三衣服宜常洗淸潔。裏衣尤須勤換洗。

四體不淸潔。最害衛生。頭面手足。均應勤加沐洗。

五生冷雜物。不得任意亂吃。

六飮食宜謹。須隨量之大小。不得過飽。

七身體勞動（如下操場）後。當休息片時。並將手面洗淨。方可飮食。

八食後不得卽睡。恐易停食生病。

九陰溝之水不宜存積。須掃除清淨。

十盛夏天熱之時。不得睡在地上。及露天。恐受風吹露滴。兼受潮濕。易生疾病。

廚房之衛生規則

一廚房宜打掃清潔。一應傢具。須常洗刷。並禁各夫役不得在廚房地叚剃頭。恐有餘髮混入飲食之中。食之有害。最要留心者。是短頭髮。

二水宜潔淨。所用之水。須用礬打澄清（湖北無自來水）並將雜草穢物去淨。水缸每天淘洗一次。

三淘米必將米砂淘淨。煑飯宜煑熟。不得半生。

四煑水宜至極開爲度。茶水越宿。不得再飲。

五蔬菜必揀擇乾淨。須多淘洗清潔。

六死猪牛羊肉。及一切臭物。並有蟲之菜。均不准買。

七煑熟之菜及飯。須留心蠅蚊入內。食之最爲有害。

八食餘之菜及飯須用罩蓋之。

以上衛生兩則。僕前在湖北馬隊營時。擬就後發司書生抄錄粘貼各兵房各廚房。每日上下午須親自去調查二次。第此項衛生雖爲軍隊之衛生。亦可作公衆之衛生也。故錄之。以呈供衆覽。

燥屎不下以肥皂外治法治之　仝前

前在湖北省垣時。有知西醫李某者。與僕友善。偶爲談醫。述一患實火內結。燥屎不下之症。醫進大黃芒硝等藥。不應。後延李某醫治。李以洋肥皂。（卽禮和肥皂祥茂肥皂等）削如細筆桿狀。長寸許。納入肛門。頃之肥皂烊化。燥屎卽下。並云尚有一法。用水節。（卽大藥房中所售玻璃水節）將溫水射入肛門。亦可以通大便也。僕記之。去年在湖北張姓親戚處。遇其隣某姓。亦患實火內結之症。大便十數日不下。服藥無效。邀僕診治。僕卽以洋肥皂削用兩根。囑其如法納入肛門。患者初有難色。繼以無法照辦。初納時頗覺脹悶。漸卽烊化。舒服約三時許。下燥屎甚暢。其患若失。其水節用法雖未經試驗。當亦類是也。錄之以供醫林研究云。

錄杭芝軒君醫案兩則

嘉郡李嘯雲述

友人杭君芝軒。好學士也。其外祖張菊溪封翁。精醫理。樂善好施。設送藥所。嘗隨症給藥。歷數十年不倦。囑杭君司其事焉。封翁生平注重外科及急救諸法。不惜出重金購一秘方而刊印以流傳之。其熱心有如此。及年既邁。嘗謂醫操生殺之權。而內科病機萬變。尤易誤人。故囑杭君專業外科。杭君遵命。遂專心於外科一道。昕夕研究。歷著奇驗。蓋得其外祖之薪傳也。與僕居最近。診治之暇。嘗互相問難。并得其急救治疔各一方。嘗目覩其效。爰敢公諸同好。以備採擇焉。

(其一)香岩浜姚姓。以口角細故。購服水銀(約五錢)時在下午五六句鐘。當即腹瀉四次。人略困。次日上午又瀉三次。人更憊。然毒性猶未發。至十二句時。陡然氣喘大作。腹瀉不止。面青自汗。神昏形脫。自覺一團冷氣冰結肛門。異常重墜。急延杭君施治。詢得其情。以硫黃三錢研細。和入淨土。對半用冷水調勻灌入。歷一分鐘。喘漸定。瀉漸稀。

至[illegible]份告成併准將股[illegible]
亦另贈全報一部以酬其勞◉一官利紅利兩項俟議決再行報告　本館謹白

汗斂神清。面轉生色。肛門冷氣漸溫。生機有望。便令接服半硫丸。以善其後。服至旬日。毫無燥烈之弊。而人得安無恙矣。

按水銀純陰。陰中之精也。硫黃純陽。陽中之精也。「以純陽制純陰固屬至理」蓋水銀性流走無定。入於人身。必致流竄。將氣管氷結。血脈寒凝。上下之氣。不相接續。于是上為喘汗。下為冷利。得硫黃陽剛之性以制之。搜剔水銀之毒。阻其竄流。不使流散。實得相尅之義。其尤要者。在和淨土一半。蓋土為萬物之母。萬物之所歸也。和以硫黃。使歸入土。隨瀉而下。不致傷及腸胃。尤屬法密心靈。令人敬佩。

(其二)南堰陳姓。患鎖口疔。誤食豬肉。疔毒走散。滿面浮腫。目合口噤。項强頸直。針刺不知痛癢。神煩嘔噁。勢將內陷。杭君令服蜚蠊。去翅足。生嚼之。至數十只。始覺味臭。神清。腫定瘡起。而痛癢知矣。乃如法敷治而瘳。

按蜚蠊即蟑螂。綱目所載。並無治疔。拾遺補闕。其法始備。法分內服外敷。并治臟脹及小兒疳積。歷觀主治。不外攻毒消積。以之治疔。則攻毒之用為多也。

以上二者。治呑水銀毒。實爲罕見。若患疔毒。治不得法。稍偶一不慎。最易走黃。坐此死者。不知凡幾。今得此簡便之方。無論鄉僻倉卒可得。願同志者誌之。

河車辨

錢康侯

凡藥之能補養氣血者。必擇其純正和平。一無惡劣之氣味。如人參生地等類。方爲適用。況氣血爲穀食之精華所生。本最清之物。若以惡劣之品補之。是反亂其清。有害而無利。俗傳河車能大補氣血。一切虛癆之症。悉用以補之。不知河車乃大溫大毒大穢大動火之物。本爲聖經所不載。至明之李士珍妄增入本草之中。稱爲補養之品。遂與聖經並重。今人忍受其荼毒。亦大率由此。以葉氏之明通。效而用之。寔未深究其味之若何。而輕於一試也。然徐靈胎已駁其非矣。河車之功用。被李氏創論于前。葉氏引用于後。致今人深信無疑。而不明其害。縱日殺數人。終不歸咎于河車之誤。不亦悲哉。試問大熱惡劣之河車。豈能補清微之氣血乎。吾願後世之人。弗妄聽渺茫無據之談。以自取其咎也可。

中國醫學會簡章

一 命名 中國醫學會 曰中國者言不限於一隅也

二 宗旨 改良醫學 博採東西國醫理 發明新理新治法 收集廣思益之效

三 緣起 本會之設有二因焉其一以醫家診事較忙不能尅期至會從容研究特為此會羣其心而不羣其身交換其智識而不浪擲其光陰凡內地各州各府千里萬里皆可入會 其二因年來各地醫會漸多但皆限於一隅故欲聯絡各會成一醫界大團體

四 會所 以上海二馬路興隆里第二石庫門為會所

五 區域 凡衛生學生理學全體學病理學診斷學方藥學及一切格致物理汽化動植物學之有關醫學者皆為會員所研究之事

六 會費 本會延書記一人會計一人幹事二人全司會內一切事務凡入會者每人每年捐銀一元以作會費有能多捐者尤佳除會費外有不敷允歸蔡君鍾駿擔認不另勸募第一次會費於入會時先繳以後收繳會費隨時登報

七 資格 一凡有志醫學不論已未行醫均可入會 二婦科產科兒科內科外科傷科藥學針灸理化等宜各專一學或兼通數門 三願入會者請將姓氏年歲職業住址宗旨及會費郵寄即行登報為入會之憑倘有遷徙宜告知 本會成立後當公舉會長一人副會長二人評議員十二人以分任會中諸務

八 義務 一宜力任改良醫學事 二會友有疑問各就所知以答 三如有心得及秘方驗方等宣之於衆 四會友議論儘可辨難務求攻理但不得任意衝擊肆口謾罵致傷團體 五醫報為會友交通之輪電公共之產業若會友學識優長者宜

助以著作俾得精湛家貲富裕者宜助以財力俾可廓充交游宏廣者宜任以勸閱俾能推廣

九權利　一會友互相通問若於不知住址者可由本會代爲轉寄　二會友有疑問可爲登報徵醫林之偉論　三報中專載會友之著作札記醫案等若會外有來稿須儘會友先登　四會友須購東西醫器具及新出醫書等可以代勞　五會友有刊印報書本館可以寄售　六會友有委託之件本館及同人力能爲之者皆可應命

十章程　此章程係一人所擬必經全體會員公決方爲定章如有意見各異或應增應刪各條均可隨時辨論更改以期盡善若不加辨論者卽爲允許須各遵守

附信約式

具信約　　字　　省　　府　　縣　　願入

年　　歲現住

上海中國醫學會爲　　會員茲將允認之約條列如下

甲願守會章

乙允從衆議

丙允認所舉者爲代陳意見人

丁願擔會務

此請

中國醫學會　查照

宣統　年　月　日　押

○○撫憲批准立案○○

啟者本會前由發起人蔡鍾駿王楨彭繩祖丁福保等合擬公呈[illegible]請各大憲立案茲奉蘇撫憲准[illegible]所請轉飭遵

會友題名錄

接上期凡已詳前報及尚未塡具信約者概不排登以免複雜

劉嘉楷字松雲四川成都府華陽縣人年四十六歲現住上海英大馬路北恆豐里

徐沐蕙字小圃江蘇松江府上海縣人年二十三歲住美租界乍浦路多子里

胡錫康字夢橋江蘇太倉州寶山縣人年二十八歲現住上海美界百老滙路正豐街

王有忠字藎臣浙江寗波府鄞縣人候選州同年四十六歲住湖西花園弄邵家大廳

袁丙身字保如江蘇鎭江府丹徒縣監生年四十一歲現住丹陽西門城內大街

朱堯臣字梅亭浙江紹興府餘姚縣人年三十九歲現住上海美界天后宮北成大弄

繆廷傑字桂一江蘇蘇州府長洲縣監生年二十一歲住本城閭邱坊巷

蔡鎰濤字雲卿浙江寗波府鄞縣人年四十二歲現住上海法界東興橋街

徐德勝字宗楊江蘇太倉州嘉定縣人花翎同知年六十歲現住上海中旺街錢江里

馬秉義字逢伯江蘇太倉州寶山縣人候選道年五十五歲現住上海美租界海寗路

陸承緒字慕君江蘇松江府南滙縣人年四十歲現住上海英大馬路後南香粉弄

王鑒基字雨香江蘇川沙人年五十歲現住上海英界六馬路西首懷德堂
桑寶善字楚臣江蘇揚州府江都縣人年二十四歲現住上海外鹹瓜街埽煙堂弄內

以上會員已遵具信約者計並詹鴻恩繆祖善等共一十五人

朱寶書江蘇松江府上海縣人年四十八歲住滬南馬家廠
汪利生浙江湖州府烏程縣人年五十三歲現住上海大東門外沙場街
田逢時字暘谷江蘇揚州府寶應縣人布政使經歷銜年四十五歲住本城城隍廟街
鄒永嘉字鳳鈞浙江紹興府會稽縣人年三十一歲現住廣甯橋
楊裕齡字子寬安徽廬州府巢縣人五品銜年四十四歲現住柘臯鎮
郁少甫江蘇松江府上海縣人年三十歲住老閘北京路西首
林幹臣字仲楨江蘇揚州府寶應縣附貢生年四十一歲住城內西城根
徐寶琮字楚材浙江甯波府慈谿縣附生年二十五歲現住上海竹行碼頭同益里

以上新入會者共八人

傷寒症

洞天譯述

○腸窒扶斯（續）

(5)合併症）鼻出血、氣管枝加答兒、肺炎、耳下腺炎、心內膜炎、蓐瘡、凡第二週之終期至第三週有腸出血者爲最險幸不陷於危亡者身體亦必衰脫又第三週至第四週亦多有腸穿孔者甚有起腹膜炎發現危險症狀而速陷於死。

(6)經過）二十日乃至二十八日。於重症。其恢復甚緩慢。有至五六週方解熱者。

(7)豫後）多良。雖然謹愼調攝。其百人中死亡者不過十人耳。如酒客、老人、及肥胖家、爲最險又或合併症中。腸出血者亦險惡也。

(8)類症）急性腸胃加答兒（如發病急劇而吐瀉、非定型性之發熱、無脾臟腫大及薔薇疹等）粟粒結核（如發營養不給之結核質）肺炎（胸部濁音、氣管枝音、捻髮音等、可由理學的診斷勘明）發疹窒扶斯（此爲凶年流行性之病無論壯者老人皆浸染。

自初發熱劇甚、一二週後熱解、則發疹漫布全身）腦膜炎（無脾腫發疹、爲熱不定型之腦症、甚有項部强硬四肢麻痺者也。

(9)療法）病者與不病者隔離。於病室行通氣法。病者及臥衣須清潔。一切排泄物嚴行消毒。食流動易化有營養之食餌。在本病之初期。施以頓挫劑（卽姑息之意）甘汞。有特効。卽使微弱下利。亦不禁忌。口內須洗拭清潔。爲最不可缺少之事。

○甘汞〇、三　乳糖〇、五

右與二包二時間服用

Joditum　Kaliumjoditum

○沃度〇、五　沃剝一、〇　餾水五、〇

右每二時五滴以一杯水加用

以上二處方皆限在第一週間之用耳

如劇熱者。用冷水洗拭。行冷布包罨法。（但腸出血、虛脫、大衰弱等、則禁用）與以安知必林 Antipyrin或安知歇必林 Antifebrin 如腦症。以冷水洗拭顏面頭部貼氷囊。若鼻出血頭部及項部行冷却法。栓塞鼻腔。如氣管枝炎貼以乾角、或芥子泥。內服祛痰劑。若皷脹腹部貼以氷囊。塗以的列並底油。如下痢、則投以收歛藥。腸出血、當嚴爲安靜。以氷囊貼腸骨窩時以氷片嚥下。內服阿片麥角過格魯兒鐵液、

○阿片　鉛糖文○、○三　白糖○、五

右與十包每二時一包服用

或腸穿孔時。須嚴爲安靜。全禁飲食內服阿片劑。虛脫者用興奮劑卽用樟腦二、○阿列布油八、○　用依的兒 Aether ○三—○、五行皮下注射。如蓐瘡以稀薄燒酒洗滌之。墊以空氣枕。如至恢復期。猶當禁食固形食物。與以肉羹汁、生卵、稀粥等、不可速離床蓐。如身神共安靜可使遷於健康之地轉養。

○石炭酸一、○　屈利設林適宜　豚脂二○、○

右爲軟膏蓐瘡外用

（注意）凡一週卽七日又處方箋下之藥皆一回之量如與二包則照加一半多則類推

論黃帝是衛生家老子是養生家宗旨不同

戴祖培

近人衛生說云、古人言養生。今人言衛生。養生爲一家之道術。衛生爲一國之仁術。養生理屬於虛。其弊流爲妄求神仙。衛生事徵諸實。其旨合於各保性命。且以字義言之。養之文從食。故言養生者。多主藥餌。衛有保護捍禦之義。故言衛生者。雖兵事不廢。其學問智識。不同如此。

培按此說。可定黃老之優劣。世以黃老並稱誤矣。老子以無爲爲宗旨。修道養壽。年度百六十餘歲。不知所終。是養生家之鼻祖。理遁於虛。弊流於妄者也。黃帝則不然。觀其言曰、予欲上以治民。下以治身。使百姓無病。上下和親。德澤下流。子孫無憂。其愛民之心爲何如。故爲之觀天時。省地理。端絡經脉。列別臟腑。探陰陽之奥。詳死生之故。選物設方。制於無形。體微發慮。決於衆惑。無非以個人衛生。推爲合衆衛生而已。而又修干戈。造弓矢。製指南。逐葷粥於北邊。戰炎帝於阪泉。誅蚩尤於涿鹿。除暴安民。兵事不廢。凡以保全衛生之道。無令失墜而已。然此但衛其外。未衛其內。猶不足以見聖人之深。聖人知喜怒哀樂。可以傷生。飢飽勞佚。皆能致病。故於上古天眞論發明厥旨。而大要在美其食。任其服。樂其俗。各從其欲。皆得所願。高下不相慕。愚智賢不肖。不懼於物。故民皆守朴。而合於道。年度百歲。而動作不衰。此衛內之道。而大同之治。卽由此臻。非聖人其孰能之。高保衡序內經。謂黃帝以理身緒餘治天下。誠爲知言。而當日麟鳳來遊。何莫非合衆衛生之效果。德人赫爾德曰、增進國民之幸福。恢勢力於全球者。在衛生之道。如何而已。斯多因曰、衛生制度者。一國生活發達之所不可缺者也。苟或缺之。則國家與病者無異。凡言衛生爲立國之基礎也。而黃帝則又以治國爲衛生之目的。蓋彼注意在國。而此注意在民。注意在國者。以立國爲重。故衛生與兵事相輔而行。注意在民者。以衛生爲重。故兵乃不得已而用之。此聖人樂育萬物之大公。與今之講衛生者。其度量之相去。不可以道里計。彼以無爲爲宗旨者。何可同年語哉。然觀今文內經。

亦時有道家言。此必戰國之僞文。不足以亂其眞也。

錢氏異功散論

朱讓卿

改異功散。卽四君子加陳皮。六君子減半夏。功主、補、後、天、脾胃。初無異於四六君子湯也。錢氏何必另立方名。後人又何必存其方。以與四六君子相鼎峙。此其間蓋有解焉。曰四六君子係湯。而異功則定爲散也。考湯之取義。爲盪。因其有盪滌臟腑之功。如承氣抵當等方是。故名。而四六君子之名爲湯也。則不取乎盪滌之義。而取其可爲湯液以灌注乎脾胃。使衛陽得以布護旁沛。故湯字。又與陽字象形。至變湯爲散。則藥品雖同。而用意旣不可強同。功力亦自然迥異矣。古人服散之法。服僅方寸匕。而多飲熱水以行藥性。服少而勤。使性無間斷。如五苓散三因白散等。皆然。蓋取其衛陽由脾胃直達於外。而在中之陰翳。得以立散。斯卽飲以養陽之精義。與湯液入胃之後。尙待遊溢上輸乎肺。然後水精四布者。有緩急之殊焉。後賢所製藿香正氣散等方。亦應如法服之。其效方神。若改散爲湯爲丸。失其意矣。顧錢氏何不卽以四君子六君子料爲散。而必增損於其間。豈其師心自用立異以鳴高哉。是殆有深意焉。意謂既取其散布胃湯。則四君之呆自不如六君之靈。然半夏有毒性既不純而味澀又難於下咽（以少數之散沖多數之水不能不連渣吞咽也）不如去之。況既有陳皮以行氣又復爲散頻服多飲熱湯已足以騰達衛陽使胸膈間痰濁無所容留正不必有藉乎半夏而性力之迅速實超乎六君子之上矣。此錢氏異功散之所以名歟。

太原醫學館課藝

論五苓散與猪苓湯之別

一名陳觀光

汗溺血等。人身凡屬津液類者。皆胃中水穀之精微。氣所化也。故氣爲水母。陰爲陽根。氣可生水。水可化氣。然無陽則陰不得化。無陰則陽無由生。醫者抑其強而扶其弱。則水津四布。諸病霍然矣。五苓散太陽之方也。太陽爲寒水之府。水陰不能自化。必賴陽氣蒸化之而後能旁達於毛孔而爲汗。上出於口鼻而爲氣。下出於氣門而爲溺。故用桂枝以助陽用茯苓猪苓澤瀉以助其氣化妙在茯苓色白入肺以使之通調澤瀉能使氣化行於上而復降於下猪苓甘平入脾肺助治節上轉輸然猶以水津之宣達必賴脾布也故又用白朮之性燥而多脂功專健脾除濕者使之轉輸於上下內外其多飲煖水者以煖則熱氣易行於皮肉肌膚皮膚得煖則元府易開且此症本因水寒而不化以煖水濟寒水同類相求其效尤速也況汗本由水化乎西人云肺腎皮膚同為排泄器官五苓散利小便而汗自出寒熱解其殆中國理之相通者歟猪苓湯陽明篇方也陽明之上燥氣治之燥氣太過易成裡實亡陰等症陽明病渴欲飲水者水津不布且有燥熱也小便不利者脾不轉輸肺不通調燥熱傷陰陽無所化也故用苓澤滑石阿膠以調肺氣助轉輸妙在滑石利水而不傷陰可祛燥熱更加阿膠滋陰以培水源又得三味以助氣化宜其效也然五苓散意在助陽以行水也故在陽明口渴係水津不布者始可權用五苓散猪苓湯意在育陰也故論云汗出多而渴者不可與猪苓湯所以然者以汗多亡津液猪苓湯復利其小便故也知此則二篇証治之同異昭然

續印百期醫學報招股簡章

爲續印全份醫報之發起辦理醫報之[illegible]也所有扁[illegible]交閱者、[illegible]

所擬章程亦尙[illegible]
生是爲至要切切此批

矣讀者於其博而要之曰凡津液未虧而水蓄不行者用五苓散凡陰不足而水不行者用猪苓湯虧甚不行者猪苓湯尙不可妄試五苓云乎哉

學有根柢故語能中的洵非率爾操觚 原評

藥性升降浮沈論

仝前

經云陰陽者天地之道也凡萬物生殺變化無不本於陰陽故曰萬物之紀綱變化之父母生殺之本始神明之府也聖人本天地之道而治疾故凡藥性等無不本於陰陽夫藥有寒熱溫涼之性厚薄輕重之異而後有升降浮沈之能蓋寒涼陰也溫熱陽也厚重陰也輕薄陽也升浮陽也沈降陰也以陰陽言之陽主上升陰主下降陽主外浮陰主內沈經云輕陽出上竅濁陰出下竅輕陽發湊裏濁陰走五臟是也以體質言之則花葉類之體輕者主升主浮金石類之質重者主降主沈以氣味言之辛甘發散爲陽主升浮酸苦湧泄爲陰主沈降涼爲金氣主降而治上寒爲水氣主降而治下熱則氣浮主升主浮溫爲春氣亦主升主浮此言其氣也下者奪之用降者宜高者越之用

升爲宜內者內之宜取沈外者外之宜取浮此論其用也其他以皮治皮以仁治心以稍治上以根治下或取形象或取顏色或取地道等法變幻萬殊無非取乎升降浮沈卽無不本乎陰陽

分合操縱無不如意允推合作　原評

問傷寒太陰腹滿吐利而無厥少陰厥逆吐利而煩躁厥陰厥逆熱渴而便膿血或爲利不止其病情淺深若何其施治難易若何當宗何法與方試條陳以對

全　前

經云太陰之上濕氣治之中見陽明陽明燥土也太陽得中見之化太過則爲大實痛之實症腹滿吐利太陰不得中見之病也太陰主地而主腹故腹滿地氣不升天氣不降故在上則病吐食不能下在下則病自利無厥者太陰主爲胃行其津液以敷布陽氣使灌漑於上下四旁脾主四肢而發陽氣於手足故曰太陰手足溫無厥太陰爲三陰之首故病至太陰其情較二經淺其象鮮危其治亦較二經易惟以四逆輩溫助其

陽祛其溼寒使得中見之燥化而愈少陰之上熱氣治之中見太陽然上火下水腎陽爲水中一陽之氣心爲陽體而有陰故皆名少陰腎又主閉蟄爲封藏之本精之處閉蟄失職則腎陽虛心脾兩陽皆根於元陽元陽虛故心脾兩陽俱虛太少相爲表裡少陰虛太陽之標陽亦隨而虛脾爲中土中土虛敗不能交通上下陰氣瀰於上故吐陰氣漫於下故利眞陽衰敗不能行於四肢故厥逆中土衰敗不交水火由是水自水火自火水不濟於上則煩火不交於下而躁論云吐利煩躁四逆者死少陰主樞多虛少實故本篇多死症治法審陽不能運行者用四逆湯元陽虛甚者附子湯陰格陽於上宜白通陰格陽於外宜通脉四逆厥陰之上風氣治之中見少陽厥陰不得中見之化而止見標陰則厥得中見之化則熱蓋厥陰兩陰交盡手足不同寒熱夾雜病勢至此情況頗危故厥陰熱渴相火爲害也便膿血者陽熱陷下也惟厥陰標陰故利下不止常與厥同見惟厥陰中見少陽故見熱則利卽止而爲欲愈之兆也夫惟寒熱夾雜故有熱多厥少厥多熱少之時治法用烏梅圓隨症變化可也明乎此則深淺難易昭然

矣。

三陰症治剖晰極明而於陰陽變易之理自莫能逃功夫至此進乎技矣原評

論熱入精室與熱入血室治法之所以異　仝前

熱入精室名陰陽易陰陽易者病傳不病之名也男子病後餘熱未清交接而傳於女人爲陽易女人病後餘熱未清交接而傳於男人爲陰易其症男子則見陰腫入腹而絞痛等症女子則見乳抽裏急等症與熱入血室之由病邪自傳入者似同而大異也故熱入血室有熱逼血行用輕熱養陰法血被熱結有陶氏小柴胡湯加減法此外或刺期門以泄其實或用小柴胡湯提少陽所陷熱邪而桂枝紅花湯之上下表裏俱到又治症之等血結胸者種種各症法固與陰陽易之男女俱主燒裩散之以濁攻濁俾邪之由陰道入仍由陰道而出者不同也

毫髮無遺憾波瀾獨老成二語堪以移贈原評

歲莫述懷七律四章（步王鞠初孝廉鄂渚歸舟詩原韻）雲間楊古醞來稿

亦另贈全報一部以酬其勞◉一官利紅利兩項俟議決再行報告　本館謹白

開卷淋漓意態雄
頹唐觸我感霜風
生來傲骨羞爭鶩
天半離情寄遠鴻
無復才華堪角逐
尚餘血性貫當中
頭顱八十嗟淪落
孤負當年造化功

海上鶯花娛旅客
空中樓閣繞江城
禬帷暫駐離筵酒
王都轉相雲武林舊友今夏赴任屢陪祖帳
衣鉢遙傳出使旌
雷譜桐　星使為門下士席孟則之高弟去冬出都餞於邵中旋又聚宴於滬
老去康成增感舊
劉融齋司業主講龍門時嘗共劇談
今來海上與李平書姚志梁兩觀察相見皆昔時書院高材生也
狂來杜牧尚多情
坦懷落落遭時妬
不待疑年已自驚

飄泊真如不繫舟
浮雲身世兩悠悠
圖書古意堅金石
志梁創　圖書館於城西區將以保存　國粹邀予共事
麗則詩盟結鷺鷗
麗則潔身社推子為社長
大好優游涵巨壑
周金箴觀察李雲書部郎有適館授餐之雅
最難訓倡徧名流
子英鳴韻詩詞人閨媛皆有和章至百餘家之多
年來貧到無錐地
賴有虛聲足解憂
五朝親見承平日
明年為宣統元年予生於道光庚寅則歷五朝矣
四海何嫌氣類孤
麗則社友云同社通函者有八百餘人明年仍約遙領
已辦逃名辭浸灌
那堪格物論精麤
故鄉欲延予為教習書三四至
客遊欲謝風吹梗
漁樂邀看雪滿蘆
從此養生重著論
埽除煩惱總歡愉

按本報宗旨在醫學乃古醞先生爲松郡名士久宦淛江近游滬瀆今年八秩龍馬精神依然矍鑠昨承以述懷詩見示記者雖門外漢而拜讀一過不覺惕然動中曰是非衛生有術曷克臻此爰亟錄之以誌欽佩　（漁誌）

節錄寶應田暘谷先生來書

久欽仁宇。未識慈暉。迺山斗之是瞻。旋慶台之已近。際茲春樹。彌切孺思。遙維　大執事生先學界。通才醫林。翹楚任勞任怨。作砥柱於中流。盡力盡心。造同胞之壽宇。信乎槐蔭庇人。允合葵傾五內。弟家居江北。累世業醫。歷承先人庭訓。參觀往昔名言。畧見一斑。敢云濟世。怎因相逼而來。夫亦安能坐視。不得已應命而出。兢兢焉時虞隕越。恨無多暇。服習衛生生理之書。近因敝邑醫學研究會成立。弟以才學淺疏。謬蒙諸鄉先生推許。認爲會中會長。堅辭再三。萬無旁貸。荷蒙惠寄醫報兩張。信約劵五張。展閱始巔。俱見井井有條。敬卽遵式填明並會費一元。報洋三角六分。肅封奉上。統希檢收。至承示各節。定當竭力開導。勉盡義務。不負委託之至意。（下畧）

會友題名錄

接上期凡已詳前報及尚未塡具信約者概不排登以免複雜

嚴國政字富春江蘇揚州府興化縣人年五十歲兩淮考取優等第一名現住傅家甸

接文鎔字子彬江蘇淮安府山陽縣人年四十五歲兩江考列中等住邵伯鎭官驛前

汪竹晨字舫廬浙江紹興府蕭山縣人現住上海法租界鄭家木橋直街

劉瀚仁字恩溥江蘇常州府靖江縣人年五十四歲現住北八圩橋

張祁悳字壽綸江蘇松江府婁縣人年三十四歲現住楓涇鎭

周弼堯字贊唐江蘇常州府靖江縣人年二十三歲現住東門外

以上會員已遵具信約者計並朱讓卿李嘯雲俞道生金惠卿藍月恒蔣雨塘等

共一十二人

湯莘治字聘臣江蘇常州府武進縣人年三十六歲現住靖江東門內

邵士杰字質人浙江湖州府烏程縣人年三十三歲現住南潯鎭南柵邵仁茂內

淩慶餘字志雲浙江湖州府烏程縣附生年二十九歲現住南潯鎭西柵吊橋河西埭

王壽芝字蘭遠安徽徽州府黟縣附生年四十二歲兩江考列優等住南京理問廳署

丁紹慶字雲卿江蘇揚州府興化縣人年二十六歲兩江考列優等現住東關街

唐守經字濟之江蘇揚州府興化縣人年二十六歲兩淮考取中等第一名住埂子街

周漢舫字小舟江蘇揚州府甘泉縣人年三十三歲現住邵伯鎮蔡家巷

薛渙舟字星湖江蘇揚州府江都縣人年四十二歲現住邵伯鎮小教塲

徐韻溪字甸侯江蘇揚州府江都縣人年二十九歲現住邵伯鎮留芳巷

葉德樹江蘇松江府上海縣人住老北門內雲居菴街第五號

張兆麟字書臣江蘇江甯府江甯縣人年四十歲兩江考取優等第八名住高家巷

以上新入會者共十一人

除名者四人列下〇孫夢蘭（已故）　陳奎堂　徐永賢　王賡伯（均違章）

輓仝社雅南宗兄

醫香氣誼一宗聯衍丹溪派註素問篇舊學共商量千萬語芸編傳秀水

聚散幽明三巳抝歎浦言旋旂亭作古重逢虛期望二百人蘭社悼晨星

社愚弟朱讓卿拜稿

辨丁福保新內經序

南洋新加坡吳翅雲來稿

余閱上海諸醫報。載丁福保新內經序。其全書雖未盡見。而其立意。都是薄中醫而重西醫。夫西醫之用剖解。以試驗形質尚矣。如頭骨八枚。顏面骨十四枚。脊骨廿六枚。肋骨胸骨及舌骨廿六枚。上肢骨六十四。下肢骨六十二。與夫肝肺俱爲五葉。中醫之書。皆不及其精詳。且五運六氣之說。亦荒謬無憑。飲水見垣之事。亦怪誕難信。此不特西人譏之。即吾岐黃家之卓識者。亦莫不笑之。然以臟腑骨脉皮肉而論。西醫有全體圖說。全體通考。全體闡微。全體新論等書。將人身內外層折剖割。以示精詳。而究於陰陽氣化之道理。多不能知。請詳言之。

西醫之論心也。謂不主知覺。僅爲生血迴血之臟。主知覺者是腦髓筋。夫心既能生血。自有知覺。其知覺之原。實用髓之質以施之。蓋髓爲水之精。得心火照之而光始見。髓如月魄然。心如日光然。相照而始能明。使無心以運動則一壞頑髓。亦何能神機百出哉。此西醫之論心。不及中醫之精微也。

且肝右脾左。非起之西醫之說。吾國淮南子已曾言之。王清任醫林改錯言曾用人剖驗。見肝系後着脊前連胃。是其系實居脊間之正中。然西醫謂肝無能事。只是以回血生胆汁。入腸化物而已。不知肝之合筋也。肝之藏魂也。彼但知筋著於骨節間。而不知筋實與肝通。凡肉之網膜。兩頭皆連於筋。肝之氣。即從內膈膜。發之於外。故瘈瘲抽掣諸病。皆肝主之。况肝之所藏爲魂。魂者陽之精。氣之靈也。究魂之根原。則生於坎水之一陽。推魂之功用。則發爲乾金之元氣。晝則魂遊於目而爲視。夜則魂歸於肝而爲寐。且爲夢。西人知覺與華人同。爲問彼夜之所夢。是出何部。則彼必廢然不知。蓋魂豈剖割所能探取。而夢豈器具所能測量哉。此西醫論肝。不及中醫之精微也。

若夫胃者陽土也。脾者陰土也。一陰一陽。互相摩盪。始能化物。故各臟各名一官。惟脾胃獨名倉廩之官。蓋胃主消。脾主納。凡五味之物。一入胃中。即化爲汁液。從脾之油膜。

散走於五臟。出而達諸營衛。然穀在胃中。又賴脾土之濕。升布津液以濡之。乃能腐變。西醫謂脾生一物曰甜肉。甜肉汁能化穀。醫林改錯名爲總提。卽胰子也。亦卽所謂脾臟也。此形同而稱名各異耳。然胰子能化油。彼言甜肉汁能化穀。而不知其化油也。當氣血運行之際。脾胃受其鼓動。實如磨礱然。顧此理此形。僅可以意會。非可以剖驗。此西醫論脾胃。得其粗而遺其精也。

又丁氏謂脉之爲用。以驗周身之病則可。謂某脉屬某臟則不可。噫、何其泥於西醫之說乃爾。西醫謂人周身血管。皆生於心中。心體跳動不休。脉卽應之而動。是周身有動脉。何得據血管爲斷。不知動脉之理。古聖已先辨之。黃帝問岐伯曰。十二經皆有動脉。何獨取寸口。以決五臟六腑死生之法云云。西人不讀內經。故未知中國聖人創立脉法。已先自爲問難。又云手脉只是一條。何得分出寸關尺。此說似是而實非。細察脉體。上至魚際而脉不見動。下至尺澤而脉亦不見動。蓋脉雖一條。而有分散合聚隱見之別、經云。上部法天。主胸以上至頭之有疾也。中部法人。主膈以下至臍之有疾也。下部法地主臍以下至足之有疾也。其中之奇變虛實隱微曲折。精於脉者。按部而尋之。若合符節。彰彰不爽。不然、自古迄今千百名醫能起死回生。豈非本古聖所論之法。以救垂危之症。較之西人僅以驗溫器挿於腋下。或含於口內。而不論熱線之虛實。其相去不亦遠哉。此西醫之論脉。不及中醫之精微也。各段多引用中西匯通醫經精義以其恰當非敢掠美也

至如腎與精囊。一則西醫誤其功。一則中醫異其名。夫西醫謂腎主溺而非藏精之室。今不必與之論是非。但與之論功效。內經謂腎居十四椎。爲藏精之府。設房勞太過則腰脊每多痠痛。骨爲精之所生。是損其精則傷其骨。甚至有駝其背者。非藏精之府如何。精囊、素問男子謂之丹田氣海。又名精室。女子謂之血海。又名子宮。其蒂發之於腎。下爲一大膜包前絡膀胱。後結大腸。位獨居中。西人謂之精囊。不過異其名耳。何得謂爲不知此精囊一物。中西名異而實同也。

僕本非好饒舌。特以醫理爲民命所關。不得不稍抒蠡見。以質同人。雖然、吾國醫學敗壞極矣。負時名者。多自是而不博考羣書。謀衣食者。鍊口給而不顧人命。甚至有江湖

賣技。街衢馭車輩。目不識丁。稍聞幾條湯頭。幾種藥性。更習一般卑恭柔順。笑容可掬。逢人自薦。而延之者。亦難却其情意。姑將使用。日久則醫千百人中。亦得數十人不幸偶中。而聲名亦因之而日出。且無知輩。復多譽之曰。某先生磊落。某先生磊落。嗚呼、孰知性命亦因其磊落而去也。可不悲哉。今年甯垣考試醫生。是先聲一鳴。學部有整頓醫學之議。彙之各醫報熱心提倡。大聲疾呼。則吾國醫學之進步。正未可量。此則僕所馨香以祝之者也。何偏於學西醫輩。幾若欲將四千餘年之醫學。毀而滅之也。是獨何心歟。

按中西醫學積不相容也久矣然競爭適以速進化之機辨駁始能達精微之旨本會同人虛衷以待凡會外來稿有指斥某人某事之非只須持論切當措詞雅飭者無不儘先錄登以供醫林研究焉吳君此辨耑主駁詰新內經以記者拘墟之見舊學尚難淹貫遑論其新然乎否乎還請識者一爲解决之　問樵附誌

勸醫家改良一則

林先耕

吾吳醫牌稱傷寒方脉。其方脉之名。不知始於何時。無從查攷。溯自叔和作脉經。而後世遂以脉理爲宗。然望聞問切。脉居其終。不過以脉合證。可以斷病之寒熱虛實。決病之進退吉凶。原不專恃切脉。今醫家方案。亦曰脉案。以案爲脉理而設也。至曰方脉。則以脉綴於方字之下。令人難以索解。何以不直名之曰某科脉理。而必加之以男婦大小等字。曰某某方脉。此誠不可解者也。夫曰傷寒方脉者。循仲景傷寒之名。而相沿成例。一似凡外感皆屬於傷寒。若不知後世溫病。多於傷寒也。者陳平伯嘗謂大江以南。病溫多而病寒少。王孟英謂北省溫病。亦多於傷寒。奈後世傷寒之名。不絕於耳。此皆誤於越人傷寒有五之說。謂傷寒有五。有傷寒。有中風。有風溫。有熱病。有濕溫。統風寒溼熱之邪。而皆以傷寒稱之。無怪傷寒之名目日多。甚至有剌脇傷寒。漏底傷寒。大頭傷寒。刖足傷寒。失魂傷寒等之種種俗名。此尤不可解者也。有曲圓其說者。以仲景傷寒論一書爲萬病之祖。謂傷寒者傷於寒水之臟。探本言之。若不必拘冬令之寒氣爲言。於是世俗有時氣傷寒之目。此更不可解者也。殊不知春溫夏熱秋涼冬寒。不必定犯太陽感之而病者謂爲時氣則可謂爲傷寒則不可漢代仲景非不知有溫病暑暍第生長河南爲南陽人地近於北氣候已寒當時患傷寒者十居其七觀其自序可知因當時傷寒多故爲傷寒論猶後世溫病多卽爲溫病論也並非以溫病濕暍而統名傷寒則傷寒僅六氣病之一種後世醫家正可不名爲傷寒方脉而改其名曰內科脉理或云溫病脉理亦可今湖南山東喜用麻桂薑附熟讀傷寒論書尤喜脩園之註豈知脩園當時篤信長沙多爲理論少於閱歷絕口不談溫病脩園閩人也今閩人最喜石膏可見地偏東南溫熱病居多而脩園之書不行於其地矣仲景傷寒論原非治溫病之書故欲明醫理先正其名正名則必先自傷寒始諸君以爲然否

按傷寒方脈四字於醫家有密切之關係近在目前人人當顧名思義循名核實此不改良尚何有改良醫學之處　先生吳下名醫一語道破可謂有功於醫學不淺轉移風氣當有同心　先生身膺蘇州府醫學原有領袖醫林之責則此篇卽爲振鐸也可

震澤張繼祖附識

問題求教

仝前

瘧疾一症。應日按時。不肯失信。內經有瘧客風府日下一節之論。又言邪氣與衛氣相遇則作。久爲醫家所公認。然一日一發。猶可理解。至二日三日之瘧。但云邪舍深遠。終未明白指示。不過擬議而已。若按營衛一日夜各行二十五度。不知二十五度。從何處算起。毫無界分。應日按時之理。幾成千古疑案。西醫驗有一種蚊瘧。言瘧之作。止由微生物之消長。其說已爲西醫公認。但瘧蟲生於血中。何以不聞有殺蟲之法。且無蚊之時。何以有瘧。亦不無可議。中醫治法多端。凡諸藥所不能療者。以信石療治卽愈。如瘧疾不二散、孫氏秘寶等方。均用信石。謂其可以刦痰也。西醫於雞納所不能療者用信石酒治瘧。無不愈。謂信石功力全補。是信石治瘧。中西同之。而主治之功用則不同。僕研究瘧疾一症。歷十載。不能窮其理。用敢質諸高明。求抒所見。以開茅塞。幸甚。

輕信不知醫者以自害其子說

李壽芳

天下之病。雖誤於醫家者多。而誤於病家者尤多也。何也。醫家而誤。尙可改易良醫病

續印百期醫學報招股簡章

至會所擬章程亦尚妥善應予如稟立案仰候　司轉飭遵照諭令實心經理毋許違言是爲至要切切此批

家而誤其害遂不可勝窮者矣。不問其醫之高下而延以治病。其害已鉅。若病家之親友既無學問又無師授。偶閱醫書。自以爲醫理已通。一遇人之有病。病家欲延他醫輒爲所阻。且多訾議。不知其已果否有活人之術。竟自率爾操觚爲之開方。如病家猶豫未決。則恐嚇相加。謂此病不服此方。其病有必不能愈者。而病家又以平日素所輕信。以爲姑服其方。如病果愈。亦可以免另延他醫之費也。然其方不服。尚可挽回。若服其方則無可救矣。有如前月湖北某營管帶之公子。年甫及週。患時症。屢延他醫診視。幸病不甚劇。猶可望瘳。有該營充軍需長某者。動輒賢智先人。乃以知醫自認。診之。硬用桂枝麻黃等味（此湯不知若輩從何處耳食者）並重用乾姜。而該管帶平時對待某軍需長過爲輕信。不察其方之可服與否。遂令煎服。詎此劑甫經灌入。而無罪之赤子已作九原之寃鬼矣。噫、世謂庸醫殺人。然醫雖曰庸。固猶是醫也。若素不解望聞問切爲何名義之人。而亦公然以醫自認。則視殺人之庸醫。當以加等之律科之。斯言雖刻。而世之不知醫以害人者。其亦聞而知所返乎。彼輕信受害者。聞之亦知所審愼矣。

炮製藥品說

王藎臣

天生五行。人具五臟。五臟屬五行。配五色。合五味。如心屬火。色赤味苦。脾屬土。色黃味甘。肺屬金。色白味鹹。肝屬木。色青味酸。一失其常。卽謂之病。病則須藥。無非辨五色揣其配合。別五味。袪其偏勝。加以炮製。而變色味。何異調和飲食。以之適口耶。夫藥具五色五味。而有良毒之分。寒熱之別。氣有升降。味有濃淡。質有重輕。性有厚薄。不藉修治。非惟無益。而又害之。然藥爲本草所收。不下千萬品。今第就管見而約言之。假如芩連知栢之類。性屬沉寒。欲治上部。以酒炒之。借酒力以上騰也。生熟地黃。蓯蓉。烏藥之類。性多凝滯。欲治中焦。用酒洗之。得酒氣以疏散也。黃連薑汁拌炒。可去痰火。和土炒可清胃火。同吳茱萸炒。以治吞酸。俱賴炮製之力。以使各適其用。大黃性寒力猛。治氣弱之人。須用煨蒸。否則苦寒傷胃矣。故行太陽經以酒浸。行陽明經以酒洗。苦參龍膽酒浸者。製其苦寒也。當歸防己天痲酒浸者。助其發散也。川芎天雄附子。其性燥烈。灰火中煨。去其皮尖。再以童便浸一宿者。製其燥毒也。半夏湯泡七次。南星水浸三宿。均於臘月冰凍數日者。去其燥毒也。用治風痰。復以姜汁浸一宿。南星治驚癇。又以牛胆釀陰乾者。取其壯胆氣也。吳茱萸味辛。須湯泡七次。麻黃煑兩沸。去沫。以免令人煩悶也。山梔仁欲瀉陰火。炒令色黑。水蛭蝱蟲斑貓乾漆。非炒烟盡。切不可用。大戟芫花商陸甘遂其性暴猛。非炒用峻利不已。蒼朮氣燥烈。非米泔浸一宿。燥性不減。至用礦質金石之類。須用火煆。必晾地上。除去火毒。如用子仁。另研細末。方可入劑。故藥有相反相合相畏忌。宜丸宜散宜湯煎。火別文武。水分順逆。如法炮製。自能愈病。世之圖省約而貪簡便者。不問炮製之宜否。徒咎藥石之無靈。何其妄也。

爛喉痧贅言

俞道生

爛喉痧一證。最易傳染。西醫謂有微生物在脫落假皮之內。人偶觸之。即爲氣管枝發炎。漸變腐爛。若治不得法。易於致命。中醫治此。以犀角爲最善。犀角有清熱解毒之功。且生於頂上。能至上焦至高之分。洵良藥也。癸夘年。此症盛行。余每用犀角。必輔以鮮地、鮮斛、銀花、綠豆衣、黃連、蘆根、滑石、通草等清凉化濕之品。屢奏奇功。蓋是症若但熱無濕不致腫而腐潰惟濕熱薰蒸則凡物黴腐理自然也故淸熱之中必兼化濕始能有效耳愈後宜戒口爲第一要義倘口腹不愼易變浮腫喘逆等症則病轉危矣可知此症必有黴菌之毒侵入肺胃血分敗壞血液一時驟難淨盡如或偶食腥鮮肥膩發物則毒有所依附致汎濫於週身爲腫壅塞於氣管爲喘治較起點更難措手惟有淸理肺胃化其血分積毒以冀轉危爲安但此時病已多日血液受傷血中之眞火因之不足脈由數大而轉爲細弱淸化之品不宜過劑是在醫家之善於會通臨機轉變因時制宜不可執一耳

和詩彙錄（步訪洞天不値原韻）

九蓮華湧水雲隈世界遊人盡一猜最是湖山佳處寺恰平波浪正中臺生成特色靑虛境點綴還須大好才七十二峯同入望驊騮一繫此庭槐　踏遍山隈又水隈梅應笑我鶴應猜虛空世界原無着領袖文章不易才天女散花何處室生公點石此間台而今覺了繁華矣夢裏乾坤一大槐　遁跡安然不自猜禪關近築甬江隈遙望日落

全份告成併准將股單每股扣取全份醫報一部如不願者取償[illegible]者亦另贈全報一部以酬其勞◉一官利紅利兩項俟議決再行報告　本館謹白

高登閣。爲看潮生獨上臺。唯似我人能愛我。是眞才子解憐才。欣君俊逸淸新句。月下沉吟倚老槐。

平望九華寺僧允中來稿

曾入武陵溪水隈。忘機不動白鷗猜。讀過劉漢中興史。欲覓嚴光舊釣台。撤坐磯邊超世象。作垂綸勢濟時才。猶能記得停舟處。立一森森綠葉槐。

僧士達來稿

吹落黃花瘦又隈。悲秋白雁向天猜。茅蘆下顧非常客。海上觀光濟世臺。振興靑囊公等德。論章互換取賢才。交通醫界分中外。大局維持萬古槐。

僧潤澤來稿

滬瀆駝沙各一隈。停雲落月費疑猜。想因征雁羈郵館。抑爲良方秘外臺。學會原期謀衆益。教言應不棄庸才。何時海上重携手。再拜堂前手植槐。

聿開勝會滬江隈。社友歡逢盡不猜。救世熱心師橘井。活人妙諦闡蘭臺。調和國粹參歐學。扶翼宗風萃衆才。醫界昌明君鉅子。豐功應不讓登槐。

會友蔣雨塘來稿

拜問仙樵滬瀆隈。迷津指我破疑猜。揮絃空仿陽春曲。得月先占近水臺。脫蘂自知難脫穎。遺珠曾否喻遺才。而今再說癡人夢。蟻穴依稀傍古槐。

會友張筱村來稿

遥仰高風浦水隈。他時過訪費尋猜。六朝舊地名家子。一躍新登大舞臺。學貫中西推國士。心存開化賴眞才。瑯琊餘澤流芳遠。好記庭前手植槐。 會友俞道生來稿

梅杏回春遍水隈。靈犀遥印不相猜。剖心爭演新醫界。瀝膽横飛大舞臺。輸入文明存國粹。剔除錮疾濟時才。維持合力休稍懈。旭日初升上古槐。 會友李嘯雲來稿

來函照登

執事先生閣下。未面荆州。每懷御李。奉讀報著。知 先生熱心公益。學普同胞。融歐西而保國粹。結團體以啟新知。醫界光明。生民幸甚。弟所知不廣。孤陋少聞。前讀 雪樵先生報紙。如獲盤針。方知趨向。受益良多。今又得 先生維持交通機關。領袖其間。欣仰無似。弟平素畧披中外醫籍。只識皮相。舊歲游幕金陵。應 兩江督憲考醫之試。蒙列優等。給以證書。自媿遼東野豕。並未懸壺。願隨 先生及 博雅諸君之後。乞其餘焉。則幸甚矣。奉上會費洋一元。並附信約一帋。(中畧)卽寄南京理問署內。交弟 手收。冒昧上懇。不勝惶悚之至。手此敬叩 道安。 愚弟王壽芝頓首

中國醫學會簡章

一命名　中國醫學會曰中國者言不限於一隅也

二宗旨　改良醫學　博採東西國醫理　發明新理新治法　收集廣思益之效

三緣起　本會之設有二因　其一以醫家診事較忙不能尅期至會從容研究特爲此會羣其心而不羣其身交換其智識而不浪擲其光陰凡內地各州各府千里萬里皆可入會　其二因年來各地醫會漸多但皆限於一隅故欲聯絡各會成一醫界大團體

四會所　以上海二馬路興隆里第二石庫門爲會所

五區域　凡衛生學生理學全體學病理學診斷學方藥學及一切格致物理汽化動植物學之有關醫學者皆爲會員所研究之事

六會費　本會延書記一人會計一人幹事二人全司會內一切事務凡入會者每人每年捐銀一元以作會費有能多捐者尤佳除會費外有不敷允歸蔡君鍾駿擔認不另勸募第一次會費於入會時先繳以後收繳會費隨時登報

七資格　一凡有志醫學不論已未行醫均可入會　二婦科產科兒科內科外科傷科藥學針灸理化等宜各事一學或兼通數門　三願入會者請將姓氏年歲職業住址宗旨及會費郵寄即行登報爲入會之憑倘有遷徙宜告知本會成立後當公舉會長一人副會長二人評議員十二人以分任會中諸務

八義務　一宜力任改良醫學事　二會友有疑問各就所知以答　三如有心得及秘方驗方等宜之於衆　四會友議論儘可辨難務求攻理但不得任意衝擊肆口譭罵致傷團體　五醫報爲會友交通之輪電公共之產業若會友學識優長者宜

助以著作俾得精湛家資富裕者宜助以財力俾可廓充交游宏廣者宜任以勸閱俾能推廣

九 權利 一會友互相通問若於不知住址者可由本會代爲轉寄 二會友有疑問可爲登報徵醫林之偉論 三報中專載會友之著作札記醫案等若會外有來稿須儘會友先登 四會友須購東西醫器具及新出醫書等可以代勞 五會友有刊印報書本館可以寄售 六會友有委託之件本館及同人力能爲之者皆可應命

十 章程 此章程係一人所擬必經全體會員公決方爲定章如有意見各異或應增應刪各條均可隨時辨論更改以期盡善若不加辨論者卽爲允許須各遵守

附信約式

具信約 字 省 府 縣 願入

年 歲現住

上海中國醫學會爲會員茲將允認之約條列如下

甲願守會章

乙允從衆議

丙允認所舉者爲代陳意見人

丁願擔會務

此請

中國醫學會 查照

宣統 年 月 日 押

醫學研究會○○○○○○○○○○○○ 敬者本會前由發起人蔡鍾駿王貞彭祖丁福保等稟
[illegible]稟請[illegible]立案[illegible]蘇撫[illegible]准如所請[illegible]

會友題名錄 接上期凡已詳前報及尚未塡具信約者槪不排登以免複雜

繆　桐字味蒓江蘇蘇州府元和縣貢生年三十二歲現住皮市街

孫　棠字雲錦江蘇通州泰興縣人年四十二歲現住北門內高橋北堍

吳　增字谷新江蘇通州人年三十一歲現住官醫局

繆廷璋字守圭江蘇蘇州府元和縣監生年二十歲現住獅林寺巷

陳蔭曾字養眞江蘇太倉州崇明縣人年四十二歲現住城北街

戴祖培字瀔孫安徽徽州府休寗縣人年三十二歲現住通州如臯縣

施秉鈞字伯衡江蘇海門廳人年三十四歲現住南通州三圩鎭

以上會員已遵具信約者計並馮箴若祖樹和等共九人

倪昀青字芑豐浙江湖州府歸安縣附生年三十一歲現住菱湖東柵邱家灣

包　鑑字鏡澄江蘇常州府江陰縣人年四十一歲現住本籍文林鎭門村

盧　鑫字慶珍江蘇揚州府江都縣人年二十一歲兩淮考取上等現住埂子街北

金　石字聘之江蘇通州人年三十二歲現住南通州

周　淦字鎮東江蘇通州人年五十一歲現住南通州

以上新入會者共五人

許菊泉先生傳畧

（楨）

先生諱釗。號菊泉。江南句容附貢生。醫已三世。抱奇術負盛名。落落無時下氣。在滬最久。同道咸欽敬之。其門下多知名士。如夏君應堂。黃君鶴祥輩。皆名重時。爲都人士所稱道者焉。生平又熱心公益。自本會開辦以來。先生舍已從公。深資臂助。此以會務紛繁。總理蔡君更邀以共事。先生亦引爲已任。慨然移帳就之。不料積勞過甚。舊恙復作。延至上巳前二日。竟不及還回故第。歿於會所。其臨卒嘆曰兒輩向平願了。固可無憾。惟未能追隨諸君子。樂觀厥會之成。此恨悠悠。無盡期矣。言訖而終。時年五十有五。噫醫界名人。又弱一個。今而後。安有如先生其人。復出而爲之借箸乎。記者至此。欲思曲盡所言。以彰　公德。而奈何欷歔涕零。竟不復能終其辭。嗚呼。何其痛也。

改良醫學宜先編輯教科書論

李嘯雲

中國醫學。垂數千年矣。岐黃而後。代有發明。著述之書。汗牛充棟。其閱時不可謂不久。其辨論不可謂不詳。而腐敗至於今日者。則皆無教科書為之模範耳。凡世界學術。其等級。則由下而上。其程度。則由淺而深。莫不循序漸進。毋相紊亂。惟中學則不然。而醫學者。則尤無階級之最者也。無相當之課本。無一定之讀法。聞學醫必讀內經也。則取內經讀之。而經絡臟腑。氣血陰陽。茫不得其端緒。聞學醫必讀傷寒也。則取傷寒讀之。而三陰三陽。溫熱風寒。更莫知其紀極。試更取註家閱之。則聚訟紛紜。莫衷一是。乃返而求之近時醫書。如藥性賦。湯頭歌訣。醫方集解。葉氏醫案之類。則津津有味。相見恨晚。由是數月而後。便可懸壺問世。為人治病矣。生理不知。病理不明。診斷不學。方藥不識。但記頭痛治頭。脚痛愈脚。已無餘蘊矣。自學者然。從師者自臨症外亦無不然。嗚呼。子輿氏不云乎。梓匠輪輿。不與人規矩。不能使人巧。夫工藝猶如此。而況醫操生殺之權。為人生司命者耶。故改良醫學。宜從編輯教科書始。教科之旨。首生理。次病理。次診斷。次藥物方義。蓋不知生理。不能知病理。何從而診斷。不識藥物。何從而製方。此編輯之次序也。由易而難。由淺而深。此課本之次序也。然後縱之以博覽。加之以臨症。試之以實驗。此教授之次序也。夫如是始可無以上之弊乎。特是今日醫塾未開。或將慮教科書之無用。不知此不必慮也。方今醫智漸開。醫界漸闢。各處醫會之興。起醫報之發行。爭先恐後。醫塾之開。會當不遠。惟經濟困難。籌措非易。雖有熱心志士。大聲疾呼。祇苦於無力耳。則不如就力之所能爲者。先行編輯教科書。以相授受。父以傳子。師以傳弟。友朋以之討論。將後醫塾開時。自得收良善之效果。如是則本源可清。而改良之說。庶不爲虛論乎。

戒烟淺說

原夫烟毒爲害。世少發明。曩惟王夢隱先生嘗論及之。謂烟經煎煉炮灼而成。其性燥烈。其氣慓悍。吸之則直行清道。無微不至。經絡臟腑之間。爲烟毒所薰蒸。則津液日漸枯耗。血質日漸不純。腦筋日漸痿縮。周身機關。漸無發達之能力。於是形容枯槁。面色青浮。大難乾燥。嗜食水果。此烟毒傷陰之徵也。而林文忠十八味。用藥獨偏重氣分者。則別有一義。謂烟能耗氣。吸之則無不氣虛也。蓋人身氣血。互相維附。氣主統攝。血主潤濡。皆冲和純粹者也。惟夫烟氣則慓悍迅速。最傷冲和之氣。久之則習與爲常。冲和之氣。漸爲所耗而退縮。於是陰精反賴烟氣以統攝之。故失癮之人。每現形寒骨楚。呼欠連連。涕淚交流者。正以烟氣已過。不能統攝。則陰精失其內守而流出耳。故刼津耗氣。各明一義。此王論與林方須相輔而行者也。究之氣生於水。水卽化氣。故刼津者無不耗氣。而耗氣者無不刼津。治之之法。首宜補益其氣。以返其冲和。以統攝其陰精。林文忠之方是已。次宜清養其陰。以滋其絡脉。以蕩滌其烟毒。王氏之論是已。戒之之法宜烟日減少。而藥日加多。則烟味淡而藥味濃矣。且不曰治烟而曰戒烟者。明乎宜以定力爲主。用藥力以補助之耳。若惟恃藥力。則其效驗。恐不如烟之靈應也。

醫案

荷花堤姚靄庭之女。年五十餘矣。早寡。寄養於母家。去秋八月患痢。紅白雜下。晝夜數十次。腹痛欲死。粒米不沾。醫治經旬無效。乃求診於余焉。診脉弦細而數。舌光絳如鏡。口燥唇裂。形消肌削。晝不納穀。夜不合眼。乃營陰素虧。伏暑深入。蒸爛腸胃。灼爍脂膏。將身中之津液。盡驅而出之於下。而一團毒火。猶蒸灼不已。臟腑如焚。津液有立涸之虞。擬速施灌漑之法。以養陰清營開胃生津。立方用根生地、生白芍、阿膠珠、西洋參、銀花炭、丹皮炭、山梔炭、石斛、穀芽。少佐南查炭爲方。加入川連。泄其熱。蓮子。鎮其胃。一劑後復診。脉數少減。腹痛稍和。口渴稍止。胃氣略醒。痢減十之四五。去查炭、加扁豆。令服二劑。服後痢下遞減。已去十之七八。夜寐能安。納粥半碗許。脉弦數已退。惟細而虛軟耳。腹中尚有微痛。舌仍光絳少津。其家婢媪以其熟睡也。頻頻叫喚之。靄翁因慮其脫。余謂十數日不食不寐。精神疲極矣。今痛緩痢稀。能食而睡。佳境已臻。何反疑脫乎。以前方去川連、丹梔、銀花、加麥冬、燕根、生艸。服四劑。舌漸生苔。脉漸起。粥已加至碗許。痢祗三數次矣。而痢下如沫。仍不兼糞。乃中土衰憊。未能熟腐水穀也。於是從砥柱中流立法。以人參、於朮、懷藥、茯苓、扁豆、芍藥、木瓜、炙草、荷蒂、紅棗、穀芽爲方。服至九月上旬。

再加入石脂、餘糧竟得漸漸復元而起床焉。

論汗多是亡陰證

戴穀孫

陽加於陰則爲汗。汗者陰液所化之餘氣也。汗多是陽氣內爍。陰液將竭。餘氣化水而出之候。故汗多是亡陰證。陰亡不止。然後陽乃隨之。如薪盡則火熄。油乾則燈滅。其理一也。豈有陰液尚充。陽氣忽然暴脫之理。今人不知汗多是亡陰。又不知亡陽是陽隨陰亡。往往誤治。故徐洄溪有亡陰亡陽之論。所以詔示後人深矣。至辨證之法。則云亡陽脉微。汗冷如膏。手足厥逆而舌潤。亡陰脉洪。汗熱不粘。手足溫和而舌乾。其救治之法。則云亡陽之藥宜熱。亡陰之藥宜涼。數語聊聊。明白簡捷。非讀書臨證多者不能言。然余又謂亡陰之用涼藥。是正治法。無庸顧慮者也。亡陽之用熱藥。乃權宜從治法。不可過劑。過劑則前功盡隳。蓋陽不自亡。以陰亡而陽無依耳。故亡陰是其本病。陽既回而陰不復。則方回者亦必復去。如浪子思家而已無家可歸也。故洄溪治蘆墟迮耕石暑熱壞證一案。先用參附回陽。陽已回即以西瓜啖之。更飲以清暑養胃之劑而愈。非深契造化之微者。不能知其妙也。然此法亦本之張仲景。按傷寒論證象陽旦。誤服附而亡陽者。更飲甘艸乾姜湯回其陽。重與芍藥甘艸湯養其陰。後與承氣湯止其譫語。此中奧旨。知者無多。喻嘉言陰病論云。陽既安堵。卽宜休養其陰。正從此節悟出。若洞溪者。則又神明於仲景之法。而變化無方者也。

口涎試賊

印度人失物。疑同伴所竊。令各人嚼飯一口。吐出之。見飯最乾者。卽係竊物之人。蓋因驚恐則涎唾不生也。而其所以然之故。惟內經詳之。經云廉泉玉英者。津液之道也。又云。腎在液爲唾。腎脉上挾舌本。而廉泉玉英二穴在舌下。腎水化氣上行至舌。則涎唾從二穴而出。驚恐則涎唾不生者。經云。腎在志爲恐。恐傷腎。又云。恐則氣下。腎傷氣下。則津液不能騰布於舌矣。然經又云。思勝恐。假令竊物者。預思瞞蔽之術。則臨時不復張皇。而口涎試賊之法。恐不驗矣。其奈之何。

程子醫說

程子曰。醫不詣理。則處方論藥。不盡其性。只知逐物所治。不知合和之後其性又何如。假如訶子黃。白礬金。合之而成黑。黑見則黃白皆亡矣。又如一二合而爲三。三見則一二亡。離而爲一二。則三亡。既成三。又求一與二。既成黑。又求黃與白。則是不知物性。予謂此論乃醫理之最深者。今人不講久矣。程子又云。世之人務窮天地萬物之理。不知反之一身。五臟六腑毛髮筋骨之所存。鮮或知之。善學者。取之身而已。自一身以觀天地。此則欺人語。蓋身雖切近。而內照實難。若憑之於書。則無過內難經。而內經多讕言。難經有臆說。舍此更無可證之書。故當程子之時。解剖學未發明。欲知臟腑毛髮筋骨之所存。將何所據而考驗之耶。

貴賤異治

避暑錄話云。古方施之富貴人多驗。貧下多不驗。俗方施之貧下人多驗。富貴人多不驗。蓋富貴人平日自護持甚謹。其疾致之必有漸。發於中而見於外。非以古方術求之。不能盡得。貧下人驟得於寒暑燥溼飢飽勞逸之間者。未必皆眞疾。不待深求其故。苟一物相對。皆可爲也。而古方節度。或與之不相契。然余按良方云。歐陽文忠公。常患暴下。國醫不能愈。夫人云。市人有此藥。三文一貼。甚效。公曰。吾輩臟腑與市人不同。不可服。夫人使人以國醫藥雜進之。一服而愈。召賣者厚遺之。求其方。但用車前子一味。爲末。米飲下二錢七云。觀此則藥果中病。其功効又不以貴賤而殊。

精神病談

洞天

余昨年於無意中。療一患精神病之女子。頗饒趣味。故錄之以供同好

患者年十九。乃王姓船家新娶之婦。據傍人述其病因。乃于歸之日。夫婦正交拜間。女忽仆地。良久扶起之。則口吐涎沫。語無倫次。女自言爲其已死之表兄某甲。或哭或歌。不食亦不睡。兩頰潮紅。而心悸。舉家惶惶無策。唯日夜以人羅守之。馴至多日。人或勸其倩師娘看香頭。（師娘即女巫也此風蘇杭最甚）其家從之。延一老嫗來。先熟審其女歌哭之語意。次乃突然以手指天劃地而言曰。此女先是與其表兄有密約。無如好事多磨。未能如願。遂然爲情而死。今以女復字他人。雖爲異物。猶能轉愛爲憎。乘間爲祟。無已。請商諸鬼。

許其禮懺誦經。藉以解寃釋結。勿再爲祟云云。翁姑如其言。翌日放舟入鶯逗湖。繫纜寺傍。乞余寺僧爲之懺悔。老媼亦强扶患者至殿觀聽樵磬之聲。頗覺安靜。舉家竊喜。入夜疾復作。其翁姑向余怨訴。意似咎我僧衆禮懺不虔。余力疾告之曰。我僧只允其爲汝家禮懺。未允爲已病耳。如其果爲魘鬼所纏。或可仗經功而解釋。如若是病非鬼。祈禱雖虔。又豈能作治療之用哉。好事者相與辯難。固執有鬼之說。牢不可破。余乃密封一物授之曰。諸君既不我信。力爭爲鬼。蓋鬼有他心通。能知覆藏之物。今可持此物以詢之。如確知爲何物。則誠爲鬼。若不知則爲病。且是非可立辨矣。衆唯唯。持之以詢女。女無對。但注視不移。衆見其舞蹈忽停。目瞪口呆。矯舌而不能言。方始心折。而邀余過船一診。脉虛數無力。氣短神泛。舌燥唇裂。乃令以鷄卵數枚。加白糖少許。停湯開水冲服。再與以嗎非、哥羅仿少許。是夜竟得安睡。次日午後疾復作。令以所藏物復詢之。以爲抵制之策。再以安神、鎭痙、盜睡、袪痰、如至寶丹等劑。輪替進之。數日霍然。

按精神病當十八世紀以前。各國醫士研究者極少。大都以爲鬼神所依附。世俗均以其流行之迷信。託諸僧巫之手。受祈禳咒咀種種幻術。殆諸法行之無驗。其狂暴之態。或輾轉增劇。然後無可如何則繫以巨索。囚於檻舍。甚焉者以患本病之狂人與動物園之動物。爲同類之陳列品。而供游人之娛樂。平時則委諸販夫牧子之手。與以極疏冷暴戾之待遇。丁斯時艱。苟非有大偉人出世。其流毒豈有終極哉。彼偉人者誰。卽一千七百四十五年。生於法國。爲一代精神病大家。「Philippe Pinel」氏是也。然則氏之生也。謂爲時會之英傑。天演之驕子。誰得曰不宜乎。況斯時也。適值法國革命時代之前後。國內之慈善家及學者。互相就病者之大問題。專心研究。而公衆救濟製度之改革。其成績所著。雖亦垂及百世。而足推爲精神病待遇治療之第一改良者。捨「Philip-pe- Pinel」之外。其孰能與於斯。自氏熱心於精神病及其療法之研究。著述甚夥。以後各國之學者。研究者日衆。遂以精神病。獨爲一科。由是彼國人民。蒙其幸福者。實非淺鮮。顧我國現今多數醫家。尚不知精神病爲何物。況其他乎。故一般無知愚民。非但視精神病。以爲鬼神所憑。凡有疾病。莫不求救於鬼神無理之草頭方。及崇信巫覡之

邪說。茫茫大地。芸芸衆生。乘此迷信之潮流。其不陷於危亡者幾稀。吾言及此。吾不禁爲之一歎

太原醫學館課藝

論傷寒結胸與痞症之異

一名陳觀光

有病因。有病形。有病名。三者穩而醫道乃畢。結胸痞症。皆汗下失宜而致。然結胸發於陽。陽、太陽也。痞症發於陰。陰、少陰也。結胸爲水火有形之邪。痞症爲寒熱無形之氣。結胸係邪陷鬱熱、爲實邪。痞症感君火熱化、爲虛邪。是二症之因不同。結胸上從心下。連脇、至少腹。痞症則止在心下。結胸硬滿而痛。手不可近。痞症則滿而不痛。按之自濡。結胸項亦強。如柔痓。痞症則無。是二症之形不同。結者固結膠粘不易渙解之意。胸、胸腔。結胸者、言有物質結於胸腔也。痞者否也。否塞不通之謂。心下痞者。言有如雲如霧之氣。塞於心下。而升降不利也。是二症之名不同。究其因。審其形。繹其名。猶不足以盡病。

情者知其常而未得其變且未即綱究目也小結胸正在心下支結結於支脈微結則胸脇滿血結如結皆形似痞症而名因各異虛實各殊至結胸之熱實寒實水結燥結痞症之水痞火痞陽虛胃虛等痞皆可由名以知因推因以知名察形以出治總之二症雖緣三法失宜而多成於下後學者當知結胸發於陽隨証之大小而攻瀉痞症發於陰原無下法審症之寒熱而施治餘則因機應變焉可也若藏結雖與痞症同發於陰而其症尤危

題蘊畢宣言無剩義原評

論溫熱發斑疹之理由　仝前

胃者水穀之海津液之源十二經所朝宗榮養百骸灌溉皮膚正氣盛則周身筋骨肌肉腠理皮毛皆賴以榮潤邪氣入則周身筋骨肌肉腠理皮毛皆受其煎熬經云六氣皆從火化故不獨風溫欝久爲熱寒邪溼邪諸氣皆然故傷寒溫熱皆有斑疹而其理不出於邪熱入胃蓋陽明爲多氣多血之經受熱薰蒸則血熱不散裡實表虛熱氣乘

虛外犯皮脈遂發斑疹此係血絡中病血色本紅故瘢喜紅潤血流周身故瘢須徧出瘢爲火苗賴津液以外托故忌發表忌耗津助其炎勢遏其暢機條辨禁升提恐其火熱上攻而變衄血嗆咳下厥昏痙諸症也禁壅補恐其澁血絡道路火熱攻心而致瞀亂也禁大下恐其內陷也喜微利瀉其遏苗之熱也惟其屬熱故脈必數惟其毒喜外揚故脈象帶浮大者吉乘沈細者重乘伏者危其治法則不外輕宣疏散涼血解毒泄熱救陰諸法淡紅而潤爲輕深紅較重如胭脂色如雞冠色更重如紫萍背或黑則危雖黑爲胃爛赤紫係血熱盛總不外胃家受病也初病卽發者輕胃不受邪逼之外出也鬱久不發者重汗下失宜胃虛毒深正不能托也視其鬆活外浮則知邪淺外揚而易除視其緊束有根知其邪深盤結而難解此瘢卽所謂疫疹故症治均同若風熱侵入肺虛血熱之體失於清透侵及手太陰營分乘虛出於皮膚之痲瘖瘀疹等則屬手太陰血分而不出於胃又分紅白二種而辛涼辛溫異治讀者勿以清瘟敗毒飲等爲不易之法勿以三春柳等爲神靈之品而固守焉可

深而能出顯而能達故分合操縱無不如意 原評

藥以治病食以養人論　　仝前

悍勇之將可剗勁敵忠厚者不如也儒雅之臣可隆盛治猛銳者弗若也然無悍將而治平無由始無儒臣而禍基無由絕寬猛相濟內外兼修治國之道也於醫亦然飲食者生人之本津液之源血氣之基藏府以之灌溉皮肉以之榮潤筋骨以之勁強關節以之清利凡人之所以有此形體百骸而能動作行運而不覺困者血氣無虧飲食適宜而已非藥之力也飲食不節則氣血兩虧而正虛正虛則邪乘寇至矣可若何聖王知其然也則立藥以制之然藥必藉胃氣以敷布也或先調胃氣以行藥或兼助正氣以驅邪外邪已去內資方空則制穀食以養之果以助之菜以充之猶謂其穀類不如血肉同類之速效也則制肉類以結之凡此飲食之物可作補益之良劑觀而補益之藥餌不可作飲食觀參蓍之平猶有遺禍況他物乎攝生者盍審諸

動中竅欵進乎枝矣 原評

中國醫學會簡章

一　命名　中國醫學會　曰中國者言不限於一隅也

二　宗旨　改良醫學　博採東西國醫理　發明新理新治法　收集廣思益之效

三　緣起　本會之設有二因焉　其一以醫家診事較忙不能尅期至會從容研究特為此會　羣其心而不羣其身交換其智識而不浪擲其光陰凡內地各州各府千里萬里　皆可入會　其二因年來各地醫會漸多但皆限於一隅故欲聯絡各會成一醫界大團體

四　會所　以上海二馬路興隆里第二石庫門為會所

五　區域　凡衛生學生理學全體學病理學診斷學方藥學及一切格致物理汽化動植物學　之有關醫學者皆為會員所研究之事

六　會費　本會延書記一人會計一人幹事二人全司會內一切事務凡入會者每人每年捐銀一元以作會費有能多捐者尤佳除會費外有不敷尤歸蔡君鍾駿擔認不另勸募　第一次會費於入會時先繳以後收繳　會費隨時登報

七　資格　凡有志醫學不論已未行醫均可入會　一　婦科產科兒科內科外科傷科藥學　針灸理化等宜各專一學或兼通數門　三　願入會者請將姓氏年歲職業住址宗旨及會費郵寄即行登報為入會之憑倘有遷徙宜告知本會成立後當公舉會長　一人副會長二人評議員二十二人以分任會中諸務

八　義務　一宜力任改良醫學事　二會友有疑問各就所知以答　三如有心得及秘方驗方等宜宣之於衆　四會友議論儘可辨難務求攻理但不得任意衝擊肆口謾罵致傷團體　五醫報為會友交通之輪電公共之產業若會友學識優長者宜

助以著作俾得精湛家貲富裕者宜助以財力俾可廓充交游宏廣者宜任以勸閱俾能推廣

九權利　一會友互相通問苦於不知住址者可由本會代爲轉寄　二會友有疑問可爲登報徵醫林之偉論　三報中專載會友之著作札記醫案等若會外有來稿須儘會友先登　四會友須購東西醫器具及新出醫書等可以代勞　五會友有刊印報書本館可以寄售　六會友有委託之件本館及同人力能爲之者皆可應命

十章程　此章程係一人所擬必經全體會員公決方爲定章如有意見各異或應增應删各條均可隨時辨論更改以期盡善若不加辨論者卽爲允許須各遵守

附信約式

具信約　字　省　府　縣　願入

年　歲現住

上海中國醫學會爲會員茲將允認之約條列如下

甲願守會章

乙允從衆議

丙允認所舉者爲代陳意見人

丁願擔會務

此請

中國醫學會　查照

宣統　年　月　日　押

會友題名錄

接上期凡已詳前報及尚未塡具信約者概不排登以免複雜

李　穠字潤棠四川成都府成都縣人年三十八歲現住雲南蒙自縣壁虱寨

以上會員已遵具信約者計並薛正祥王懋吉等共三人

周鏡夔字佐虞山東濟南府新城縣年三十九歲現住蘇州陸軍四十六標三營差次

武　傑字俊卿江蘇江寧府溧水縣人年三十九歲現住南京新橋牛市

劉保元字鑑三江寧正軍醫官本籍上元縣人年四十二歲住土街口謙益學堂匾內

孔培年字昭鋁浙江寧波府慈谿縣人年四十九歲現住樟橋南街義成門內

方在璜字瑞卿安徽廬州府巢縣監生年三十六歲現住白鷺河

金文忠江蘇蘇州府長洲縣人年三十歲現住上海英界六馬路同德里

孟必賢字壽仁江蘇江甯府上元縣人年三十七歲住城北唱經樓

譙自慶字子餘江蘇江甯府上元縣附貢生年五十二歲住本城大彩霞街

韋　經字格六安徽安慶府太湖縣附生年三十一歲現住安慶天台里趙公館

劉欽亮字采臣江蘇松江府上海縣人現住揚州新城左衛街張中丞第

以上新入會者共十人

除名者九人列下　許菊泉　(已故)　高德生　黃鎬京　黃文生　黃端如

秦第花　余彩軒　汪鑫耕　江玉卿　(以上均違章)、

江南鎮台扎飭各標營軍醫官文(爲飭遵認購本報事)

爲扎飭事。照得醫學關係最要。凡任斯業者。自宜不厭求精。診視餘暇。尤當參攷古今書集。酌採名人言論。以補見解所未及。查滬上出售一種醫學報。著論立說。洵能融會中外。斟酌古今。足資攷究。每月兩期。共四張。連郵費僅約大洋一角。所費甚廉。裨益實大。查各標營軍醫官長等。均有療治之責。應飭各認購一份。藉資研究。於個人公众兩有裨益。自本月起。由鎮署正軍醫官。按月經理收發。其報費即由該標營軍需處。按月扣繳鎮署。以便彙滙。除分行外。合將醫報扎發。扎到該標營。即便轉飭各醫員遵照認購。祇領毋違。此扎。

原藥

李嘯雲

粤自神農嘗百草而始有藥。藥之由來尚矣。顧神農以前未之或聞者、蓋雖有草木金石禽獸蟲魚之物、而野蠻時代。未能發明其功用耳。攷藥之字義、說文釋爲治病艸、急就篇註。謂艸木金石禽獸蟲魚之類、堪愈疾病者。總名爲藥、按神農本艸、及後續增諸書。皆舉艸木金石禽獸蟲魚諸物並載之。而統名爲本艸者。謂其本於艸也。則藥之發明、當從艸木始。故藥字從艸從樂。謂藥能愈人疾病。爲艸所樂爲犧牲者也。又藥之爲言洽也。謂其與病相洽。而無鑿枘不入之弊也。可知醫家用藥。凡未能與病相洽者。其有負于此艸木也實甚。顧天生萬物。人爲最靈。艸木諸物。其去于人也。不知幾許階級。而以之治病、往往效如桴鼓。則又何也。蓋凡物雖與人異。然同得天地之一氣以生。人得天地之全。物得一氣之偏耳。故人身之氣。本無所偏也。設有偏盛偏衰之處。則生疾病。借藥物稟氣之偏。以調和人身之偏。則疾病愈矣。參本艸問答　周禮令醫人採毒藥以供醫事。喩嘉言曰。艸木之性。亦取其偏以適人之用。故有用得其當。硝黃悉屬良劑。不得其當。參苓何殊砒鴆之喻。此以藥治病之原也。然藥之禀受各異。主治不同。使不爲區別之。尙漫然無所適從也。故神農著本艸。正其名目。分其等次（上中下）原其體質。（形色氣味）敘其功用。（寒熱補瀉）而後知以某藥治某病。然藥之種類採製。未及詳也。後世出產愈煩。發明愈廣。至梁陶弘景倍增之。而門類始分。（艸木金石禽獸蟲魚）七情始明。（主使畏惡須左反殺）收採始載。（四時）出處始詳。（四方）（陶氏以前或有已發明者而陶氏爲集成）至宋雷斅而修製之法始備。至明李時珍而藥物乃搜羅殆盡。然祇詳一藥之功用。未嘗合數藥而用之也。岐伯製七方。伊尹作湯液。始知病有非一藥所能治者。必合數藥以治之。而方藥之名始立。然寒熱補瀉。未能盡其用也。漢張仲景因之。以大暢厥旨。以寒治熱。（白虎）以熱治寒。（四逆）以補治虛。（建中）以瀉治實。（承氣）或寒熱互用。（瀉心）或補瀉兼施。（瀉肺）或爲湯以盪之。或爲飲以運之。或丸以緩之。或散以散之。而君臣佐使湯飲丸散製方之法始備。至北齊徐之才而分爲十劑。至唐千金外臺而方乃大全。而後知以藥合方。以方分劑。此以方藥治病之原也。厥後名賢輩出。雖代有發明。要皆祖此爲治。惟近日泰西藥學。創爲化分化合之法。棄其渣滓。取其精華。製爲藥水藥粉等。以戰勝藥界。以視中藥之必需煎煮者。又若累贅矣。嗚呼。辨氣味於艸木中毒頻聞。憫生命之夭橫傷寒著論。古之人殫智竭慮。不惜嘔心血而出之者。凡以濟物利人耳。今人生當盛世。既得古人創始於前。復得西人取證於後。而顧蒙蒙昧昧。隨俗浮沉。又或汩沒性靈。務於口給。曾不知勤求古訓。博採歐學。以融會而貫通之也。尚何言哉。

小兒純陽辨

余非兒醫也。而習聞小兒純陽之說。醫家言之。病家信之。一道同風。牢不可破。竊嘗慨而論之。夫所謂純陽者。不知始於何時。究原其故。厥有二因。一因於胎毒也。夫人有生之前。當父母媾精時。一團毒火。氤氳不解。迨陰精施泄。爲之卵珠。必由陽氣收吸。爲之維繫。故坏胎初結。其毒火已蘊蓄於中。更或酒後不慎。或胎教不嚴。慾火焚煎。胎在子宮。實當其衝激。初生胎毒未淨。熱病偏多。因而誣爲純陽者一也。一因衣被之過煖也。夫父母之愛子女。惟恐其飢。惟恐其寒。於是凡所以愛惜之者。無微不至。往往厚其衣被藏之密室致清氣少吸濁氣少呼陽氣遏抑而無處排泄易爲自汗鼻衄等症因而誣爲純陽者又一也究之因於胎毒者是胎中之毒火非體質之純陽也因於衣被過煖者是逼其體中熱度增高亦非體質之純陽也乃或者不察謬指小兒陽道未長陰精未泄爲純陽不知內經男子二八天癸至女子二七天癸至小兒柔嫩之質肌膚未密筋骨未强稚陰未充稚陽未長安所謂純陽之體耶余憫小兒之啞莫能言也爲作此辨以質之高明

醫書先廢歌訣說

林先耕

世間惟醫學爲最難亦惟醫學爲最易最難者醫理之情微博大失之毫釐卽謬以千里人身之內目力所不能到而神明能通其幽微其最易者但窺門徑畧襲皮毛卽出而問世居然亦見效於人間而貽誤者亦復不少蓋其所讀之書無非藥性賦本草詩四言脉訣經絡歌訣湯頭歌訣而已不假思索專以記誦爲事其餘論說辨駁概不問也昔人之著有歌訣原以醫書之困於記誦以便學者獨不思醫學有便捷之徑而習

醫者於是日多一日醫道之不明皆此歌訣誤之後人不知其失甚至每一病症編成歌訣猶晉代王叔和脉訣之濫觴也宋許叔微有傷寒百證之歌明李時珍有二十七脉之詩皆傳自文人學士後人以其古雅而喜讀之博覽醫籍歌訣何如是之多耶而醫學自此晦矣嘗考泰西醫制必考驗給憑而後准其行醫與我中國周官醫制及宋代春試之典極合豈熟讀歌訣而卽可爲醫卽如醫宗必讀一書昔人已有議其不必讀者當先讀無方之書蓋欲其明白醫理也惟醫書充棟體例不一或著爲論或著爲說或作爲解或作爲辨而總不如編成講義之爲善安得將種種歌訣付秦火之一焚哉

論治病當明氣化

戴穀孫

攷人身生理豈耳目口鼻四肢百骸臟腑經絡一切有形之謂哉人之生也方其未有形之先已隱寓生生之理非因有形而後生乃以無形生有形者也男女媾精萬物化生故其始生也無所謂耳目口鼻四肢百骸臟腑經絡也混元一氣而已矣有此氣而

醫學報

後自無以之有自微以之著自一以之萬而形以成而體以立所謂氣以成形是也故人生無以異於艸木也播一粒之子核由是而枝而葉而花而實有莫之爲而爲者此氣化之妙也指艸木之一枝一葉而言生理以爲生理卽在此一枝一葉之組織也是不知生植之原者也物之生原不在枝葉人之生原豈在軀體乎汽機之便利也必逐件搆造既成然後配合而有一機之用故不明搆造之理不可以論汽機人之所以爲人非搆造而生非配合而成有此氣而後自有此種種搆造種種配合如瀉水落地自成方圓雖有一定之模形豈假人力之造作故氣化者人之生原也治病不明氣化不可以爲醫氣化既明則雖臟腑之位置經絡之組織筋肉之成分一一不知而其於病也未嘗無倖中王清任之言曰良醫無全人以其不明臟腑也不明臟腑何得謂之醫又何得謂之良醫蓋氣化之理得而病已無遁情論學識不得爲全人論事實未嘗無全功故雖臟腑不明不失爲良醫猶之兵刑不對錢穀不知不失爲良相所重在彼不在此也軒岐之書發明氣化之書也氣化之理奧妙而難明聖人設一假定之名曰陰

陽。陰陽之名立。萬事萬物之理。遂無不賅。人之生也。負陰。抱陽。而生者也。考人體之要。素。無一。不成於微胞。原人體之生活。無一。不由於酸化。微胞者。陰也。酸化者。陽也。由一。微胞。發生二芽胞。以至無窮者。陽生陰長之道也。無陽則陰無以生。無陰則陽無以化。故人之生理不外乎陰陽。人之病理。亦不外乎陰陽。明乎陰陽。則知氣化。知氣化則知病情。所謂知其要者。一言而終也。且夫藥之所以能治病者。豈能直達某臟某腑某經某絡而治之哉。不過調理陰陽氣化而已。人之服藥湯丸膏散。胃實受之。即有某部當用某藥者。非能從皮膚傳射而入也。亦聽胃之傳化而已。由胃之傳化。而即能達於某部而治之者。非藥質治之。而氣化調之也。氣化之乖違。關乎全體。而受病之區。或僅在一部。氣化既調。全體治。而一部無不治。蓋即以吾身之氣化。還治吾身之病也。氣化無不周。則藥力無不到。若元氣漓。化源絕。則服藥終屬無効。故治病不明氣化。但於形體求之。是謂逐末而忘本。外治或有驗。內治必無功。

暑溼論

陳養眞

暑溼者。六氣之二也。江南北皆有。然南北地勢。高下燥溼溫度之不同。受病亦因之而特異。江北之暑溼。暑爲日力薰灼之過度。營衞漲極而致病。古方治以淸火生津之品。溼爲陰水浸潤之過度。營衞凝滯而致病。古方治以溫中燥溼之品。實驗江南之暑溼。純以生津淸火。則溼邪遏伏而見內陷之變。純以溫中燥溼。則暑邪炎灼而見亡陰之變。考之訓詁。暑者。煑焉。熱如煑物也。溼者。幽溼焉。從水一。所以覆也。覆而有土。故溼也。今誤以濕爲溼。水經註。濕爲水名。不與溼同義。舉凡圊厠陰溝垃圾堆積等地卑凹積水。無非腐朽臭敗之質。時値炎暑。熱如煑物。水與穢濁之物。覆合醖釀。化生微蟲。薰蒸上騰。散佈天空。聚集食品。吸入肺胃。蓄積漫衍。遂成患病之媒介矣。暑溼性質。爲水土穢氣雜合之病。感之。則視其傳經輕重之異。而爲瘧。爲身熱。爲泄瀉。爲痢疾。爲霍亂。諸症之盛行於夏秋而不多見於自冬及春者。因穢濁之溼。必藉暑熱之蒸化而成。命名卽可生義也。西人謂穢濁化生細菌。一經飲食。傳佈生病。殆與中醫之理相通者歟。兪氏嘉言云。暑溼爲濁陰之邪。誠見道之言也。治宜疏利淸養。芳香辟穢。疏解汗管。使邪

續印百期醫學報招股簡章

生命所擬章程亦尙妥善應准如稟立案仰蘇滬言轉飭遵照諭令實心經理毋託遵言是爲至要切切此批

氣排泄而出分利溺竅使邪氣分泌而出東垣之謂清淨腑潔鬼門是也苦寒清火熱邪不至炎熾也滋潤養津營液不至乾涸也芳香辟穢芳香入脾脾主健運健運得權而穢濁自化也伺其緩急傳變而消息之暑溼瘵治之方針思過半矣

答林君先耕問瘧　劉采臣

經云皮膚之內腸胃之外榮氣之所舍也是卽古人所謂少陽半表半裏亦卽溫病中所謂募原也瘧疾之作必在於是瘧有風寒暑濕痰食瘴之別所謂風寒暑濕痰食瘴者皆可以邪名之邪之中人也散處於血液之中在氣分充足血輪行度迅疾者黨同伐異日將血中敗質驅逐外出積聚於半表半裏間衛氣日行一周與邪相遇卽爲劇烈之爭競所以日作其有氣分畧弱血輪行度畧遲驅逐外出之邪較日作者得十分之五不足以阻遏氣道衛氣尙能相交而過至次日而邪勢充塞氣不流行而疾作是爲間日瘧其有氣分極衰血輪行度極緩血中敗質輸送不多第一日積三分之一第二日積三分之二均不足以窒塞衛氣之隧道必至三日而瘧始作更有第一日積十

之四。第二日積十之八九。衛氣行經其處。似通非通、欲過不過。遂爲子母瘧。故子瘧必在第二日。而輕於母瘧也、血中敗質。掃除潔凈。瘧疾自止。所以日瘧間日瘧。少則數作、多則十數作。數十作。無不止者。三日瘧則不然。經云。邪之所凑。其氣必虛。吾爲下一轉語曰。氣之所虛。其邪必凑。往往舊邪未去、新邪又來、前病未除。後病又至。生生不息。累月窮年。且有一蹶不振者。職此之故。治日瘧間日瘧。以通氣達邪爲主。治三日瘧、非壯氣溫血不可。此明證也。西人以瘧爲蚊病。又以爲微生物病。日本則謂爲黴菌病、均尚似是而非。蓋蚊與黴菌微生物。皆蟲類也。蟲生於風。或生於濕。可以風瘧濕瘧統之。係瘧疾之一種。不足概瘧疾之萬殊。惟血液中含有敗質一語。發古人所未發。不刊之論。獨見精確。惜中國尚未知之耳。衛生家其亦於潔凈二字加之意乎。

其二　任養和

日爲恆星。永鎮天中。地球隨其上下。運行不息。向日爲晝陽。背日爲夜陰。陰陽浮沉之理。根之於此。人在氣交之中、體其形。同其用。故聖人仰天法地。著內經。審情度理。暢發病機。以垂後世百世用之不悖千古遵之不磨。然人之衛氣。運行如環本無終始與日相同。日升衛氣亦升。日降衛氣亦降。晝則衛氣行陽。夜則衛氣行陰。內經曰衛氣晝行陽二十五度。夜行陰二十五度。即此意也。患瘧之人。平素不慎。預受伏邪。潛入臟腑募原之間。加以新感風寒。舍於榮衛肌膚之內。隨氣流行。遇伏邪相併則病作。於伏邪相離則病退。一日一發者。榮衛運行之氣尚未失其常度。延期日久。伏邪傳之愈深。榮衛行之愈遲。或間日一發。或間二三日一發。一日發者。邪淺易治。二三日一發者。病深難醫。但瘧類甚多。均由伏邪與人體質所化。從寒化寒。從熱化熱。醫者見症施治。現何經蹶證。用何經之藥。寒者溫之。熱者清之。虛者補之。實者攻之。諸症悉退。而瘧似可自愈矣。其有不合者。變而通之。神而明之。存乎其人。治法多端。筆難盡答。適讀本期報章。見林先耕先生問瘧一題。大可起人心思。鄙人愚昧。何敢妄述。畧敘數言。聊備一格。質諸高明。未知當否。

讀楊古醞先生述懷詩有感敬步原韻四章

李嘯雲

少年意氣本豪雄，直擬乘槎破浪風（數年前擬游學東洋，以力不足而止）。千里奔蹄如怒馬，一聲長嘯欲驚鴻。熱心磅礴雲山外，壯志銷磨淹蹇中。辜負杏壇時雨化（余受業於徐香泉先生），醫貧無計盡人功。

禾興羈旅將三載，熱血橫飛洒滬城。愧乏宏文資臂助（蒙舉爲義務編輯員，學術譾陋，時虞隕越），恨因細故阻行旌（去秋開大會時因事不克赴，深自負咎）。通才還具憐才慨（蔡總理有會課之雅舉），貧病爭叨醫病情（蔡君又擬捐產創設醫院）。一紙風行傳海外（日本亦有派報處），筆花着處鬼神驚。

孤懷若谷學虛舟，身世浮雲事事悠。未向杏林爭逐鹿，先從鷺水結盟鷗（余初至禾時，適同人有醫會之組織，成立後蒙舉爲執事員）。宏開院宇濟貧病（會中附設施醫院，期逢有百號之多），廣致英才遍上流（會友皆知名之醫界）。即今增進化，保存國粹更何憂。

合羣創立中醫會，會友如雲勢不孤。博採文詞融畛域，廣稽載籍論精粗。栽培已植雲中杏（撫憲批准立按），藥物還搜江上蘆（蘆根入藥）。願共維持新世界，消除病體盡歡愉。

敬步訪洞天原韵七律一章　　天台劉子餘來稿

每[illegible]成[illegible]冶將股單[illegible]取全份醫報四[illegible]者聽倘購預約劵滿五號者亦另贈全報一部以酬其勞◉一官利紅利兩項俟議決再行報告◉本館謹白

滂葩浩艷滿庭隈。（用趙清獻句）未識荊州費我猜。明月有情生海上。（君等於海上組織中國醫學會）東風無力舞蘇臺。（余客姑蘇陸軍於今三年）參禪自是詩人品。（原韵係贈洞天和尚）濟世應推亙相才。摩詰淵源叔和派。名家終古屬三槐。

又

嘐城王宗善來稿

嗟吾僻處嘐城隈。未識荊州頗費猜。青眼相看聯社會。丹心共表達蘇臺。報章困難輸多款。醫界昌明賴大才。偉烈豐功昭衆目。支那誰不仰高槐。

廣州會友黎天佑先生來書

敬啟者。醫學爲身命所關。西人最爲注重。凡未由醫學堂畢業者。不準懸牌問世。我中國向未設醫科取士。業斯道者。每挾一二方書。以權術奔走紳富家。鑽營各衙門。多懸大額。便可其門如市。痛哉。僕欲振起醫風。有志未逮。邇年幸得　貴學會提倡斯道。熱心辦理。繼前聖之淵源。登斯民於衽席。中國幸甚。環球幸甚。去年長男錫侯幸附驥尾。備聆　大教。獲益良多。如　貴社再加振勵。社友悉取通才。則海內奇才絕技。誰欲同心竭力。救挽頹風。且　貴報編輯章程。盡美盡善。經濟一節。可無過慮。海內仗義之士實繁有徒。善堂義舉。尙肯踴躍輸將。況昌明醫學。大可以强國民。張國勢。爭國體者乎。報帋之轟也。有鑄造世界之能力。　貴報所刊。光怪陸離。海內爭先快睹。銷場暢。捐欵多。規模必大。要之。欲中國强且庶。非振興醫學不可。欲振興醫學。非設學堂醫院醫報不可。三者相補而行。自必事半功倍。所患籌欵之難。而不難也。聞各處醫院善堂。其存欵動以數萬計。移作此舉。諒亦不難。即不然。合四海同人組織之力。義士仁人。聞風興起。裒集千狐之腋。有志者事竟成。造福中國。造福環球。銅像之鑄。　諸君子當之。指日可待。僕所爲一瓣心香。旦夕默禱者也。至如埶欵辦理。非常熱力。爲之執鞭。是所欣慕。茲呈上光洋四元。乃僕及錫侯會費報費所需。仰乞　察入。將　貴報照常派來。是荷。陳稷畬者。在香港行醫有年。願入　貴社。其人少年老成。品極純正。平日問途於僕。不啻問道于盲也。黃守謙者。奇士也。精技擊。得異人不傳之秘。於跌打科尤著奇效。近復潛心仲祖之學。亦願入會。皆僕所樂爲介紹者也。(下略)

中國醫學會簡章

一命名 中國醫學會曰中國者言不限於一隅也
二宗旨 改良醫學 博採東西國醫理發明新理新治法收集廣思益之效
三緣起 本會之設有二因焉 其一以醫家診事較忙不能尅期至會從容研究特
爲此會羣其心而不羣其身交換其智識而不浪擲其光陰凡內地各州各府千里
萬里皆可入會 其二因年來各地醫會漸多但皆限於一隅故欲聯絡各會成一
醫界大團體
四會所 以上海二馬路興隆里第二石庫門爲會所
五區域 凡衛生學生理學全體學病理學診斷學方藥學及一切格致物理汽化動
植物學之有關醫學者皆爲會員所研究之事
六會費 本會延書記一人會計一人幹事二人仝司會內一切事務凡入會者每人
每年捐銀一元以作會費有能多捐者尤佳除會費外有不敷允歸蔡君鍾駿擔認
不另勸募第一次會費於入會時先繳以後收繳會費隨時登報
七資格 凡有志醫學不論已未行醫均可入會 二婦科產科兒科內科外科傷
科藥學針灸理化等宜各專一學或兼通數門 三願入會者請將姓氏年歲職業
住址宗旨及會費郵寄即行登報爲入會之憑倘有遷徙宜告知本會成立後當公
舉會長一人副會長二人評議員十二人以分任會中諸務
八義務 一宜力任改良醫學事 二會友有疑問各就所知以答 三如有心得及
秘方驗方等宜之於衆 四會友議論儘可辨難務求攻理但不得任意衝擊肆口
讕罵致傷團體 五醫報爲會友交通之輪電公共之產業若會友學識優長者宜

助以著作俾得精湛家貲富裕者宜助以財力俾可廓充交游宏廣者宜任以勸閱俾能推廣

九　權利　一會友互相通問苦於不知住址者可由本會代爲轉寄　二會友有疑問可爲登報徵醫林之偉論　三報中專載會友之著作札記醫案等若會外有來稿須儘會友先登　四會友須購東西醫器具及新出醫書等可以代勞　五會友有刊印報書本館可以寄售　六會友有委託之件本館及同人力能爲之者皆可應命

十　章程　此章程係一人所擬必經全體會員公決方爲定章如有意見各異或應增應刪各條均可隨時辨論更改以期盡善若不加辨論者卽爲允許須各遵守

附信約式

具信約　　字　　省　　府　　縣　　願入

年　　歲現住

上海中國醫學會爲　　會員茲將允認之約條列如下

甲願守會章

乙允從衆議

丙允認所舉者爲代陳意見人

丁願擔會務

此請

中國醫學會　　查照

宣統　　年　　月　　日　　押

〇〇〇〇〇〇〇〇〇〇〇〇〇〇〇〇〇〇〇啟者本會前由發起人蔡運陵王湞彭邇祖丁福保等重

會友題名錄

黎天佑字庇留廣東廣州府順德縣附生年六十三歲住寶華坊崇正草堂

陳賡颺字穉畬廣東廣州府番禺縣附生年二十八歲現住香港西營盤大仁堂藥肆

黃滿榮字守謙廣東廣州府南海縣人年四十六歲住城西上陳塘芝香館

楊燧熙住鎮江城內南門草巷戴祠間壁

褚鵬飛住鎮江西門外小街

朱立幹住鎮江西門外商會街吉康里南首巷內

陳濟遠住鎮江西門外惠風茶社後身

韓緒臣住鎮江西門外鎮屏山大通轉運公司內

何承恩字溎海江蘇鎮江府丹徒縣人年六十三歲現住靖江西沙正東圩鎮

盧志和字薰南江蘇常州府靖江縣人年二十歲現住江陰西鄉申浦鎮

羅海龍字雲峰安徽廬州府巢縣監生年三十四歲現住烔煬南街

王戊生字鏡仁江蘇揚州府寶應縣人年三十歲住城內水門橋南首

以上新入會者共一十二人

夏季課題

脈學考

陽絡傷血外溢陰絡傷血內溢夫同一絡傷何以有陰陽之別同一血溢何以有內外之分經旨未明試以學說疏證之

看護學產婆學二者均輔醫藥之所不及中國無此名稱並無此教育亟應如何仿行之試各條舉以答

醫學叢編序（或駢文或散作或歌或詩均隨其意惟不得在五百字以內）

右題以二藝爲完卷願全作者聽限五月底截卷六月二十揭曉。前列諸卷。均有贈彩。並擬彙呈各省憲評閱。故此後各員課藝務希一律用六行卷格謄寫。將官名註明卷面。不得借用地名別號等字樣。以昭鄭重。

春季會課揭曉

己酉四月初一日

首藝　共收四十六卷計取十名列左

王懋吉仲蓀　鎭江金壇人　評曰學貫中西持平立論宏文卓識足爲諸卷之冠

吳翹雲　南洋新加坡　評曰見解的眞長短顯判非好學深思曷克臻此

僧達理洞天　平望九華寺　評曰立論折衷具見卓識盜虛聲而無寔學者讀之顏汗

李宗陶鶴訪　湖州烏程人　評曰不偏不倚足徵學識

濮梧岡風笙　南京江甯人　評曰辨別短長確有見地交互調停尤徵卓識

黎定祥　南洋新加坡　評曰較短量長確有見地中西一貫尤爲難能惟天地萬物謂非爲人而設恐爲西儒竊笑試將超性格物兩書證之

任養和桐軒　揚州甘泉人　評曰議論短長確有見地運筆輕靈猶其餘事

李惟藩嘯雲　湖州烏程人　評曰議論長短淺顯可嘉惟字裏行間尙多枝葉

張　麟筱村　鎭江丹徒人　評曰不抑不揚語多中肯洵學識兼到之作惜案經揭曉未能拔列前茅

唐秀南　未詳　評曰調停見解雖中西醫未能折服亦可造才也

附批備卷十名如下

張筱村　其二設爲問答立局頗奇反覆辯難淺嘗者應當佩服惜案已揭曉屈置備卷之列　接文鎔　立論頗屬殷殷期望尤見熱腸　王繼高　學有心得所見不虛　周漢舫　善事調停所論不爲無見　嚴國政　所論不爲無見措詞殊欠條達　孔培年　性質立論具見卓識惜措詞未能簡淨而謄寫亦太艸率　薛渙舟　比較雖略頗有言簡意賅之趣　吳宗善　語非泛設惟其間互有短長之處倘少灼見眞知　繆祖善　惜少經驗未知究竟　王兆林　中醫學未盡研究何暇兼攻西醫學問誠寔之言可爲作僞者當頭棒喝

二藝　共收三十九卷計取十名列左

周服聖伏生　紹興山陰人　評曰措詞簡潔取譬確眞允推合作

李宗陶　見前　評曰輕圓流利所見不虛

淩慶餘志雲　湖州烏程人　評曰筆情爽利於生理學頗有心得

僧達理　見前　評曰闡心腦兩說創心理之解所見甚高讀超性學要格物窮理兩書其眞相又在此而不在彼矣

嚴國政富春　揚州興化人　評曰具保存國粹之心多似是而非之說援古證今取材宏富淺學者流曷能望其項背

王有忠藎臣　甯波鄞縣人　評曰中尙理想西求實驗乃謂屬腦爲逐末屬心爲揣本恐研究生理學者未必肯共認耳

任養和　見前　評曰筆情條達見解圓通

王繼高傑年　蘇州新陽人　評曰有道着語少精綻處

陳樾喬　臨平　評曰引經據典考核頗詳然讀剖解生理以及超性學要格物窮理諸書則屬心之說實難共認

周漢舫小舟　揚州甘泉人　評曰是非之界尙少眞知灼見

附批備卷十名如下

馮箴若　理想甚高詞旨亦暢惟擅改題字於例不合姑降列備卷之首　李惟藩

明體達用近似有理究未能作爲定論　張筱村　據超性學言人具生覺二魂外多

一靈敏之魂異於動植物爲萬物之靈卽大造之仁肉身軀殼無靈物也據格物理言

知覺運動屬大小二腦久爲世界醫家共認作者明知之而故辯之恐反被聰明悞也　唐秀南　詳於屬腦畧於屬心恐守舊者未能折服　吳宗善　理想頗高然未讀格物理化諸書說來終多隔膜　孔培年　渾而不專難能醒目　顧謂川　泥古排新語多泛設　王緩雲　好讀書不求甚解故步自封儒者本色　黃葉村　志大言大能以理想參考寔驗庶乎近矣　秦子和　詞簡意畧尚少切寔考據

三藝　共收一十八卷計取五名列左

僧達理　見前　評曰中西一貫立論不凡

凌慶餘　見前　評曰才大心細意到筆隨

嚴國政　見前　評曰學有根底語多中肯

接文鎔子彬　淮安山陽人　評曰羅羅清疏語無泛設

孔培年昭錫　甯波慈谿人　評曰因是素因變是傳變博而不精寔認題未眞所致

附批備卷五名如下

吳宗善　知因不易窮變尤難能本此理想之學進求實驗之功則庶乎近焉　王忠善　獨得題解而未能詳細發明措詞自負的是英年氣象　唐秀南　獨得題解未能切實發揮　袁丙身　辨別因變尚少精義　秦旭初　知因達變頗得普通學問

末藝　共收二十九卷計取七名列左

周服聖　見前　評曰要言不煩治法亦穩

儈達理　見前　評曰見解高超治法精細非明中西醫學者曷克臻此

邵士杰質人　湖州烏程人　評曰理想治法均屬平穩

嚴國政　見前　評曰立論中正治法普通

濮梧岡　見前　評曰是得普通學問者

婁村　未詳　評曰辨症頗明治法亦慎惟謄寫太覺艸率

胥浦　未詳　評曰僅見東醫學說恐未能盡合華人之病必也參考中西方臻妥適

附批備卷七名如下

陳蔭曾　語多道着洵非率爾操觚之作　任養和　所見非虛治法尚欠完善、孔培年　博而不精瑕瑜互見　唐秀南　頗有經驗惜少典佐　吳宗善　立論普通治法渾括　成傳駿　敷衍成文未能滿意　掇餘子　敘病頗明立法未見純善

按本季佳卷甚多。鍾駿等學識譾陋。妄肆品評知難免盧前王後之譏。故除以課藝逐期排登本報外。並擬將所取各卷。每季彙訂一冊。寄呈各省．憲評閱俾昭公允、且此項課藝世乏印本、海內醫林可購備初學觀摩、所需出版後每冊售大洋三角、會友代銷祇收半價、藉酬其應課之誼。惟印訂需時約六月始可出版、倘需訂購多份、務希預早關會、以便遵辦否則書印無多、屆時恐難應命也。苟如是則我各會友術擅中西、名播遐邇、本會亦與有榮矣維諸員勉之、

贈品附誌

首名、贈病理通論全部、二名贈丁氏內科全書一部、三名、贈種痘全書、肺癆病預防法、各一部、以下則均贈素問氣運淺說、疫痧草各一冊、微物寸心、聊助作者之雅興云爾

中國醫學會簡章

一命名　中國醫學會日中國者言不限於一隅也

二宗旨　改良醫學　博採東西國醫理　發明新理新治法　收集廣思益之效

三緣起　本會之設有二因焉其一以醫家診事較忙不能尅期至會從容研究特爲此會　羣其心而不羣其身交換其智識而不浪擲其光陰凡內地各州各府千里萬里皆可入會　其二因年來各地醫會漸多但皆限於一隅故欲聯絡各會成一醫界大團體

四會所　以上海二馬路興隆里第二石庫門爲會所

五區域　凡衛生學生理學全體學病理學診斷學方藥學及一切格致物理汽化動植物學之有關醫學者皆爲會員所研究之事

六會費　本會延書記一人會計一人幹事二人全司會內一切事務凡入會者每人每年捐銀一元以作會費有能多捐者尤佳除會費外有不敷尤歸蔡君鍾駿擔認不另勸募第一次會費於入會時先繳以後收繳會費隨時登報

七資格　一凡有志醫學不論已未行醫均可入會　二婦科產科兒科內科外科傷科藥學針灸理化等宜各專一學或兼通數門　三願入會者請將姓氏年歲職業住址宗旨及會費郵寄卽行登報爲入會之憑倘有遷徙宜告知本會成立後當公舉會長一人副會長二人評議員十二人以分任會中諸務

八義務　一宜力任改良醫學事　二會友有疑問各就所知以答　三如有心得及秘方驗方等宣之於衆　四會友議論儘可辨難務求攻理但不得任意衝擊肆口讕罵致傷團體　五醫報爲會友交通之輪電公共之產業若會友學識優長者宜

助以著作俾得精湛家資富裕者宜助以財力俾可廓充交游宏廣者宜任以勸閱俾能推廣

九權利　一會友互相通問若於不知住址者可由本會代爲轉寄　二會友有疑問可爲登報徵醫林之偉論　三報中專載會友之著作札記醫案等　若會外有來稿須儘會友先登　四會友須購東西醫器具及新出醫書等可以代勞　五會友有刊印報書本館可以寄售　六會友有委託之件本館及同人力能爲之者皆可應命

十章程　此章程係一人所擬必經全體會員公決方爲定章如有意見各異或應增應刪各條均可隨時辨論更改以期盡善若不加辨論者卽爲允許須各遵守

附信約式

具信約　　字　　省　　府　　縣

年　　歲現住　　　　願入

上海中國醫學會爲會員茲將允認之約條列如下

甲願守會章

乙允從衆議

丙允認所舉者爲代陳意見人

丁願擔會務

此請

中國醫學會　查照

宣統　年　月　日　押

○○○○○○○○○○○○○○○○○

撫憲批准立案

○○敬者本會前日發起人蔡連駿王慎彭繩祖丁福保等重擬公呈稟請各[illegible]立案並奉蘇撫憲准如所請[illegible]傳[illegible]合

會友題名錄

李豫貞字幹卿江蘇常州府無錫縣附生兩江考取優等內科醫士現住上海中旺街

俞鼎勳字伯銘江蘇常州府無錫縣人南洋考取優等第一名醫士住北門外吊橋下

何錫琛字憲人江蘇松江府金山縣人年三十四歲現住松屬張堰鎮何廣大藥號

楊光斗字紹文江蘇鎮江府丹徒縣人年三十七歲現住南京混成協步隊軍醫差次

譚彤暉字星緣廣東廣州府南海縣己卯科舉人年五十九歲現住西關蘆排巷

吳承楷字靜之江蘇常州府江陰縣優附生年三十七歲住東鄉北涸鎮

黃福康廣東廣州府番禺縣人年三十五歲現住上海英界三馬路新寶和里

丁遠來字安甫江蘇通州如皋縣人年三十一歲現住南京水西門倉巷街木屐巷內

許開仁字春山江蘇江寗府句容縣人年三十八歲現住上海老北門內穿心街

以上已遵具信約及新入會者合共九人

除名者四人列下　傅穉雲　奚寶成　錢詢芳　錢理卿　(均違章)

醫學報

江督考試醫生記

江督端午帥前月委提學司陳子礪學使考試醫學。昨已揭曉。聞本會發起丁福保已列最優等。無錫調查員俞鼎勳亦列優等云。補錄其問題如下

問內經論脈有三部九候、至晉王叔和始以兩手之寸關尺候五藏六府、後世因之、而西人候脈、則以中醫分配藏府爲妄、其得失奚若、

問中藥辨氣味、西藥辨質、質與氣味、分別何如、

問玉堂閒話稱高駢時有術士善醫大風、置患者於隙室中、飲以乳香酒數升、則懵然無知、以利刀開其腦縫、挑出蟲可盈掬、長僅二寸、然後以膏藥封其瘡口、別與藥服之、而更節其飲食動息之候、旬餘瘡盡愈、纔一月眉髮已生、肌肉光淨、如不患者、此治法與西醫同、惜世不傳、試以西法詳闡其證治、

問扁鵲能洞見五藏癥結、世以爲怪、近日愛克司光鏡照入洞達表裏、惟金類不能透、西醫以爲取彈子之用、然其照五藏亦略有微影、能研究其功用、以之治他病否、

論太醫院不宜改用西醫

李嘯雲

近日報紙。載有太醫院擬整頓醫學。改用西醫之電文。閱之不勝駭然。雖未見有明文。要其問題。則可得而論也。試爲申說之。夫中醫之腐敗。非古本腐敗也。腐敗於今之不善學者也。腐敗於視爲小道。而學者之少通才也。腐敗於賣技者之惟知謀食。而胸無點墨也。其腐敗之原因。則由於無學堂爲之造就。無考試爲之甄別。故無論何項人民。皆得混於醫。以謀衣食。浸至古聖之精義。掃地無聞。而現爲今日之惡象。此中醫腐敗之實在情形也。故欲整頓醫學。莫善於開醫校考醫生。二者勤加造就。嚴於甄別。則源清而流亦潔矣。此誠今日醫學之急務。而醫界所歡迎者也。若以中醫腐敗。改用西醫。則凡政治法律。禮樂教化。以今日言之。殆無一能如泰西者。曷不將執政之權。盡用西

醫學報

人操之推之鐵路何必自築礦產不妨讓人舉凡中國之政事無一不可改用西人矣竊謂改用西醫有大不可者二有不宜者四夫太醫院者非預備　皇上召對者乎　皇上者吾四萬萬同胞所仰望而倚賴者也以吾四萬萬同胞所仰望倚賴之人而容外人參與其間庸有幸乎此其大不可者一也太醫院爲中醫之領袖太醫院而改用西醫則凡各省府州縣所有之醫院勢必以漸而盡用西醫非特失中醫之權力啓西醫之干涉已也實舉吾四萬萬同胞之性命而盡畀之於西醫也此其大不可者二也以醫理言之則南北有寒溫之異地土有燥濕之殊其在中國境內尚有宜於此者不宜於彼之弊而況重洋之隔種族之殊其體質藥物豈能脗合其不宜一也西醫治病悉用藥水其藥水中何物不得而知不如中醫之有方可憑也設服其藥則有歙於孔聖未達之旨設不服其藥則安用此西醫爲其不宜二也卽曰地土無中外之異藥水有愈病之能而彼西醫者何好於我而必欲爲之盡忠其在中國之醫院無非欲奪我利權耳試觀器具之購自外洋者何曾有完全之物豈於醫而獨盡忠謀乎其不

宜三也。中西醫學判然不同、如氷炭之不相入。若相與共事。勢必將主權盡讓之。否則亦起衝突攻訐之事。其不宜四也。況今中醫智識漸開。各處醫會醫報之發達。勢方磅礴。凡所以奔走呼號。舌敝唇焦者。無非爲發明醫學。愼重生命。保存國粹而已。故採取西法以表彰中學則可。盡棄中學而惟學西學則不可。而況於用西醫乎。太醫院而誠欲整頓醫學也。則莫善於開醫校考醫生二者。若因噎廢食。夫豈得謂五穀之過乎。

中西醫學孰短孰長辨　張筱村

有知新子。詫於守舊主人曰。子亦知今日中西之醫戰乎。亦知中西醫戰之孰勝孰負乎。主人曰。唯唯否否。敬謝不敏。謹受敎。知新子莞爾而笑曰。異哉君言。何遜讓乃爾。少坐無譁。敢就所知。略陳大概。曩嘗遊歷泰西各國。熟聞西醫操術神妙。有非中醫所能夢見者。如聽聲法、具知心肺之病。備血法。急救胎產之危。中醫未諳其法也。測肺管。借驗容氣之多寡。焉割風癮。占營血之流行。診脉表、能使脉之起落顯於紙上。寒暑表、能使病之寒熱現於口中。中醫未備其器也。返光以療喉疾。允無銜鏇之悲。顯微以鑑血輪曲繪癆蟲之幻此醫學參光學也硫磺灰石水泉之辨析微茫輕養炭酸溺質之體驗詳塙此醫學參化學也光能照骨何勞三折之肱氣可穿筋立起偏枯之體此醫學參電學也中醫習新學者甚少凡茲妙用十分而未得其一端故不能徧舉也知新子之詞未終守舊主人起而言曰嗚呼噫嘻吾知之矣世之黜西醫郘中醫者大抵知西醫之長於治法不知中醫之長於治理也知西醫之長於治外不知中醫之長於治內也知西醫之長於病狀不知中醫之長於病原也子毋躁姑如其說以辯之肺主氣而司制節百脉朝宗心生血而宰神明五官聽令法在其次也診脉以胃氣爲本盛稱名狀之難寒熱以虛實爲宗詎屬中工所曉器無所用也喉部上通天氣兩寸口細按自明血輪默運陰陽五十度循周不息而况地漿瀾沸水性攸分沙石膏勞淋症細辨解頤理腦太倉公曾擅其奇納餅穿胸長沙守早精其秘新學何須也予豈好辯哉爲今之揚西抑中者辯之也而其詞則不毋過激試與子平心論之西醫之治法以中醫之治理主之拘泥之迹泯也中醫之治內以西醫之治外輔之空疎之弊除也病狀病原

每冊共三期連封面合售大洋壹角十份以上每份全年十二冊壹元●三零張十二一

庶幾神而明之會而通之也何必豔其長而文其短哉言未已知新子瞿然改容逡巡避席而謝曰小子狂簡不知所裁備聞輿論頓開茅塞請終身誦之（選錄備卷）

瘧疾問題及答案之概論　洞天

本報一百零五期所載林君先耕問瘧疾發作之理由一則誠爲醫家所亟當究研者也觀其揭出內經論瘧各節亦可謂發千古疑案而惹起醫林之注目至於疑議西醫之處曰瘧蟲生於血中何以不聞有殺蟲之法且無蚊時何以有瘧云云是特未知西醫之詳細耳

蓋西醫論瘧不過言其有一種蚊殊爲瘧菌之媒介觀茲其不盡屬於蚊之傳染也可知而無蚊時何以有瘧之問題自不難解決且平心論之瘧疾之作何莫不以夏秋有蚊時爲多瘧蟲之說原屬烏有所云微生物者乃是一種細菌或云黴菌爲下等植物其一日二日三日之三種瘧菌消長變化各不相同瘧未發作時皆爲一種無色素之小細胞當寒熱將發侵入血中與赤血球共營活潑之運動漸變爲菊花狀葵花樣或

星狀經數次或十數次之變化遂自行分裂破壞其形縮小後期瘧發作時變化亦如前狀其瘧發時期中間相隔之長短即根於各種細菌性質變化之遲速故中西治法多用信石雞納必有効者正所以防血液釀熱而制止微生物勢力之擴張也瘧疾發作及時期久近之原理大略於是斯亦固爲全球醫界所公認者（未完）

南雅雄剖解病犬之神奇

江西教育總會公立圖書品物陳列館於四月初五日試驗剖解用生犬一頭寔行剖驗以助醫學之研究是日紳商學界到者四百餘人由日本醫學士南雅雄君登台演說剖解之理由隨用生犬一頭以痲醉藥迷之使之寂靜割去膚毛用刀戳膚皮寸許鈎出大腸割破取有小蟲二三頭當謂人身有病宜如此醫治再用針綫連合大腸並連合膚皮用合口藥水抹之包固該犬漸漸蘇醒依然如故據南君云約一禮拜瘡口即可全愈矣

本會會員赴東考察醫學

例

元五角零補每期三分外埠則每張另加寄費半分以此類推

繳上寄報資卽照寄不悞

本會發起人丁君福保。應南洋醫科考試。得最優等第一名文憑。迭蒙江督端午帥傳見診疾。其處方與日本青山博士。不約而同。並陳明在滬設立醫學會爲一般醫生研究學術之所。深爲午帥嘉許。本會調查員俞君伯銘。亦往考醫學。得優等第一名文憑。江督札派丁俞二君爲官派考察日本醫學專員。聞日內卽束裝東渡云。

附錄札文如下

札派事。照得世界文明愈進。醫學之發明愈精。所有戶口之增殖。種族之强盛。人民生命之健康、皆惟醫學是賴、查有無錫丁生福保、俞生鼎勳、於中西醫學極有研究。堪特派爲官派考察日本醫學專員。凡日本之各科醫學。及明治初年改革醫學之階級。與日人所錄用之中藥。以及一切醫學堂醫院之規制課程。均應一一調查以爲吾國振興醫學之助。除咨行外。合行札派。札到該生等卽便遵照辦理。特札。　四月十八日

江督批無錫丁福保請保護醫書版權文

據呈並該生譯撰醫書十八種。本部堂詳加披覽。具見覃精醫理。確有心得。若鍥而不

舍。必能融貫中西。利濟民物。所請保護版權。自可照准。仰蘇松太道核明。給示曉諭。並行該生知照。稟抄發。

輓許菊泉先生聯語 并序

許菊泉先生。江南句容縣名士也。學有淵源。醫名甚噪。所製各種丹藥。亦靈驗異常。余曩歲遊學金陵。曾耳熟先生之名。惟以未得見其人爲憾。去歲滬上同人組織中國醫學會。得先生贊助一切。章程庶務。井井有條。方以爲近在咫尺。昕夕得親炙光儀。不虞天奪我先生之速也。情動於中。不能自已。姑輓兩聯。并識數語。以誌哀思云。

想宜平慧業。原是前身。名士作名醫。活人留海上。奇方壺中妙藥。

得仲聖眞傳。餉貽後學。仁心濟仁術。獲益有門牆。桃李階砌蘭蓀。

三世著醫名。志存强種。學富明經。秀氣毓秦淮。尚餘熱血滿腔。社會同人齊頫首。

霎時聞噩耗。丹竈煙空。青囊書在。芳型留滬瀆。最痛臨終數語。天涯知己共傷心。

社愚弟王懋吉拜輓

不滿十份者許作[illegible]與一份同不得援十份為例●九[illegible]備谷改訂本手務希從速函知補

菊花時節識荊州。談海上奇方。成會中要務。閱報驚失人琴。桃李公門名譽重
芳草光陰傷學士。擅瘍科妙術。樹醫界隆稱。輓詞遙追客邸。藥籠仁傑德聲高

鄉小弟濮梧岡拜輓

湖北稟辦衛生會

湖北留東醫科畢業生汪正闓等。現擬在省垣調查局內。附設衛生會。每於星期無論紳商學醫界。皆可到會研究。一切日前將辦法稟請鄂督核示。陳小帥以衛生一事。於個人之身體康健。國民之程度發達。皆有關係。且亦為地方自治之要點。來稟歷陳鄂省種種慣習。皆與衛生有碍。誠為有見。所請於調查局內附設衛生會。互相研究。以期矯正。事屬可行。已飭調查局會同警務公所妥議詳復核奪矣。

博習醫院給憑

蘇垣天賜莊博習醫院開辦以來。已十餘載。本月初八日係該醫院學生畢業之期。經監院美教士栢樂文君頒發文憑。計給醫科文憑者四人。富君紹卿。沈君階平。陳君容

孫。戴梅侶女士給藥科文憑者三人。張君尙義。叚君彥深。胡君稼農云。

公函照錄

中國醫學會諸同志惠鑒。久仰　嘉猷。無由介紹。兹晤　羅君蓉卿。道及　貴會章程。贊成之至。挽回醫學之腐敗。磋磨醫學之新機。則醫學前途幸甚。四萬萬同胞前途幸甚。天下事每樂於觀成。而難於創始。前承賜報。深悉組織之艱。公等具此熱心。僕輩能不同聲一和也。藉同志之輸捐。冀其長遠。敝地同志雖尠。多有不知　貴會以交換智識爲宗旨。甚至妄生物議。僕等屢欲代爲宣佈。且調査一席。　貴會舉有羅君。然伊學識淵源。足當斯任。惟外鄉寄跡京江。又居於商賈塲中。同志之品學優劣如何。恐難盡悉。僕等不揣。效毛遂之爲。願附羅君驥尾。以推廣爲懷。諒不以冒昧見罪。未卜　公等以爲然否。附呈普通捐五份。大洋五元。郵報費小洋三元。屆期賜閱。地趾粘呈。肅此敬告。並請

鈞安。　後學楊燧熙、褚鵬飛、陳濟遠、朱立幹、韓緒臣仝頓首　四月初五日

會友題名錄

唐乃安浙江金華府金華縣人英京伯沙羅馬醫學校畢業生住上海白克路九如里

石　亮字炳南浙江紹興府會稽縣人年三十四歲現住開封省城高等學堂

秦福基字第花浙江湖州府烏程縣廩貢生年四十四歲現住鎮江步隊第二營差次

韓雲鴻字漸逵浙江台州府太平縣附生年三十八歲住本邑東鄉蛟橋莊

以上新入會者共四人

敬請我會諸君同認本報股份啟（問樵）

敬啟者我醫報性質與他報截然不同前乎此者旋起旋仆已不知凡幾而本報所得爭存於今日寔賴同志諸君有以獎借而扶挾之耳迨自我會開辦以來義士仁人聞風響應其性質乃與前又微不同論稿多而報期短烏足以副諸君雅望哉創議加期職此之由並非有餘力以從事也預計本報工料約月需一百二十餘元辛工火食郵費等猶不在內經費一項除蒙總理蔡君允以會捐撥助外不敷尚鉅而鄙人又一措

大果需月貼數十元。恐終難乎爲繼。不得已改訂集股新章。俾聯合諸君爲公共維持之計。辦法四條。業早宣佈。彼雄於財者。無論已。卽尋常會友。區區五元之股。亦尙易辦。特患無認股之心。不患無繳股之力也。他如調查各員。與我會有密切之關係。尤應首先認繳。爲各該埠同會諸員倡。尤我會衆。不乏通曉事理之人。苟勗以公義。當無不願表同情焉。至謂以書抵股。無裨實用。屆時或仍由本館代售。將書價償歸股銀。亦無不可要之。總以無損母金爲的。况今也規模粗備。機關日靈。不如是。則報設中停。會將焉附。鄙人甘爲驅策。亦正欲合羣籌進步。非好爲一已博虛名也。苟不然。鄙人計無所出。亦祇得效法前人。知難而退。不復敢再談醫矣。無限苦衷。尙祈　諸君共諒。

贈彩待領

諸君獎物。例應飭人具領。如路遠無人可托。可備函陳明一切。並附繳寄費洋三角。三名以下一角。本會卽將該獎物按名寄奉不誤。或欲俟會期併領亦可。惟例不付郵。亦不給重彩。合併聲明。

素靈講義序

內經一書醫學發源之書也自古無教授之法雖註釋代有名家而講義尙付缺如其文義古奧淺入者恆苦其艱深深入者徒受其束縛値此醫學交通時代若不取中外醫書折衷一是存其古義補以新義是其蔽聰杜明而長此黑暗無異閉戶塞牖而甘於獨居吾聞東醫寶鑑（朝鮮人許浚撰）日本已廢其書（日本向從中醫自明治維新遂改從西法）萬國醫會中土未與其列（萬國醫會中醫不能占一席）華佗剖腹古軼其傳（曹操殺華佗其書付之一炬）扁鵲洞垣今無其術（扁鵲飲上池之水洞見垣一方人恐是虛語）蓋誠足爲斯道之厄矣銅人圖剏始於宋久爲醫界尊崇蠟人型製造於西實是地球公認血管明於哈斐（前明萬歷年間英醫有哈斐氏發明全身運行之血今泰西醫家咸宗之焉）全體譯自合信（咸豐元年英醫合信氏譯全體新論）借鏡以燭妍媸聚訟端在臟腑十二官詳於素問（靈蘭秘典論）其間腦說居多（中醫不列腦經實爲缺憾然十二官皆屬於腦）十二經載於靈樞（經脉篇）全是心脈所主（西醫謂全身之脉皆汲於心由心之總脈分支）以按寸握尺爲診宗（寸關尺皆心中一脈所主以五臟六腑分繫於此西醫力闢其非）等於癡人說夢以肝左脊精爲鐵案（肝居左脊藏精此說爲醫界公認牢不可破）譬如盲子夜行五行爲術數家言位置於

醫學報

人身則大謬（今星相家均主五行醫者司命豈可虛擬）六氣為天文學說配合於全體則尤非（六氣者醫家之天文學也以六經配之真是理障）於是王清任醫林改錯以實驗破理想之訛（直隸王勳臣在道光年間西醫尚無譯書目睹殘敗之臟腑已見與古說所載不合）吳師機理瀹駢文以外治救內服之失（同治年間錢塘吳師機著其書時已見全體新論知臟腑多錯投藥豈能無異故變為外治貼膏之法）經穴纂要為日本元營升所傳較為精確（此書已精於王氏之醫林改錯然有西醫而元氏又瞠乎其後矣）臟腑合纂係南海朱沛文所輯尚屬持平（光緒紀元朱沛文博採西說其於經文之無可強解者仍之議論尚屬持平）近則唐容川有滙通之作義主保守為多（蜀中唐容川著中西滙通醫經精義以西說疏証內經語多勉強附會今醫家頗以此書為善）丁仲祜為新內之經志在開通為要（無錫丁福保以西醫之組織解剖生理病理產科等籍而以古醫書之舛訛附註於各條之下謂之新內經）醫界競爭日形劇烈有心人以保存國粹為言而不能泯中西畛域之見（醫家頑鋼性成不肯取西醫之長視為我有）然使岐黃復生於今當亦自知其說之疏陋亟起改良為天下蒼生乞命乃宋元考試之典（宋元以醫學為科第）風氣漸開（今各省已有考醫之舉矣）醫校講授之書完全獨少（今祇有西醫學堂中醫尚少醫校者以課本絕少完全也）類經始於景岳（景岳有類經之作而薛氏稱為醫經原旨通行本也）合纂編於訒菴（汪昂著素靈合纂）類皆篇目不存體裁失當其謬誤者未經訂正（經學家以尊經為重縱有傳誤之處或是錯僞或當闕疑不加

一　本報已自五月始公議改出旬報並分為本子零張兩種◉二　本子

辨駁其體例如此今醫學家以人命爲重若不訂正是非貽誤後世則爲黃帝之罪人其精粹者尚待蒐羅內經精義多在一字一句之中不必讀其全文也前人拘乎文法轉多遺漏以泰西全體衛生病理診斷治療方藥等學發明經旨西醫有解剖學今括於全體以泰東神經循環呼吸消化分泌生殖諸器該括全身上二節一是科目一是學說以編內經最合以中醫爲經以西爲緯章分節剖近時譯出日本新書多分章節最有條理句櫛字梳節錄經文故曰句櫛芟除間字故曰字梳學之科蒙於光緒三十一年授蘇州府醫學正科敢秉醫林之鐸是年四月醫學接鈴之日友人以對聯相贈曰國手傳家有洞垣術醫林秉鐸爲領袖人余受之甚愧不揣孤陋手輯素靈欲廢歌訣之書蒙嘗有廢歌訣論因近時醫業之多大半爲歌訣造就先編講義之本古之所以重儒醫者爲其明乎理也講義者正所以講明醫理是之謂醫醫余常云治病必先治書醫病必先醫醫治書先從內經始醫醫先從儒醫始余著有醫醫集苦爲診病所累尚未成帙慨見醫家泥古之病深入膏肓不可救藥余以是書醫之明知口衆我寡萬不能敵然撥之優勝劣敗天演淘汰之例知余說之必能行於後日也余非爲狂妄之言醫關人命安可緘默自號曰醫癡云爾余年四十自題小影曰醫癡醫癡書萬卷筆一枝兩鬢霜絲爲世醫爲儒醫不是時醫亦官醫亦軍醫也算行醫參東醫參西醫聊補中醫我不獨醫病而兼欲醫醫人呼我曰醫癡我亦自號曰醫癡時在

宣統紀元三月之朔吳下醫癡林大夔瀹古氏識於江蘇陸軍醫院

此書卷帙告繁必經年始獲告成分門別類可爲醫科教授第一書倘我會同志

有願各認一門。分事校訂。則尤為鄙人所歡迎。計列科目如下。

序

凡例

內經全體學　此二項擬并為一類尚未定

內經生理學

內經氣化學

內經診斷學

內經病理學　此門亦甚繁

內經治療學

內經方劑學

內經衛生學

內經教授法

醫家論五臟與月令不符說

凌志雲

人之有五臟也。根於五行。見於五色。定位於五方。主治於五味。而總歸於元氣之盈虛。驗疾病之進退。往古醫家論之詳矣。然與月令考之。其論五臟不同何也。曰醫家以五行配五臟。故肝屬木。心屬火。肺屬金。脾屬土。腎屬水。各依本位而言也。若月令之論五臟。亦自有故。蓋月令一書。言十二月政令所行。當應天順人。以拯四時暴戾之氣。以五行相克。爲倘離本位而言。五臟故與醫家所論不同。非其所屬有歧異也。醫家之治病亦有相生相尅之道。月令每以祭先爲言。以盛德之在。貴以所尅者抑制之也。如春屬肝木。而令則曰。祭先脾。是恐其木克土。欲以祭之者救脾也。夏屬心火。而令則曰祭先肺。是恐其火克金。欲以祭之者救肺也。中央屬脾土。而令則曰祭先心。是賴火以生金。故祭之也。秋屬肺金。而令則曰祭先肝。是恐其金克木。欲以祭之者救肝也。冬屬腎水。而令獨曰祭先腎。是腎爲靜臟。冬亦爲靜時。無慮乎攻尅。但祭所屬也。然則中央之土分寄於四時。猶心之主持百體。無克而有生象。腎乃先天之本。藏精於冬。自無偏勝之害。知此而醫家之論五臟。與月令所說。可以會通其旨矣。

論台醫坐店之弊

醫生立局。中西之通例也。台州則不然。醫生不自立局。必經藥店延請。而醫局遂立於藥店中。改其名曰坐店。每年脩金。少者三四十元。多者七八十元。概由藥店津貼。門診之資。統包在內。病人上門求診。不出診資。莫不喜其便也。至出診則醫生自理。此風開於三十年前。肇於太平。波及黃巖。而漸行於天仙臨甯四邑。初則為招攬生意起見。情尚可原也。繼則為戳筆頭起見。弊端百出。狼狽為奸。戳筆頭者。台州俗語。言醫生筆頭一戳。而獲利十倍也。藥店概售偽藥。而醫生則逢人贊美之。醫生技藝不精。而藥店則到處吹噓之。甚至鄉村小藥店。資本僅一二百元者。亦必延一潦倒之醫生坐店。往往一千元生意。竟獲利七八百元之多。除開銷外。尚可贏餘一半。皆醫生戳筆頭所致。而醫生亦得分餘潤。稍有良心之士。不肯隨聲附和者。不特無人顧問。抑且暗加排擠。積習相沿。牢不可破。演成一黑暗之慘劇。殊可駭也。今將戳筆頭之弊。逐條錄出。以供衆覽。

人參。不知何物。無從辨其眞僞。每逢病人垂危時。其家手忙脚亂。醫生必用人參塞責。一若可以起死回生者。探得每支僅洋三四元。左右而出售則三四十元不等。此所謂戳筆頭也。

高麗參。原支者尙眞。其切片者大都雜以贋鼎。一名黃石門。一名石貴子。每支僅値洋一角。坐店醫生明知其僞。而方中偏註老山二字。此所謂戳筆頭也。

猺桂。槪屬劣品。方中旁註五六七八換不等。而藥店則暗以蜜微潤之。儼然上品矣。

耳環斛。價頗昂。藥店每視爲黑貨。而方中亦必用之。且勸以代茶。眞奇事也。

敘者絕少。眞者每斤僅本洋三角。餘究不知何路所產。而方中必旁註敘字。黃者如是。其他可知。贋與拐騙無異。

全鹿丸。原料全鹿一隻。而台州則祇加三斤。故服之毫無功效。每四五年殺鹿一隻。先期十日。張示通衢。鹿必披紅遊街。鼓吹前導。看者頗形擁擠。實則鹿肉僅加三斤也。

西洋參有失水發黃者。醫生代爲設法。方中註炒黃二字。而購者無從知其失水矣。川朴獲利頗厚。而方中必旁註四五換七八換不等。而貨則仍然下駟。相傳某鄉店値朴售缺。私以灶上之飯杓柄代之。病家亦不覺。雖傳聞失實。畢竟以平陽朴居多。紅梅花獲利頗豐。無病不可服。無方不可加。某醫倡之。諸醫和之。猶葉天士之用橄欖葉。爲朋友生財之道也。（未完）

核疫治驗之一斑

黎天佑

核疫一症。傷人最烈。吾粵自甲午至今。傷人以十餘萬計。去年香港盛行。今者省垣又大作矣。溯甲午核疫始發。羣醫束手。僕與星緣翁研究討論。始悟卽陰陽毒之疫氣也。升麻鼈甲湯爲的力。然升麻非過兩不效。世有升不過五之說。五分乎。五厘乎。五斤乎。則惑之甚也。丙申年此症又大作。僕與星緣翁創衷聖醫院。以贈醫。皆担任義務。不受修金。集同人之資以贈藥。每一疫症。每日服粗藥散二三次。每次二包。每包內容升麻一兩五錢。則每症每日服升麻十兩八兩矣。非是則不效。此症初起。未經誤藥。無不可治。核疫之原或云由於天氣。或云地氣。皆非也。緣空氣中蘊一種毒氣於其間。當時正令善。則此氣爲生氣。爲養氣。人不能一刻離此氣。猶魚之不能一刻離乎水。氣中有毒、猶水中雜以汚惡。一隊魚中、有吸着、有不吸着。人在氣中。不幸吸着毒氣。卽發此症。夫此症發熱出核、人所共識。而不知當辨在頭暈極胸翳極舌焦渴極發熱而有此數症。卽不出核亦爲疫症。發熱出核。無此奇苦。則熱爲少陽之頭眩往來寒熱。核爲火痰。不關要害。尚輕而易治。此症與少陽病相似。但少陽之頭目眩尚微。此則大有撼天搖地之勢。似眞武症之眩。而此則大熱大渴以辨之。且一起沈倦非常。不似少陽症之淸爽也。見此卽以大劑升麻鼈甲湯。升麻非兩幾二兩則無力。鼈甲歸身甘草十分之一足矣。川椒有嘔亦可用。否則去之。免於火渴有碍。黃雄不用亦可。見譫語必加犀角珍珠、以除入心之毒。如此日三四服。或三五服。服至熱退舌潤。則核可平矣。外敷亦以此方入雄黃氷片爲末。菊蘯芙蓉蘯等搗汁。密密調塗。頻頻服藥。當知其有稍縱卽逝之勢。如是則無不可治。不然者。醫見其大熱大渴核痛也。胸中先有大熱之成見。於是大攻大伐。及生草藥、熊胆紫草茸之類。搖筆即來。病家樂得飽食一頓。不久即下利矣。此症最忌下利。下利則毒氣內陷。浸假而譫語隨之。浸假而喘逆隨之。此譫語爲毒入心。此喘逆爲毒入腎。入腎則無生理矣。（未完）

救急問題

李鶴訪

近來人心不古。尋短見者。時有所聞。而於婦女爲尤甚。其所以尋短見之原因不一而足。昔聞用毒物而尋短見者。如服鹽滷及信石等。已屬劇烈難救。乃自海禁開後。鴉片輸入。人之服生鴉片而斃者。不可勝數。然尚幸幾經研究。始有急救之法。今則愈出愈奇。有服火柴頭者矣。（火柴俗名自來火）聞服六七十根。越二三小時。即可斃命。僕所聞者。已不止一處。惟未及見其服後。現何形狀。試懸擬救急之法。按火柴以硫黃等燐質所製而成。而硫黃係毒熱之品。當以清熱解毒等味投之。或可挽回於萬一。特未經試驗。尙難自信。吾界中不乏通人。務祈共相研究。以立一急救速效之方法。俾全生命而挽頹風。或已有治驗之法。幸弗秘而不宣。則亦社會之幸福也。

會友題名錄

馬國英字玉如江蘇蘇州府吳縣人年二十二歲現住上海愛文義路陳家浜聚昌里

呂介壽字齊眉江蘇松江府金山縣人年五十八歲住廊下鎮東山塘萬春橋

呂承岐字蒙伯江蘇松江府金山縣人年三十二歲住錢圩鎮北鄉河字圩

盧則鍾字育和江蘇揚州府揚子縣人兩江考列優等年三十八歲住舊港鎮

以上新入會者共四人

盛宮保致日本欽差胡公使書

馨吾仁兄大人閣下。前上一械。並附寄日幣一百圓。亮登　鐵掌。比維　輶軒成錄。槃敦生光。夏日舒長。東溟清淺。翹覘　卿采。益神往於十洲三島間矣。茲敬懇者。敝門生同郡丁生福保。中西兼貫。算術醫學。尤其專長。著述各書。風行海內。其施治確有見地。迥非空言學理者可比。現由午帥派往日本考查醫學。弟處前經發起蘇州貧兒院。甫當開辦。一切宏綱細目。亟宜效法東隣。茲囑該生順道考察。夙聞東京岡山兩處貧兒院規模條理最爲精美完備務乞　隨時指示俾有遵循並祈　飭員導引參觀是所至感另由正金銀行匯上日幣一千圓請察收轉付該生應用恃愛累瀆當荷　恕原專此敬請

勛安統希

惠照

愚弟盛宣懷頓首　五月十八日

又致日本醫學博士青山胤通書

逕啓者滬濵養痾　海天結想緬維　道誼至切傾遲茲有丁君福保奉　南洋大臣端制軍之命前赴　貴國考察醫學丁君於醫理研究有素古方今方頗有訂正東學西學得其貫通久慕　大名願聆　教益特乞一書介紹務望　閣下撥冗接見　示以南針俾有遵循同深感禱即頌

道祉

青山胤通博士閣下

喉痧新論序

盛宣懷啟　清歷五月十八日

丁福保

世界文化益進。交通益繁。傳染病之傳播。亦益廣且速。比年來。傳染病之流毒吾國。其爲害最烈者。於夏秋有虎列刺。於冬春有實扶的里亞。實扶的里亞者。即俗稱喉痧是也。我國古無是症。有之自雍正間始。自此症流行以來。幾二百年。我同胞之歲死於此者。不知幾千萬人。病機一發。輒浸淫傳染。由一而十。而百。而千。而萬。以至無量數。如火燎原。如川潰隄。醫者瞠目束手。而不可奈何。或投以藥劑。亦十不一效。即效焉。必其受病故淺。非藥之眞能已病也。喉痧爲害之烈。旣如彼。醫者之無術。又如此。年復一年。吾國民雖號稱四萬萬。幾何而不澌滅淪夷。以同歸於盡也。嗚呼。豈細故哉。

夫喉痧之始發也。不過微熱、頭痛、食減、渴睡、扁桃腺腫脹、嚥下疼痛耳。及是不治。則寒熱大作。炎症由咽頭腔而延及於鼻尋。更侵入喉頭。害及氣道。至是病已深矣。然速施以外科手術。猶未至死也。設不治。如故。則病毒益深。舌苔由咽喉延及口之粘膜。惡臭

刺鼻不可嚮邇此時全體胥蒙其毒終致心臟痲痺遂至不起距其發病之初才數日間耳然死者已矣而生者且猶蔓延傳染於無窮噫可懼哉

昔泰西醫者之於喉痧其瞠目束手一如吾國也乃自佩琳氏發明血清療法以來而喉痧遂大衰夫此療法曷以而效則不可不先審其致效之原理原理維何即凡黴菌之分泌液恒有撲滅黴菌之性質是也故欲撲滅人體中某種之黴菌則以注射該黴菌之分泌液爲第一義而欲得此分泌液則法以玻璃瓶盛膠使藴有與人體同等之溫度以喉痧之黴菌移植其中黴菌即漸漸繁殖且排泄幾許之分泌物移此膠液注入素燒之鉢令器底接觸空氣入排氣機中抽空氣令盡則液自涔涔滲器底而出取此液注射馬體馬即中毒發熱然此排泄物非黴菌之實質故所中之毒決非喉痧黴菌之毒也數日後馬體健壯如平常以此法數數行之馬體與此液漸狎而成爲免疫質至是即中毒亦不復發熱由此馬之血液中提取血清即可爲注射患者之需而所謂血清療法者自是遂得施之實用矣當日本未用血清療法以前以喉痧死者十人

而八九既用之後死者銳減近今調查百人中止十餘人耳血淸療法徵諸泰西日本其效既如此而吾國醫者猶懵然墨守千百年陳舊之方劑而不肯稍變坐視患者之相枕相藉以死嗚呼天下可哀可痛之事甯有逾於是哉此余所以廢寢忘餐而亟亟有喉痧新論之作也是書於喉痧之病源病狀豫防法看護法血淸療法氣管切開術解剖的變化等言之綦詳雖非能別有所發明然於東西各醫士所稱述竊自謂搜抉靡遺矣世苟有起而匡余之不逮者余願馨香而祝之鑄金以事之

論台醫坐店之弊（續）

鹿角膠究不知何種鹿角所煎嗅之毫無氣味鄙人曾連服三兩如泥牛入海消息全無迨服杭州胡慶餘之鹿角膠不過三錢即强健絕倫

五加皮酒鄙人偶患風痛曾購服三瓶不料入腹之後大便溏薄續探知係黃梔所浸醫生通同作弊直以性命爲兒戲也

淸膠不知何種草木汁熬成係方姓藥棧秘煎每斤合成本洋一角餘而發售於各鄉

店。則每斤八角四分。各鄉店零星售出。則每斤可得洋四五元。無論驢皮膠。龜板膠。鹿角膠。虎骨膠。率以清膠代之。今其家已致富矣。寄語方氏。愼勿再造此惡孽也。

薄荷油每斤起碼二元四角。上者三元六角。再上者四元八角。以及六元至七元二角。八元四角爲止。台州所售之薄荷油。則皆起碼貨也。故其色黃而不白。氣味亦淡。

西洋參。原支者尙眞。其切片者。大都雜以桔梗。先一夜以西洋參汁浸之。而西洋參則仍然原支也。而氣味已淡矣。

川貝原粒者尙眞。若方中註研粉二字。則概以淮山粉代之。

藿香丸。並無川朴在內。而以平陽朴代之。故不能消脹。

金銀花炊露之後。其渣本可棄也。乃藥店將渣晒燥。仍然出售。

大腹皮煎汁之後。其渣本可棄也。乃藥店將渣晒燥。仍然出售。

他如丸散膏丹。目力所不能辨者。聰明人自能領會。無俟鄙人之贅述也。

以上皆台州特別之怪象。至於醫方之龐雜。到處皆同。茲姑略而弗論。竊以爲醫生不

三期連封面合售大洋壹角十分以上每份全年十二册壹元◉三　零張十日一

坐店。則藥店必不敢公然作僞。藥店不作僞。則醫生亦不肯遽戳筆頭。二者有密切之關係。因花紅照股均攤也。況台醫相約不開醫案。故草菅人命。病家亦無從控訴。又得本藥店爲之伸辦。有不逍遙事外者乎。更有別開生面。出乎情理之外者。某醫生係訟棍出身。被官府訪拏。始改業行醫。薦入某處坐店。戳筆頭以媚東家。旋見有隙可乘。公然反噬。糾合店夥。結成團體。爲挾制東家地步。果然東家束手無策。竟鬱鬱發顛而死。今某醫生已斬祀矣。不可謂非慘報也。然則台州欲改良醫學。必嚴禁坐店。始欲嚴禁坐店。必考試醫生始。何則。醫生既經拔取。則聲價自高。斷不爲數十元之欵。甘心坐店。甘心戳筆頭之理。嗟乎。醫林腐敗。台嶽蒙羞。焉得海內熱心諸君子。與之共謀進步也。

按醫生與藥店通同作弊。到處皆然。如江浙謂之設期。閩廣謂之試藥。名稱雖異。戳筆塞同。彼窮鄉僻壤。自不待言。甚至通都大邑。有一二稍負時名。藥肆利爲己用。逢節餽送禮物。殷勤備至。而醫生禮無不答。不問該藥肆藥物奚若。牌號奚若。苟遇方中有珍貴之品。便信口開河。盛稱其貨類之高。價値之廉。罔論路之遠近。必囑病家購取爲藥肆僞知爲某醫所荐更故抬其價或竟以僞藥塞責病家隱受其愚而不覺此種陋習何可勝言安望有地方之責者飭屬一體設立醫學會遴派妥員調查一切倘㢘得其情必盡法以懲儆之庶幾可矯其弊如不然祇競言改良醫學而於民疾之夭枉藥物之僞雜而皆漠不關心焉夫何益哉雖然古人以醫兼藥亦所恒有之事庸無足怪獨惜今之人不能以古人之心爲心耳台醫如是而非台醫亦大都如是於坐店乎何尤也吁

問樵誌

瘧疾問題及答案之槪論（續）

洞天

復有劉任兩君之答案載於本報一百零七期觀其論文頗難索解劉君曰瘧有風寒暑濕痰食瘴之別固屬古人之陳言諒値問者必早已明白又云黨同伐異日將血中敗質驅逐外出積聚於半表半裏之間衛氣日行一周與邪氣相遇卽爲劇烈之爭競所以日作云云仍不出林氏所揭出之疑案林氏既疑之而値問其平素虛心研究實學可知劉君既不疑而直答其必另有過人之見解但人之血液循環全身無處不有

如氏所云將血中敗質驅逐外出。當在皮膚以外。既在皮外。何以又云積聚於半表半裏之間。按半表半裏屬少陽經領域。少陽經其在身外。且無血液以營養乎。尤以如是。則身內寒熱痛癢。毫不相關。何以又云與衛氣相遇。即爲劇烈之競爭。又即使如是果又確於何處相遇而始有此之現象。謂非絕大之一疑團乎。顧劉氏答案不可理解處甚多。此其爲最顯著者也。

（未完）

核疫治驗之一斑（續）

黎天佑

升麻鼈甲湯之妙。以升麻辟疫解毒爲君。佐以甘草。以歸身入血管。鼈甲則引升麻潛入至陰之中。所謂潛於九淵之下也。奇在重用升麻提之。使出仍從口鼻而出。所謂騰於九天之上也。升麻升提而非發汗。試觀發汗之麻黃。安能日服數兩哉。有奇病必有奇藥。前聖配方神奇。有治法尤貴有治人。非疫而以爲疫。眞疫而不以爲疫。固誤。即認症的而用藥輕緩。難濟急。終亦無效。無效則咎此方不任咎也。噫、此何事哉。非積年寢饋於靈素論略。讀有心得。則尋常六經病。尚且輕者重。重者死。一遇霍亂等急症。竟如落井下石。況核疫又向無明文者乎。無怪今日省中羣醫。皆云此等時症。不能用升麻、鼈甲湯。彼以通套之時症二字目核疫。宜其用之無效也。今街衢所貼。報帋所刋。無不誤認此症爲大熱。其方不外連翹、牛子、川連、紅花、桃仁、枳實、大黃、熊胆、紫草茸、銀花、地丁之屬。入口無不下利。無不速死。核疫是應死之症。醫者失治。罪可減等。核疫非必死之症。醫者鹵莽。置之死地。尚何謂哉。可慨也。昨僕於四鼓時。往診寶慶新街朱某。核疫也。其人初八晚跨間起小核。微痛。振寒。初九朝發大熱。核更痛。日延數醫。莫不以街衢標貼者施之。核大痛。初十、十一、連日皆服此等藥。甚有以大丸瀉之者。服後下利十餘次而譫語矣。十二下午。大喘。不知人事。亦誤服此等藥也。四鼓延僕診。其時大汗出。四肢冷。無脈。痰聲如沸。僕謂大事去矣。行後不數分鐘而逝。哀哉。此症初起。尚緩而易治。奈此輩狂妄何。前月二十六晚。僕赴王友席。甫入席。寶仁坊內閣黃邀診。是黃少南翁之妾。於念三日發熱。頭暈。舌焦渴。左季脇約一掌大。痛不可近。氣逆冲胸。胸翳極。雖無核。而僕直斷爲疫症。伊亦云然。懼甚。自起病日延數醫。無非此等大攻大伐。以爲神聖不可侵犯之藥。是日服硝黃二劑。不瀉而已有譫語。三晝夜不成寐。僕診用大劑升麻用二兩犀角及鼈甲歸尾甘艸皆十分之一。珍珠四分。竹茹隨入。謂此症毒已入心果相信則宜連服二劑。次早延診已能熟睡三四打鐘。但於五鼓時連瀉四次前之硝黃得下也。二十七日照方加減。連服二劑。五打鐘診神極清爽。可坐談。是夜又如方服二劑。黎明叩門云症變劇。診時尚清爽。據云通夜譫語。家人以爲必死。而僕見尚未喘速。急用升麻三兩犀角三錢。餘照加。囑其日服二劑。及初一日一打鐘。延僕診時。則神清氣爽。熱盡退舌潤不渴。脇無痛處。僕喜曰時疫已全愈矣。切切不可再服清涼之劑。因其平素體質虛弱也。不料伊竟誤服時症之大丸二。初五日延診。則耳鳴頭眩。心悸四肢無力。乾嘔。口不欲食。脈沈微。大虛之象現矣。後多服溫劑收效。二症爲近日醫案。十餘年救活多人。現省中多有識此方者。奈羣言淆亂。何奈夏蟲不可語氷何。(完)

節錄江甯劉葆元先生惠書

久仰。荆州未親。芝宇乃荷。蘭箴下賁。遂使茅塞頓開。並命元爲名譽員。辱承奬借。彌用慚惶。伏稔　執事。夙擅和緩之才。復深救濟之念。號召同志。研究方書。合中外以衆資。斟古今而盡善。　閎篇崇議。刋列報章。有足爲醫家之正鵠。後學之津梁者。元一讀一擊節。竊謂古人以澤被蒼生。功同良相稱述醫家。必如　執事其人始能當之無愧。數載以來。欽佩之忱。與時俱積。乃復　虛懷若谷。葑菲不遺。元雖性質椎魯。孤陋寡聞。然自幼承庭訓以來。詩禮之暇。兼及方伎。舞勺成童。則習爲帖括。每患作輟。然少即多病。病必經年。杜門養疴。輒以醫書排遣。性之所近。亦遂樂此不疲。涉獵三十年。稍窺古人醫術之門徑。又復隨　先君子宦游京津。客游滬瀆。嘗與美醫士酬酢往還。元日侍左右。獲聞緒論。稍知中西醫學之異同。方今歐風東漸。學術競爭。趨於新理想。往往有矯枉過正之弊。浮躁者厭故喜新。鄙淺者避難就易。頗有稍拾西人唾餘。目不識丁。即復夜郎自大。對於吾輩肆口譏彈。昌言無忌。誠有如　貴報所登。謂爲醫賊者。此等人並皮毛而無之。其狂吠本不足較。特此輩滔滔皆是。長此置之度外。不惟生民隱受其害。醫學亦將爲之混淆。此有心世道者之大憂也。(下略)

會友題名錄

楊羲禎字殿臣江蘇松江府金山縣人候選布政使經歷年三十六歲住呂巷鎭
衛毓淇字企封江蘇松江府南滙縣人年三十五歲住川沙東門外潘家橋
盧志和字薰南江蘇常州府靖江縣監生年二十歲現住江陰西鄉申浦鎭

仙方照錄

古堇童氏謂余文毅公任閩時。得有仙傳黃金丹。治疫如神。專函囑登本報以公諸世。惟該丹功效若何。本館未經寔驗。罔敢置議。第念其來意懇肫。特爲照錄如下。

眞川連二兩四錢　川貝母六錢去心　乾　薑二兩四錢　廣陳皮三錢
黃　芩二兩一錢酒炒　砂　仁三錢去殼　荆芥穗三錢　蓽　撥六錢
丁　香三錢　麥　芽三錢炒　車前子六錢去殼

右藥十一味用鮮荷葉搗汁合丸、勿用蜜、每料分作二百丸、一丸可救一人云

警告各團體

新陽王葆年上言

江淮河漢。乃衆流之所滙。大廈高臺。非獨木兮可成。溯自本會成立以來。有志者紛紛入會。數年之間。已有二百餘人。不可謂不發達矣。當周君雪樵之發起也。處心積慮。創此偉大之範圍。良非易易。蔡王諸君。深恐半途垂敗。力任其艱。所患者經濟困乏耳。此際發起諸君。所塡已非微細。則是諸發起之對於我團體。亦不可不云厚矣。何不肖者。不深自奮勉。尙接踵違章。自甘居於淘汰之列。無知識者。猶可原。乃不謂公衆議舉之調查員（指傳穉雲）亦竟蹈其覆轍耶。豈不念陳撫憲諄諄勉諭。諸發起疊疊苦心歟。夫調查者。必才識勤敏。衆望攸歸。方克勝此重任。旣担斯任。宜如何勉盡天職。以保令名。俾上可以對發起。下可以慰團體也。今若此。是自墮其志矣。夫復何言。然往者不可追。來者猶可諫。蒙敢忠告於未違章之各團體。本會雖形發達。尙在萌芽之初。設有不愼。卽難免一簣之虧。欲再追踪。恐已莫及。深願我團體。堅心一志。合力維持。勿故違定章。放棄權利。致貽外界之羞。幷惹西醫所笑。保我會鞏固。萬年全體蒙福。僕不勝馨香禱祝於同社諸君也。

與醫會總理蔡小香先生晤譚筆記（代論）

洞天

三月初旬余以診事之甬江事畢返蘇道經滬上因小住數日藉訪知交望後二日詣醫會事務所謁王君問樵相與盤桓一日次日王君以診事早出由庶務員戴君同余至總理蔡小香先生處趨訪其時蔡君處求醫者充堂溢室環坐待治先生以診事紛沓令其長君耀璋與余扳談蓋其長君曾在上海德國所開醫學堂學習四年程度頗高觀其操辭閒雅確有淵源誠少年中之博學也蔡君已診過多號休息片時以平調之聲浪與余縱談醫理且出其爲周君所擬調理之方十二紙見示惟余於女科經產一道素乏研究忽讀其處方聆其治理眞可謂吉光妙諦開我見聞

蔡君且謂余曰中醫腐敗已達極點動遭世人所詬病倘再不早自圖維其危殆之機何堪設想痛言其病根在學者祇知趨時取巧徒習皮毛於靈蘭秘奧昧而不曉由是中醫之聲譽若江河日落故欲試辦一中醫學堂將歷代名醫創造之心源逐層闡發庶幾以矯其弊

余曰。海上一隅。得先生熱心提倡。誘導同胞。其醫會醫報。已著成効。將見試辦中醫學堂。及中國病院所育出之人才。必蔚有可觀

蔡君曰。試辦醫院之計劃。早已載在醫報。然試辦中醫學堂之事。實尚在猶豫中也。何耶。蓋其經濟問題。尤在其次。所最難者。無完善之課本。及中西醫理。貫通之教員。即使有之。亦只能坐而譚。不能起而行。於臨症實施上。終欠把握

余曰。按醫學首重解剖生理。此必取最精之講義。教之。其餘病理。診斷。治法等。即以中國古今名醫。固有之論說。醫案。删腐集要。兼採東西簡易。不繁用。廣効確之醫法。補我中醫之所無。其於開大會時。羣其全體會員。及衆來賓之智識。先將編輯醫書之大概。擬定條目。以後請二三名手。按部編輯。各專責成。至於教習一節。考東西各國。凡醫學堂。必附設醫院。預備作學生臨床實習之所。然教習亦祇擔承授課。其醫院必另請各專門醫生。執掌治療。於先生擬試辦中醫學堂及醫院事。當創始。不妨變通其法。除常年聘定教員醫生外。凡醫界諸名家在滬行道者。亦請其稍盡義務。即其聲譽素著之。

偉人。亦必每星期請其來堂一次。或闡明醫理。或解釋病情。一一教授。學者至畢業期。於文憑上統書其來堂教授各先生之名。幷乞各用章印。以爲學者得業之證據。於是就學者。喜其富有師資。勢必爭先恐後。而諸翁先生。慨念春風桃李。亦必樂於成全。蔡君深然之。時已鐘鳴五下。因其急欲出外應診。余亦興辭與戴君而出。

瘧疾問題及答案之概論（再續）

仝前

夫任君所答之意見。雖與劉氏不同。然亦不出內經之窠臼。其論曰。日爲恒星。永鎭中天。地球隨其上下。此蓋宗於哲學家之言也。又曰。日昇則衛氣亦昇。日降則衛氣亦降。此不必論其他。即以論日一端。前後已自相矛盾。所云風寒與伏邪相併則病作。與伏邪相離則病退。又曰。瘧類甚多。均由伏邪與人體質所化。此又不必論其他。即以論病一端。前後二說。主張已自不定。究竟從前之說歟。抑從後之說歟。又相併相離。以及與人體質所化之道。抑何所據而云然耶。

人有恒言曰。醫家最要者。無論說事說理。總以淺顯明達。確實精詳。方不失其價値。若事理不清。主客混亂。縱說得亂墜天花。亦祇徒博識者一笑。於醫學價值亦何有哉。以僕與三君子者。既素不識荆。而已之學識。且復弇陋。何敢妄弄頽筆。作饒舌豐干。誠以醫理愈辯則愈明。況既同爲社友。又何妨略抒管見。質諸高明。尤冀不吝金玉。慨然矯正。

(已完)

論神經卽先天元精 附魂魄 心臟

戴穀孫

人爲萬物之靈。其所以靈者。非百體之自能爲靈。而神經之靈也。中醫從無論及神經者。自生理學發明而後。乃知神經之尊貴焉。雖然。神經之名。中醫不詳。神經之用。內經已著。按內經之所謂精。卽今之所謂神經也。名稱雖異。其旨則同。經又有時稱爲髓。所謂腦爲髓海是也。其稱精者。乃合腦髓脊髓以及千萬之纖維神經而總名之。腦髓脊髓纖維神經。皆天一之所生。而爲水之精。故名之曰精。自精之變化言。則名之曰神。人之靈在於神。神之生在於精。故精神二字連稱。從神經二字之連稱也。內經雖無神經之名。其論精論神。義自備而理自通。靈樞本神篇曰。生之來謂之精。兩精相搏謂之神。

隨神往來謂之魂。並精出入謂之魄。所以任物者謂之心。心之所憶謂之意。意之所存謂之志。因志而存變謂之思。因思而遠慕謂之慮。因慮而處物謂之智。意志也、思慮也、智也。人之所以爲靈也。而其體在精。其用在神。神之生。又由兩精之相搏。此精字非男女媾精之精。乃指神經而言。何謂兩精。有知覺神經。有運動神經。精同而用異。故稱兩精。何謂兩精相搏。搏卽感觸。感觸之義。主知覺者。自體部感觸於腦髓。外與內搏也。主運動者。自腦髓感觸於體部。內與外搏也。內外相搏。而運種種靈機。成種種作用。故謂之神也。據此則神經之發明於內經也已久。特表彰無人耳。雖然人之靈旣在於神經。又安有所謂魂魄者。而經復以爲言何也。蓋無魂魄。則亦無神經。神經之所以神。正魂魄之所以靈。近世不察。以爲一切知覺。一切運動。除神經外無事焉。此大謬也。耳之於聲。目之於色。口之於味。鼻之於臭。手足之於運動。五官之於痛癢。以爲專主於神經可也。然此種作用。一切有機體物皆能之。何貴乎人。所貴乎人者。爲其能知難知之理。能覺無覺之事。如愛德行。嗜學問。喜光榮。慕名譽。獨居而屋漏難欺。平旦而夜氣不滅。凡此。皆無形色可徵欲司一動悟司隨之悟司一起像司呈之夫豈由於刺擊之物之力之感觸於神經者之所爲耶然則感觸之故必係內象之感觸靈體之感觸在魂魄而不在神經明矣魂魄者變化無方純一無間稟乎有生之初宰乎神經之表能命令神經而不從神經之命令者也故其向慾有時與神經反對能令神經對於所受之刺擊而不爲震盪如北宮黝之不膚撓不目逃志士之殺身成仁英雄之臥薪嘗膽皆令神經有異常之悚懼惟魂魄能强制之而不爲動搖故神經無權其權操於魂魄也自夫利慾熏心天機漸失魂魄始表其主權而特聽命於神經心計日益巧趨避日益工然趨避者神經之作用也所以趨之避之者則仍魂魄爲之裁判也利害之未來與其方來也皆無形無形者不能刺擊有形之神經惟魂魄預知之而預籌之故魂魄出令者也神經聽命者也無魂魄則神經廢神經廢而百體皆廢惟魂魄無方無體解剖無可驗至精之器無可窺故生理家皆不認人有魂魄此能著形不能超形之過未可與論內經也經又言任物謂之心者任物卽任事之意心指心血之作用言血與神經有密切之

關係神經之纖維分布於血管神經之運動借賚於血液生理家謂運動注於某部則血亦注於某部兩手相摩擦卽呈赤色是其徵也蓋血爲生命之輿又具熱性一切動作皆憑血運往各部藉熱性之膨脹以成種種作用如經云足受血而能步掌受血而能握步與握雖由神經之命令而任事則視乎心血血不運行則百體廢弛有欲步不能欲握不能者此非神經之過而心血不任事之過也故神經之於百體但能頤指而氣使而所以任事者則皆在於心故心貴爲任事既皆在心又有十二官之說何也蓋天與人以百體則百體之機關無一不供神經之役使而心實總其成心爲血液循環之中心心禀神經之命卽運血液於各部依各部之組織以生一種効力各部之組織不同則効力亦各各不同如氣機爲一種効力輪軸爲一種効力不相關係不相混亂者也就人身外部言目司視耳司聽鼻司嗅舌司味功用各因組織而殊外部如此內部亦然是以喜怒悲思恐五臟各盡其能以自効於神經而腸胃三焦膀胱不能直接神經者則藉交感神經之代表以供消化排泄之用故十二官臟等於府而心又等於

他臟心不運血液於各部則神經之呼應不靈如曾子所云視而不見聽而不聞食而不知其味是也心血久注於一部不知互復休息又能爲各部之損害如內經云悲傷肺喜傷心思傷脾怒傷肝恐傷腎是也故心之關係於人身非他臟腑可比所以稱爲君主之官也既君主矣何以稱官君主官者正孟子書所云天吏之意天吏受命於天則君主官亦必有所受命何所受命則神經是也味者不察官字之義以爲人之靈皆在於心於內經精摶爲神之理全然不曉此世醫之粗也趙養葵辨之王淸任議之由趙氏說人之主宰在命門由王氏說人之靈機在腦髓腦髓者神經之中心也命門無所考大抵指脊髓神經言王氏謂腰下有一管疑爲通精之管未能查驗的確者恐是此物在古謂之命門在今謂之神經在內經則統謂之精命門有水火水指精言白色而有光澤是也火指精摶爲神言神經成分之酸化是也合王趙二說觀之神經之作用益明內經精摶爲神之理亦無不明惟神經之原動力在魂魄神經之借助力在心血專論神經於義猶未備必如內經之說然後始無遺蘊也

津液辨

張筱村

津者陽之汗液者陰之精經云津脫者腠理開汗大泄液脫者骨屬屈伸不利色夭腦髓消脛痠耳數鳴又云六府者所以化水穀而行津液者也總之津生於水水入化氣而爲津液生於穀穀入化汁而爲液西醫言腸胃中有明汁有養汁不知明汁卽津也養汁卽液也陽津陰液一語盡之

陰暑說

仝前

陰暑二字不見經傳後人杜撰之名詞也以酷暑之時而得伏陰之症無以名之强名之曰陰暑高廈涼室畏熱貪涼受陰寒之氣惡寒與傷寒同而發熱較傷寒倍盛仲師謂太陽中暍太陽二字大眼目因人誤認爲熱邪不知太陽標熱而本寒故提出太陽二字以喝醒之夫寒暑皆爲外邪中於陽而陽氣盛則寒亦爲熱中於陽而陽氣虛則暑亦爲寒若中於陰無分冬夏皆爲陰症直謂夏日之傷寒可也病變無常夏有傷寒冬有伏暑初不以時拘也不然酷暑炎熱並無寒邪反多陰症何也總之邪之中人隨

人身之六氣陰陽虛實而旋轉變化非必冬日之病爲陰夏日之病爲陽也然亦不得妄立名目如暑時之寒症名曰陰暑將寒時之熱症名曰陽寒乎謂予不信還而質之岐聖仲師

閱醫報有感（步訪洞天僧不遇原韵二章）

會友韓雲鴻來稿

巨雷一發震山隈到處聾盲盡釋猜道跡增光觀上國英雄特色舞新臺狂瀾頼有中流柱大冶鎔成濟世才始信良醫良相比況兼家世擅三槐

先生家住白雲隈易否攀躋暗自猜未獲好書探石室祇將遺範溯蘭臺言皆玉屑明新理報已風行服衆才久仰王郎天壤士遙深悵望古青槐

贈洞天上人（前韻）

天台劉子餘拜稿

九華寺連㕓湖隈不見高僧祇自猜破賊南來留法苑（去春隨秦勳匪暫經寶寺寺壁法苑金湯四字係上人書）參稱西望悟平臺（寺西有臺詢諸老僧謂水漲不沒故名平波）華陀夙擅岐黃術（上人精於醫學兼海上醫學會員）賈島能兼元白才（又善吟詠）更喜臨池長夏日綠天凉影浸庭槐

駁正中西醫學短長說

林先耕

治內證當以中醫爲長治外證當以西醫爲長

按治內證西醫亦有長者。治外證中醫亦有長者。西醫內科等書。於內證之理言之鑿鑿。治法精細。今以剜割二字。該盡西醫之所長。反將中醫之外科抹煞。此持論之不能平允者也。

中醫之藥多平和西醫之藥多猛烈

按中醫之藥。喜用平和者。所以待病之自愈也。除疫病有毒外。其臟腑每必有自轉之機。醫者竊臟腑之功。以爲己功。若危急暴病。醫有膽識者。亦必用猛烈之劑。以奏速效。特庸醫不敢用。苟孟浪用之。其禍立至。西醫藥水製鍊極精。功效極速。泰西醫士由學堂畢業考驗給憑。無庸醫濫竽充數。故病人以性命相託。服其藥水毫無所疑。且其藥品不過採製甚精。並非一概猛烈。如大黃一物。少服數釐補胃。服至數分則瀉。蓋能提採精華。製煉精粉。故能以少勝多。不比中土大黃。服至三四錢。尚不能一瀉。而病家已搖頭咋舌而不敢服也。內經原有毒藥治病之論。後世醫家不敢用。藥肆不敢賣。病家不敢服。如石斛一味。幾乎遇病輒投。醫學尚可問乎。

中醫之壞壞於今不逮古並非中不逮西

論者謂今日西醫之所長。無一非古時中醫之所長。謂中醫今不逮古則可。若云中不逮西則非也。愚按中國今不逮古。事事皆然。其弊在華人好因不好創。喜沿不喜革。以古人所傳之法。自囿其智識。自逸其思想。不及前人創造之用心。西人參倣各國事事虛心。歸國後以創造見長。不憚改革。所以今勝於古。若中與西之比較。則非深知西醫之內容。斷不能決我之逮與不逮也。

論營血雖西醫所長而論衛氣則以中醫之理爲長

按西醫並無所謂營也。但質言之曰血管而已。中醫必以古書爲證。曰營衛行陽二十五度。行陰二十五度爲一周。試問二十五度。如何分出界域。又謂營主血。衛主氣。氣無形。西醫無從剖驗。故不知有氣。然西人於氣學最精。無論何氣。皆能實驗其質。

除肺之呼炭吸養外。尚有所謂腦氣筋者。其學說之精。且較營衛而過之。豈西醫之智。甘出中醫下乎。（未完）

醫界蟊賊

張筱村

凡病之可治者。預決其輕。於何日愈。於何日。病之不可治者。預決其篤。於何日死。於何日。醫之良者也。凡病之可治者。不知其輕。於何日愈。於何日。病之不可治者。不知其篤。於何日死。於何日。醫之庸者也。竊謂良醫不可及也。庸醫猶可原也。別有一種蹈庸醫之尤。襲良醫之貌。讀書不求心得。處世務工口給。簧喉鼓舌。漫誇閱世之深。婢膝奴顏。宛若笑容可掬。遇有素豐家不治之症。早經明醫審定。篤於何日死於何時。盧扁再生。莫能為力。知幾而退。理固宜然。而病家不忍坐待其斃。深望其言之不中。勢急亂投。冀倖萬一。人情類然。原無足怪。獨怪若輩踵門自薦。繼武毛生。既不知病之因。復不窮病之變。熟於事故。善於逢迎。病家曰。虛乎。曰恨不早補。病家曰。寒乎。曰恨不早溫。執前服之方。輒任意顛倒而駁斥之。曰某方誤。某方誤。抉其隱以為蹶而不振。既可諉罪於前醫數或可回更可要索夫重賂功則歸已過則歸人巧莫巧於此矣不知病如可挽應投七而回春病不可爲宜引身而早避何至日復一日遲之又遲直待彌留已甚猶故意而作狐疑生氣無存始抱頭而學鼠竄哉前醫判定之案一一印合彼不自咎無目仍復喃喃讕語文過飾非斯眞吾道之稗子矣無以名之名之曰醫界蟊賊方今醫學振興力求實際凡茲醜類不必與論短長自汚唇舌亟錄之爲我同學諸君告

牡瘧解　仝前

瘧之爲病寒熱往來陰陽出入交爭如日日發者邪淺而易治間日作者邪漸深三日作者邪愈深時醫名三陰瘧命雖不絕亦如續絲矣其單熱者名曰痺瘧宜以白虎湯加桂枝或六味湯加柴芎單寒者名曰牡瘧宜以附子理中湯加柴胡如熱邪熾甚宜小柴胡湯去參恐助邪爲虐耳再按牡與牝對牡爲陽牝爲陰如熱與寒對熱爲陽寒爲陰單寒無熱宜名牝瘧而反名牡瘧者何也考心爲牡臟寒邪入心致生寒瘧因名曰牡高明如徐靈胎尚有疑義甚矣讀書之難也

避疫法大意

前湖北軍醫教習 神保壽次郎 中野太郎 避疫法大意稿 李鶴訪述

疾病之慘。莫烈於癍疫。小而一家殲滅。產業衰落。大而商工銷沉。財賦涸竭。昔時交通未盛。來往稀疏。禍患所及。尚有限極。今也輪船火車。來往如織。皆爲傳播疫毒之媒。朝甦一人。夕染萬人。稍少不警。勢成燎原。慘禍所至。不止一國。所以近時西人。刻意講究避疫之法。不惜鉅貲。傾倒心力。而必求其拔本塞源。幸至今日。其病理病源。及所以豫防救治之道。皆既明白詳盡。可以免大害也。故早爲此備。則事至不驚。力省而功倍。若或苟且一時。必有百年之悔也。當此時豫備萬一。防其橫流。實爲急務第一。但避疫一事。亦甚不易言。若求其完備。用財鉅萬。積數年之功而始成。卽如歐美各國。與我日本。皆有傳染病規則者。條款浩繁。法律嚴密。犯者當重科。以中國現時風氣。卒然傚此。不惟駭民心。而實難施行。故今只舉其最簡切易行者二三。以爲臨時一策。要在卽時可行。以收近效。若夫施行細節。宜酌量事情。便宜制定焉。

避疫要略。別爲二種。曰各自避疫法。曰官衙避疫法。又各別爲三段。一曰防之未然。二曰救之既然。三曰絕之將來。皆爲切要。而其最置重者。在第一。何者。防之未然。如果周到。則第二第三。可以不用。此其分目次第之主意矣。

避疫法要略

一痧疫病源。爲一種幻微生體、（即毒病微菌非顯微鏡不能見者）常因天候之不順。空氣之污濁。土地之穢濕。各人飲食之不良而發生焉。其症候。具有腹中雷鳴。暴痢（所利者白濁如米泔汁或牛奶）暴吐。而不覺痛。煩渴。腓腸痙攣。（腓腸痙攣即腿轉筋霍亂也）虛脫。渴聲。皮膚厥冷。冷汗。貧血。閉尿。眼窩陷沒。眼簾靑藍。鼻梁骨立等。

一避疫要旨。在排除病毒。在强固自已體力。而能克病毒。其方法爲二。曰各自避疫法。曰官衙避疫法。要之不過防之未然。救之既然。絕之將然而已。左揭其要領。

各自避疫法

其一　防之未然者

一愼起居之節。戒過度之飲食。特食物餒壞者。不易消化者。菓之未熟者等。斷避之。又凡飲用之水。必一沸煮而用之。

一身體務令清潔。下腹部常纒綿布或絨布等。並夜中務避外間之冷氣。

一凡房屋內外用心清掃。疏通空氣。常令乾燥。又凡厨房茅房溝渠芥堆等不潔之處必加消毒法。詳後

一有病者之處。及衆人雜沓之處。務避之不近接。

其二　治之既然者

一凡尋常下痢。大便必有糞色。而利後倒覺身神爽快。而至痧病則不然。色如米泔汁而必乘利與吐。下利一行。身神困極。甚者氣脈頓絶。故遇如此者。立刻請醫診治。並速請官衙受其救護。

一凡所利帶糞色者。任其下利而可。若見白色者。則斷不宜任其自利。必須忍耐苦悶。

不令漏洩一滴。爲妙。若夫病者。不能耐者。用綿花栓塞其肛門。尙用布帶等。固束縛其臂。

又練芥末爲芥子泥。以塗肚腹及腓腸。（腓腸即腿肚）

別用溫濕布。（以手巾等浸以開水而擰乾者）摩擦四肢。或塗火酒。以防其厥冷。此等皆見有病者。家人應立刻行此。以待醫生吏員等到。聽其指揮。

其三　斷之將來者

一若有病者。必留臥於發病之一室。不可移於他室。

一看護者必定一人。不可令近閒人。又凡親戚朋友訪病者等。不可令進於病室。

一病人所吐所瀉之汚物。必集盛一器。嚴行消毒之法。

一凡病者衣服寢蓐。其餘器物。疑有病毒者。務燒化之爲萬全。不得已者。嚴加消毒法。

官衙避疫法

其一　防之未然者

一急發諭告、令民人共知所以痧病之爲慘毒。及用心避之嚴密衛生。未必深畏、故避疫法。極爲切要、

一警察局置避疫吏員。專管淸掃土地。離隔病者、又隨所需。禁止來往。並行檢疫法、

一街上適宜之處豫備消毒藥、（詳後）以充不時之需。

其二　救之旣然者

一警察局聞知有病者。則直派吏員臨其家。懇諭醫治養生等要領。並監視之。令其實行。其貧窶不能自辦者。官給醫藥物料。以令實行避疫要旨。

其三　絕之將來者

一病者所吐瀉者。注消毒藥料而攪拌之。然後棄之。

一器具室內等用壓布浸消毒藥者拭淨焉

一看護者。及吏員、用消毒藥。洗其手足。再用淸水淨之。

一病者衣服臥蓐等。務燒化之。不得已者。嚴行消毒法、

一衣服消毒法。用不加鹽酸者。浸之十二點時。再用冷水滌之。

消毒法

消毒法有二。曰熱氣消毒法、曰藥物消毒法。如左。

一熱氣消毒法。

別爲三。曰燒燬法。曰薰蒸法。曰煮沸法。燒燬法。最爲萬全。而往往有不可實行者。薰蒸法設備甚難。勢不可俄行。煮沸法。稍易行。其法。投物品於鍋中、煮沸一點鐘。

一藥物消毒法

用石炭酸水。昇汞水。生石灰等。其製法如左。

石炭酸水　石炭酸五分。加水一分。而攪拌之。徐徐加冷水。至二十倍。再加鹽酸一分。若用開水。則鎔化特速。

昇汞水　昇汞一分。加水一千分。而後加鹽酸者。蓋昇汞水劇毒。而無色無臭。極爲危險。故加十萬分一之孚香吉新。令其有色。而貯之。其性腐蝕金屬。故不宜用於金屬器之消毒。又不宜貯於金屬器中。

生石灰粉　加生石灰以水少許。以爲石灰粉者。臨需製之。用之以吐瀉物溝渠芥堆等。而吐瀉物之消毒。至少宜用容量五十分一。且攪拌之。又溝渠芥堆等。撒布於其全面。

按年來疫症流行之地。慘不忍聞者。不一而足。即如去年（戊申）武漢三處。夏秋之間。疫症盛行。朝發夕斃。醫藥無及。有一家連斃數人者。有一家全斃者。傷心慘目。莫過於斯。此其故。蓋未知避疫法也。今特將避疫法錄呈之。以備採擇。

鰻鱺有毒

邵質人

浙嘉石門某典夥。日間平善。夜半暴卒。說者謂其晚餐曾啖鰻鱺中毒所致。茲聞友人云。及鰻鱺之產自山溪間者。不染泥汚。僅飲清水。故味美無毒。本草謂其補虛信然。至生於市河泥水中者。每啖落水尸骸。遇有牲畜瘟死而投諸江者。攢聚滿腹。嚙食臟腑。故甚肥碩。而且蕃育。嗜此者。大都不知其穢毒之歷史。故視爲盤飧佳品。警告老饕。尚其愼旃。

來函照錄

敬啟者。昨蒙　庇留先生。介紹僕入　貴社。幸附驥尾。得與海內之絕技奇才相接。此僕所深願而恨相知之晚也。兹呈上塡就之信約券一紙。并光洋五員。乃僕所認　貴報股一份子所需。仰乞　察入。順呈拙藁一章。未審下里巴人之曲。大吟壇所屑聞否耳。手此敬頌

著安。

中國醫學會諸君　大鑒

附寄懷兩絕

振起醫風賴一呼。羣才應共策良謨。支那蚤發龍宮妙。海外休嗟諂病夫。

多歧大道已亡羊。醫界由來更可傷。寄語熱心諸志士。先尋宗主啟南陽。

社愚弟陳賡颺未定草　六月十八日

會友題名錄

凌雲湘字秀千江蘇松江府南滙縣候選布政司經歷年三十八歲住七團三甲

駐日胡公使致青山博士書

敬啟者。茲准兩江總督咨派江蘇紳士丁福保俞鼎勳兩員。前赴

貴國調査醫學規制課程。爲此專函介紹。敬祈

貴大學長派員詳細指導一切。是所至感。祗頌

時祉。

東京帝國大學醫科大學長青山胤通閣下

大清欽差出使大臣胡惟德　六月初三日

駁正中西醫學短長說（續）

林先耕

中醫少於剖解而長於理想西醫長於剖驗而略於氣化

按中醫少於剖解。是也。西醫長於剖驗。亦是也。謂中醫長於理想及氣化。而西醫略

之。吾知持是說者。於西醫氣化之書。未經深入。而徒以五運六氣。五行生尅。六經傳變。爲中醫氣化。不知西醫氣學。在輕淡炭養諸氣。化學在六十四原質。中西判若兩途。乃謂西醫於六經名目與氣化。全未能知。則與中醫之於氣化各學。未明原理。蓋亦無以異也。

腦髓是腎精所生。何西人泥於剖割而不知也。

按此說誤於腎藏精三字。以內腎附於脊之兩旁。疑是通於脊髓。殊不知精係外腎所生。內腎無與焉。腦髓居於頭顱。更與內腎無涉。中醫正以未經剖割。故不知腦與腎之眞實體用。凡中醫腎經之病。卽西醫腦經本症者。以中醫五臟六腑。獨缺腦經。以致腦經之病。誤爲腎經之病也。非西人之泥於剖割。實中醫之泥於理想。設理想而加之以實驗。復從實驗而參之以理想。腦髓腎精。必有可以得其眞相者。

以中國人之才智。習中國醫學。潛心將漢後各名家醫案論說。研極精微。玩索有得。然後以之鳴世。西醫雖傑。未必見其勝也。故今責中國行醫之人腐敗則可。責中國醫學

腐敗則不可

按以中國人之才智。兼習西國醫學。則西醫雖傑。未必見其勝也。若僅專習中醫。則中外相衡。恐優無不勝。劣無不敗。乃僅以中國醫學不腐敗一語。抵制西醫。何以各省醫藥之利。性命之權。自外人操之者。幾居其半。然苟合二十二行省之醫。虛衷採納。實事求是。安見中醫之長。此腐敗而不能與西醫抗衡哉。蓋世界學術之短長。原以相形而始見。在昔閉關時代。祇有今與古之比較。往往以今不逮古。不得不崇拜古人。而尊古之心。幾無人不有。今西醫徧於徧全球矣。縱橫萬國。類皆競爭優劣。以相見於地球。曠觀各國之文明。專由改革。近二百年來。愈近愈良。所以今勝於古。若中國適成一反比例。焉借明鏡以燭妍媸。庶瞭然於是非之界。不然。我以為長。安知非彼以為短。果能以我所長。而益求其精。豈非前所長者。今以為短乎。果能以我所短。而力求改良。豈非今所短者。後卽為長乎。吾願取是說。以告醫界諸君。（完）

論疫霍亂症　任養和

醫學報

凡病吐瀉。皆名霍亂、夫霍亂之原因不一。其中有因寒者。有因暑者。有因食者。有因雜感者、有因疫氣者、原因不同。其爲霍亂則一。因寒用理中、因暑用人參白虎。因食用保和。因雜感用藿香正氣。服之均能獲效。如不效再以針刺之。刺委中可以止瀉。刺曲池可以止吐。刺間使可以平煩。刺承山可以止轉筋。刺三里可以補虛。如法治之。多有愈者。其中獨有一至危至速疫霍亂之一症。最爲難治。（疫霍亂之名目甚多、有曰癟螺痧、有曰鬼偷肉、有曰抽筋痧、有曰吊脚痧）種種不同。皆疫霍亂之俗稱也。此症治之以早。可救。治之以遲。或治不如法。則百無一生。近年以來。此症各處皆有。死亡甚多。目擊心傷。慘不忍觀。想我醫界諸君。注意已久。敬求各將此症原因、形證、治法、三大端錄登報章。互換知識。俾可擇善而從。將來醫家既有把握。病者或不至枉死。不然流傳日盛。伊於胡底。恐吾東亞之人種不滅於他族而先已自滅矣。思之傷心。言之下淚。嗚呼我同道忝列醫門。此症之因變治法。豈可不加意講求耶。鄙人謹將拙見。先行錄出。敬祈同道諸君。匡其不逮焉。鄙人幸甚。天下幸甚。

湖北陸軍夏時衛生稿

李鶴訪述

衛生一事。爲吾人日不可缺。今時交盛夏。於夏時衛生。尤各自有注意之必要。我陸軍將校講習所。素稱湖北陸軍軍人模範之學生集合地。宜各先注意於衛生。以收十分效果。爲湖北一般陸軍示之規。是則所深望者。因列舉關於衛生數項。以供諸君參考焉。

一　關於飲食物之注意

夏期最可懼者。爲傳染病。就中如霍亂、赤痢、傷寒、等症。傳染尤易。當其傳染於一室也。父病而染之子。夫病而染之妻。兄病而染之弟。親朋聞之而不敢視。鄰里畏之而不敢近。卽至恨抱終天。哭聲震地。人生不幸。至斯已極。徵之古來醫史。不乏其例。如斯殘害最甚之傳染病毒。多侵入於人體者。設知其卽爲日常飲食物所媒介。誰有不寒心者乎。故對於飲食物。常得勤於注意。可謂傳染病豫防之最良策也。彼如

（一）　傾向於腐敗之飲食物。

（二）　未煎沸之飲料水及飲食物。

（三）　暴露於蒼蠅羣集之店頭。而又粘染塵埃之飲食物。

等。其自分皆含有病毒。取携在所力拒此傳染病豫防上極緊要者。故關於飲食物罔所顧慮。擅焉惟口腹是貪者。誠可謂之自招其禍自蹈於死地也。

吾人體質。如腸胃健全。自有制勝病毒之性。然暴飲暴食。終害腸胃致令病毒之性。忽焉而乘其虛者。往往有之。可不慎哉。

飲食物不注意之結果。則令腸胃病患。而延爲緩慢性。雖百計醫療。亦荏苒不治。其不幸而登於鬼籍者。伊古以來。不可勝數。即幸而得九死一生。然病後之衰弱。其復元非可時日計也。明矣。處斯時也。縱使珍味雜陳。有染指之思。而醫師悉嚴禁之。不令遂其所欲。嗚乎。劑人生快樂之大半。不幸孰過於斯。故盡意於日常飲食物之選擇。當防大害於未發也。

二　關於身體衣服家屋等之注意

吾人身體之表面、卽皮膚是、身體者。非獨爲排泄無用物質之機關也、又爲調溫必要之機關焉。然吾人由皮膚所發之汗脂、日常不絶、而更於夏期爲盛。故外界塵埃之粘染也易、其結果、使皮膚不能十分營其排泄調泄溫之機能。以至喚起病症。是以如日常、及刻下交於夏期、不可不日日溫浴。極力以保持皮膚之清潔也。又如衣服爲吾人身體、調溫之不可缺者。不但吸收身體所發之汗脂瓦斯諸垢、並粘惹外界之塵埃細菌臭氣等、常易汚染而蒙不潔。更如裏衣密接身體、則汚染之害愈甚。故勤於更換。時着清潔衣服。爲衞生上必要之一事也。

時交炎熱。人皆有如釜中之苦。往往外出納凉或開放牖戶。使凉風入懷。固亦甚快。然終夜暴露此身於外界冷氣中。如貪眠室外自夕達旦。及開放牖戶、徹夜不閉者。其結果、多發生感冒下痢等症。甚或變遷他症至釀成不可救藥之大患詎不足戒乎故簡言之。則

(一) 時時洗滌身體衣服。除去不潔、

（二）室外夜眠受病。自不待論。卽在室內。而牖戶開放時。亦決不宜就寢。

（三）當眠睡時。必於腸部着佛蘭列路似者。切勿令接觸於外界冷氣。

至若家室之中。時宜掃洒，以除去塵埃。務要日光能十分射入。俾可達於乾燥。更如塵溜溝渠厠屋等。雖難免不潔。更愈要寔行嚴重掃除。常必令其淸潔。蓋以病毒者。每潛伏於暗濕不潔之地。稍不介意。則將有突然暴發者。此所以常令檢點其病原地固理之正而易見者矣。

玆更有當附後者。卽

（一）以上所列記衞生事項之大要。非徒爲自會得之已也。必相傳於家族知己等。令喚起各自自衞心。

（二）如家族中有生發熱患。宜不延時刻。速請適當之醫師。使之受診。

（三）傳染病患者。發生地。及其家屋無論矣。卽疑似病患者發生地。亦斷然遠之。

（四）近聞各處天花流行。其有種痘未完者。速請醫師種痘。

按以上衛生法。乃湖北陸軍將校講習所刊發各營者。我國人知衛生者甚少。今特錄呈之。亦以期公衆之注意云爾。

醫藥誤用三則

王藎臣

丹砂。一名朱砂。氣味甘寒。無毒。治瘡痂。解胎毒。安心神。定魂夢。辟邪怪。初生小兒。夜臥不安。以朱砂塗頂門及心窩兩手足心。甚效。故小兒彌月剃髮。多以丹砂塗頂。而甯郡剃髮匠。多用銀硃。以爲價廉而色又紅。不知銀硃乃水銀煉成。氣味辛寒。而有大毒。小兒頭頂塗之。致有癬瘰等患。爲父母者。亦習焉不察。深爲可惜。醫學會中。除登報外。宜如何設法稟官。揭示通衢。以杜斯弊。亦衛生強種之一義舉也。

初生小兒。或三日。或十日。或彌月時。令穩婆艾灸頂上百會穴。相傳已久。牢不可破。殊屬不解。詢其故。謂艾灸頭頂。易於撫養。併可長生。此俗傳無稽之談也。不知頭爲諸陽之首。最忌火灸。小兒以嬌嫩體質。無罪而罹此鞠凶。尤屬可憫。錄之俾知隨時勸戒。

赤小豆。一名紅豆。氣味甘酸平。無毒。治水腫。散癰腫。洩瘡膿。利脚氣。通小便。內治外敷。俱極神效。昔有友人頭面腫爛。問余何藥可治。余答以赤小豆研細末。苦參煮汁調敷。過五六日。不效。又來求換他藥。余疑其辦藥未眞。細詢之。乃誤用半紅半黑之鬼眼豆。俗呼赤小豆。非惟無益。而且有毒。令速易之。不數日。果獲全愈。錄之。俾未識藥者。庶不致誤。

答李君急救問題

張筱村

閱一百十期報。李君鶴訪急救問題一則。注重研究服火柴頭治法。並按火柴以硫黃等燐質所製而成。而硫黃係毒熱之品。當以清熱解毒等味投之。雖未經試驗。據理以觀。當不外是。僕一介書痴。於醫學普通智識。尚未能周。何敢妄爲問答。然互相質疑。有聞必告。社會之通例。向據友人云。常郡之服此毒者。多至一二百根。均以雞蛋白三四枚。生灌當卽大瀉。柴頭裹蛋白而出。目覩救活多人。蛋白亦不宜過多。多則嘔逆。彼雪水等物。無濟也。至蛋白何以能制此毒。僕知其然。而不知其所以然。還請質之同社諸君子。如別有治驗之法。仍懇具熱心者宣示焉。不僅社會之幸福已也。

其二　蔣雨塘

査西藥松節油治之頗驗。又豬膚白煠豬脂飲之亦効。嘗記某甲素無賴貧不聊生。一夕潛吞火柴數十頭。僵臥待斃。後經家人覺察。乃爲買豬肉餉之。甲滋食之。而毒竟不發。後有人食火柴者。亦以此法救之。均得無恙。惟其中理由。究未明白。還期仝社諸君。有以教我。

惠書節錄

執事先生大人閣下。久仰　斗山。無緣拜識。孺慕之誠。無時或釋。近維　指揮如意。皆大吉祥。至以爲頌。晩自慚譾陋。不合時宜。藏拙窮鄉。久謀韜晦。去年吾鄉何君廉臣。創立紹興醫藥研究學社。敝友駱保安君。適主撰席。乃蒙不棄葑菲。屢徵拙作。且囑在外開通風氣。而晩血輪濾受感情。陡增熱度。勉許臨平派報。並函約醫界同人。共謀發達。數月以來。奔走呼號。而醫界諸君。非陽爲揶揄。即陰生猜忌。足見德薄才庸。

未足挽回世運。先生臨高一呼。天下響應。近且策試羣醫。甄陶萬彙。春季課藝。獻策於 龍門者。不下百數十人。一經品題。便作佳士。安得不心悅誠服。甘受驅策哉。而且滄海之大。容納細流。如晚不才。亦蒙 賞收。拔取野外桃李。移植 公門。知遇之恩。終身敬佩。爲特謀請信約。勉附會中。認作普通會員。俾得時親 教誨。漸開智識。想我 公煦育醫林。定勿責爲冒昧也。如蒙 許可。請寄臨平育嬰堂。不勝感激之至。（中略）至 貴會入會。如須介紹者。務請 惠示。當託敝會長何廉臣君作爲代表。否則請逕付信約。庶可塡送。並繳會費也。敬敂

崇安。

晚 陳樾喬拜上 六月初一日

輓仝社許菊泉先生

良友亦良師。憶去秋歡浦傾談。不才承教益。方期樽酒重逢。抵掌更商新智識。仁心擅仁術。驚皆哲人遽萎。遠地寫哀情。空藉瓣香遙奠。愴懷難擬舊音容。

社晚蔣雨塘拜輓

會友題名錄

衛松年字鶴儔廣東廣州番禺縣人年四十五歲現住香港中環結志街一號

趙鑄鼎現住廣州新寗縣浮石高等學堂

趙以熊現住廣州新寗縣浮石高等學堂

王錫常字梓賓江蘇江寗府上元縣人浙江候補巡檢年廿七歲現住鎮江留餘巷口

蘇肇典字式之廣東廣州南海縣人年三十歲住西關舊竇華新街七十三號門牌

羅家燦字朗生廣東廣州順德縣人年五十歲住西關永隆里

沈紹基字瑞孫江蘇松江府上海縣人年二十七歲住城内縣橋南首太卿坊

以上新入會者共七人

除名者三人列下　彭伴漁（已故）　韓靖盦　張靜蓮（均違章）

彭伴漁先生傳畧（楨）

先生諱繩祖。號伴漁。松郡名下士。兼精申韓之術。壯歲挾策游湖廣。所至有聲。上游咸器重之。及歸、乃以醫利世。名噪一時。性抗爽。雅尚氣節。有就商醫界公益。無不悉心籌畫。代定方針。本會經營伊始。亦賴公所借箸居多。今春三月。偶患咯血。公初不甚措意。立秋後。病日加劇、屢治無效。竟於本月初五晚亥刻捐館、嗚呼。何天奪我公之速也。許岳之痛未泯。彭公之訃疊至。倚賴方深。遽遭中變。二公者。皆未竟其志而歿。老成凋謝。繼起無人。記者爲公惜。而又不能不爲我會悲。悲莫悲兮得人難。惜則惜如公不再。

秋季課題

痢疾忌表論

霍亂標本寒熱辨

中醫氣運之談由來尚矣有時或全屬衍文有時亦頗具至理可廢不可廢究有說以解決之否

內傷外感驗舌異同說

右題以二藝爲完卷。願全作者聽。限八月底截卷、九月二十揭曉、前列均有贈彩。

夏季會課揭曉

己酉六月三十日楨定

首藝　共收六十二卷計取十名列左

張　麟筱村　鎭江丹徒人　評曰鎔經鑄典深得考字體裁理明詞達堪稱脈學宗工

盧　鑫慶珍　揚州江都人　評曰信手拈來便成佳句確是翻閱功深者

吳漢南翹雲　南洋新嘉坡　評曰尺幅中具上下千古望而知爲藏書甚富讀書甚多

陳樾喬　紹興山陰人　評曰徵經籍之精華揭西書之不及考覈精詳允推合作

僧達理洞天　平望九華寺　評曰融貫中西猶牟尼一串非面壁十年那識此中三昧

嚴國政富春　揚州興化人　評曰經云脈者血之府也察脈者實占血之盈虧寒熱也引證經典羅列脈形頗能扼要惜於實驗處尙欠發明

姚尙勤　徐州宿遷人　評曰以行血回血兩管詁題以長短大小遲數浮沉柔硬十字賅脈可謂要言不繁而運筆亦甚玲瓏透剔

衛松年鶴儔　廣州番禺人　評曰陶鎔古今演說理由似是功深之作

周漢舫小舟　揚州甘泉人　評曰以陰陽二字爲經以浮沉遲數滑濇六字爲緯言簡意賅自非率爾操觚者可比

丁紹慶雲卿　揚州甘泉人　評曰考據詳明確有心得

附批備卷十名如下

接文鎔　議論滔滔亦多中肯　陳賡颺　宗陳氏八大提綱爲取脈入手法誠是也惟創言靈脈流派分爲兩途理想尙佳而與經旨所云脈者血之府也則背矣　楊光斗　考覈詳明後幅尤見精到　任發和　短兵相接到底不懈　王有忠　引經據典議論不凡　陳心田　羅列脈典語欠折中至論仲景弦則爲減一語原屬陽氣不足所以痰飲積水蓄血等陰凝之疾接踵而起也　唐守經　語不離宗墨無旁溢是爐火純青之候　章格六　脈學之道由來已久黃帝內經越人難經以及長沙傷寒金匱等古書論脈無不精詳晉王氏彙諸家之說而大成之明張氏復註釋之並非穿鑿附會篇中謂脈學非古又謂診脈之道爲西人姍笑殊非持平之說　任少和　血脈經絡頭頭是道拍合西法尤見自然　孔培年　通篇是脈訣作法殊失考字體裁

二藝　共收七十六卷計取十名列左

一　本報己酉五月始公議改出旬報並分爲本子零張兩種◉二　本子

林大夔先耕　蘇州元和人　評曰中西融貫立論不凡是曾經三折肱者

邵士杰質人　湖州烏程人　評曰攷古證今語有精意處處從實驗參理想足徵淵博功深

盧　鑫　見前　評曰能將中西醫學說得水乳交融尤徵學養兼到

周漢舫　見前　評曰意清詞潔如溫嶠燃犀照見水族

吳漢南　見前　評曰着墨不多而題無剩義是非學博功深曷能臻此

僧達理　見前　評曰理想實驗並皆佳妙

李惟藩嘯雲　湖州烏程人　評曰搜羅脈法如水銀之瀉地無孔不入

唐守經濟之　揚州興化人　評曰胸中雪亮腕底風生洗伐功深又其餘事

陳　濬心田　紹興諸暨人　評曰論理明晰考證精確

任養和桐軒　揚州甘泉人　評曰提綱挈領中叚制勝

附批備卷十名如下

瞿旭明　分別陰陽高人一籌的是老鍊手法　韋格六　歷引諸家議論如散家珍

而斷制處尤見確卓書法珠圓玉潤　姚尙勤、以內外二字詮陰陽亦是獨闢谿徑

李宗陶　論血之內溢外溢言簡意賅不背經旨之義　盧則鍾　陽絡陰絡外溢內溢說得確確鑿鑿並非模稜兩可之談　楊光斗　言有根株非捕光掠影者可比

張筱村　辨別陰陽分隸內外確從經典而來惟以衂血悉謂肌肉皮膚絡脈之血尙欠斟酌　嚴國政　辨別陰陽內外之溢頗有實驗功夫惟衝脈隸於脾似背經義

韓雲鴻　人身絡脈分隸陰陽經旨分析甚明而以發血管廻血管皆謂之絡似背經義至論內外之理亦欠實驗　王慶堯　氣血變化之理頗有警詞惟於內外血溢未免泛言

三藝　共收三十八卷計取十名列左

周服聖伏生　紹興山陰人　評曰於理想上頗有見地於事實上亦無窒礙洵學識兼到之作

僧達理　見前　評曰熱心毅力湧現紙上而痛切時弊指陳方法之處尤非率爾操觚

錢祖繩杏蓀　松江婁縣人　評曰細鍼密縷切實可行不徒以文字見長

張　麟　見前　評曰法良意美語重心長

李宗陶鶴訪　湖州烏程人　評曰於過渡時代而籌仿行之策參酌中西恰合文明辦法

華金昆　未詳　評曰篇中看護產婆二策如果照行大有益於中國前途

王有忠藎臣　甯波鄞縣人　評曰措詞雖潔無甚深意

嚴國政　見前　評曰言之有物辦法亦合

蔣逢春雨塘　順天通州人　評曰立法簡當頗有條理

韋　經格六　安慶太湖人　評曰說理尚屬合理辦法似未合法

附批備卷十名如下

王介眉　理明詞達意美法良　瞿旭明　法有組織文有精神　蔡鍾琦　意亦猶人筆自條達　繆祖善　說兩學之好處而不說仿行之法似未得體　姚景陽　未明看護產婆二學之眞相故多糢糊影響之談　張頌淸　詞意雖順而未言仿行之法似欠斟酌　劉自開　頗似頭頭是道然按之事實尚未悉合機宜　盧志和　看

護四條專爲產婆而發兩學未免含混產婆學十條雖屬舊學亦足備一說　孔培年
意見迂謬辭多枝葉　金粹甫　看護產婆二學泰東西各國均設有專門學校造就此項人材以補醫科之缺點仿行者仿其善法而行之也條答者條舉所知以答之也作者憑空結撰既不知有成法可仿又未能將條理列陳所答非所問有負此題矣

末藝　共收五十六卷計取十名列左

林大夔　見前　評曰殫見洽聞切實發揮

周服聖　見前　評曰會中百事精神報中諸子文章作者能以駢體達之沉浸醲郁曲折周到醫家文家一齊俯首

僧達理　見前　評曰名言垂世精義紛綸一破醫家成見

接文鎔子彬　淮安山陽人　評曰理解高明文筆敏贍

邵士杰　見前　評曰筆意工巧而叙事復曲折如志幾忘其爲駢體之文

凌慶餘志雲　湖州烏程人　評曰駢四儷六肆外宏中

張　麟　見前　評曰以通字詁題理想開通而議論明通

李惟藩　見前　評曰持論明通局勢亦緊

嚴國政　見前　評曰立言尚合體裁文筆亦自遒適

陳賡颺稷臣　廣州番禺人　評曰結撰精博筆情爽健

附批備卷十名如下

唐守經　名義措詞甚得體裁文藻紛披尤為奪目　任養和　筆酣墨飽言言典則　韋格六　精理名言發人深省　丁紹慶　立論痛切意思深長　王繼高　雖詞藻紛披而未合題旨　王慶堯　結構頗新惜有疵累　周漢舫　以書生面目存菩薩心腸吾於斯文亦云　陳樾喬　無甚剌謬亦無甚好處　韓雲鴻　以三層詮題甚屬新穎惜筆欠精湛未能自圓其說　衛松年　泛論醫界之腐敗而正文甚少似非作序體裁

以上所列首名、計贈德國醫學叢書全部。二名、贈藥物學綱要一部。三名、贈花柳病療法、寔驗却病法、各一部。此下則均贈春季課藝、疫痧草、各一冊。合併附聞。

福醫

有患三陰瘧者。百治不愈。已近三年。聞有時醫某。初出懸壺。門診甚盛。卽往求治。醫遍閱素所服方曰。諸藥皆已嘗過。予亦別無妙法。無已。惟服雞納霜耳。其人曰、業已服過數次矣。醫曰。不然。藥同而付藥之人不同。今藥付於我手。卽是我之藥也。且試服之。已而果愈。按玉堂閒話。有福醫之說。殆其是與。撫州府志云、李生王生。忘其名。並撫人。醫道並行。王亞於李。崇人有大室。邀李治病。約愈、謝五百緡。李療之旬日不差。諭以更用王醫。乃留數藥而別。道遇王醫。告之故。王曰、吾技出兄下。今往無益。不如俱歸。李曰、不然。吾得脉甚精。處藥甚愜。其不愈者。不當得謝耳。故辭。公往以吾藥治之。必愈。王如其言。悉用李藥。微易湯使。進越三日。疾瘳。富室如元約酬之。王歸以半遺李。李曰、公治疾。吾何功。必不可。按此。卽某時醫所謂藥同而付藥之人不同也。然觀羅謙甫福醫說。福醫之殺人。其禍尤烈。謙甫曰、醫之福。福於渠者也。渠之福。安能消病者之患。然則世之信任福醫者。可以憬然矣。

本會通告

啟者本會已擇定八月初八日遷入新屋辦公諸君所惠函件居時請改寄上海老閘西首北京路本會所爲盼恐未周知特先關白

論李蓉栽治章仙芸之妻醫案

黎天佑

一氣逆（顯屬水氣上逆。謂之痰飲逆上則可。謂爲肝鬱則不可。）

一腫脹（內而脹滿。外而浮腫。是水氣泛濫中土閘折也。）

一喘嗽（痰飲上逆則喘，射肺則咳。）

一二便阻（腎司二便。腎虛不能磅礴其氣。則大便難。膀胱之氣不化。斯小便亦難。）

一呼吸粗（胸中爲痰飲填塞。則有呼無吸。腎氣無根。所謂息高者死。）

一舌白滑（舌爲心苗。心陽不宣。故白滑。）

一肢體寒（四支厥逆。孤陽欲亡。體寒即膚冷之謂。殘病得此。不死何待。）

一胃氣尚可（此甚難言。尚可云者。不過强食耳。常見有臨食而死者。）

一脈兩關沈弦兩寸上魚際（弦爲水象。沈爲元陽不振。險絕。）

此症由裏水泛爲外水。已屬危險。非久症誤藥。必不至是。初起咳喘。痰飲已盛。無握要之劑以治之。致日甚一日。水邪泛濫。釀成浮腫。推其理由。乃腎陽虛則坎中生陽無權。不能爲水之主。脾氣虛不能轉輸。則決水無力。肺虛則治節不行。不能通調水道。下輸膀胱。心陽虛則不足以禦下焦濁陰。肝主疏洩。肝虛不能疏洩其水。無怪水飲充塞。上逆而喘。射肺而咳也。此殆裏水耳。久之則脾氣愈虛。脾主四支。中土鬨折。水邪橫溢。變成四支浮腫。水盛之趨於外者。愈以見坎中生陽衰敗。腎陽既衰。膀胱又不化。小便自必不利。而水無去路矣。內則陰霾四布。瀰漫滔天。阻塞其呼吸之路。腎氣爲生命之本。呼吸粗則腎氣無根。顯屬生氣上脫之候。其厥逆有所由來矣。我輩熱心治病。苟有一綫生機。自必以大劑盡力挽救。但暴病或有倖中。若殘病則生氣全無。決不能起。此時止可說明相見之晚。即不立方。病家亦無足怪。不得已。爲之訂二陳最輕之劑。亦佳。章仙芸之妻之死。咎固不在李醫。惟李醫未識虛實生死之症。而遽施攻伐。亦未免不知幾者矣。此平心之論也。敢質之　高明。以爲然否。

瘧疾芻言

李嘯雲

自林君先耕發起瘧疾問題。答之者劉任兩君。後復有洞天上人之概論。以劉任兩君言。義主中醫。以洞天上人言。義主西醫。西醫之說。既如上人所論矣。中醫之說。則劉任兩君尚有未盡之義。不揣淺陋。特爲詳之。雖非問者所樂聞。要不失研究之道焉。

夫內經之論瘧也。所謂邪客風府。邪舍深遠。邪氣與衛氣併居。皆無形跡之可求。惟邪舍於營。衛氣會而始發。已實指瘧邪之所在矣。又曰夏傷於暑。秋必痎瘧。又實指瘧疾之病源矣。言夏傷於暑。暑邪舍於營分之中。斯時衛氣無病。故不卽發。卽發者。亦必如傷暑之自汗身熱。而無寒熱相爭競也。惟至秋而涼風外襲於皮毛。皮毛者。衛氣之所流行也。衛氣爲涼風所襲。而流行不暢。斯爲惡寒。此惡寒之時。其衛氣已退縮至營絡。遂引動營分暑邪。乘脉絡之彈力而外越。乃爲發熱。得汗方解者。衛氣有所泄也。至明日或二日三日復發者。營分之伏邪未盡也。以西醫言。卽根於瘧菌之消長變化種種不同是矣。其發作之久暫。卽根於瘧菌變化之遲速是矣。至作止有定時者。以營絡旣爲瘧菌所侵入則血質不純而有所瘀滯可知衛氣日行一週行經其處則擁擠不通而病乃作凡積滯有定處而能阻氣血之流行者其發熱亦有定時如腹有燥屎日晡潮熱熱入血室入夜發熱之類與瘧疾之作止有時其理一也若按營衛運行之道以定其作止之時則循環不已似無終始之可紀然經謂一日夜大會於手太陰則營衛之行當從手太陰始西醫雖不言衛氣然其論營絡也謂回管入右房後復從肺脉管至肺經肺氣吹出紫血乃從肺回管回入左房據此則與內經會於手太陰之說尙相證而可通者也但行陽行陰云云所謂陽所謂陰者果指何者而言所謂二十五度又復如何算法營衛之行度不明則果於何處相遇而始病作之問題終難解決矣

或曰瘧疾之源既云夏傷於暑矣復云瘧菌何也曰中醫言氣西醫言菌菌即氣也中醫言氣故風寒暑溼燥火外又有嵐瘴之氣疫癘之氣蛇蠱之氣死屍之氣等種種邪氣西醫言菌故於黴菌中有虎列剌實扶的里亞肺癆赤痢等種種病菌實指其物即映於日光中之飛騰屑越篷勃遊行者是是氣着於物即能敗壞各物之原質而生腐

一　本報已酉五月始公議改出旬報並分爲本子零張兩種●二　本子
[illegible]

爛。着於人身。則各隨其氣之性質。而生種種疾病。故西人藏物之罐。必以機械抽出空氣。使之經久不壞。又西醫於割治時。必嚴防空氣飛入。謂能腐爛血肉。而有潰敗之虞也。

至後人以瘧屬少陽者。蓋從傷寒少陽篇。有往來寒熱之症。及金匱瘧脉自弦上推測而知。實則仲聖並未有瘧屬少陽之文。謂瘧屬少陽者。以手少陽三焦。外合腠理。腠理者。肥肉之內。瘦肉之外。之一層夾膜也。謂腠理之外。屬表。屬陽。腠理之內。屬裡。屬陰。所謂表裡陰陽者。蓋指營衛而言也。然觀西醫脉絡論。則皮毛以內。無不密。佈如網。斷非膜內始有脉絡可知。是與內經營衛之說不合。與西醫瘧菌之說。亦難證矣。惟內經。邪舍於營衛。氣會而始發。實爲瘧疾。不刋之論。內經言邪。西醫言菌。內經言瘧邪。舍於營分。西醫言瘧菌。侵入血中。非互相印證者乎。至夏傷於暑。秋必痎瘧。是舉其大概而言耳。若風寒痰溼食瘴之種種。不同。苟與西醫專主瘧菌者言之。則界說較廣。而治法亦較多矣。

其二

周佐虞

飲食不節而內傷。起居不愼而外感。瘧之根源。內不離乎痰飲。外不離乎風寒。十二經皆有是症。一日一發。太陽病也。二日一發。陽明病也。三日一發。少陽病也。太陽陽明少陽。各有主期。所以發有一定之日。十二經應十二時。所以發有一定之時。人之營衛。一日夜各行二十五度。自平旦算起。周而復始。如環無端。遇邪阻滯。則旋轉不靈而病作。受病有一定之經。分發作有一准之時日。邪氣入而與陰爭則寒。出而與陽爭則熱。正長邪消而瘧止矣。施治之法。不必拘泥。瘧疾弗外乎少陽之說。十二經皆有是症。認定何經。消息治之。可也。僕閱一百零五期報紙。有林君先耕問瘧之題。惹吾社友多人。起而爭戰。迄今風塵不變。干戈未息。僕江左微員。醫門外漢。姑陳管天之見。未敢言戰。作一和約云耳。

中國醫學會夏季課藝

（選錄首藝兩篇）

脈學考

一名張　鱗　敍村

有脈學而後醫道明。亦有脈學而後醫道晦。蓋古人之察脈運以神。故脈法彌簡而彌當。今人之察脈泥以迹。故脈法愈密而愈疏。經曰知其要者。一言而終。不知其要。流散無窮。昔賢云。胸中了了。指下難明。皆深得脈要之精微者也。間嘗遠稽古籍。近檢方書。論脈家得若干派。彼荒渺難憑。儒者弗道之太素脈無論矣。內難而後。代有作者。如王叔和。李瀕湖。張景岳輩。各自爲說。著書名家。或創脈經。或編脈訣。或詳脈位。或究脈形。無非討論二十七脈之辨。七表八裏九道之分。浮沈遲速滑濇細大八要之訣。分門別類。縷晰條明。使後人有所執持。異世有所考見。亦不可少之作。但其中旨趣。未能畫一。議論紛歧。是非各別。學者按法以求。愈求愈晦。必至全無把握而後已。相傳脈無可憑。非脈之無憑也。徒講乎脈者之自失憑依也。愚按脈之爲道。不過驗其血氣之盛衰寒熱。及邪氣之流在何經。何臟。與所現之症。參觀互考。以究其生尅順逆之理。而後吉凶可憑。若膠執某病。當見某脈。某脈當得某病。無怪驗者效如桴鼓。不驗者勢若冰炭於是或咎脈之不準。或咎病之非眞。或咎方藥之不對症。而不知皆非也。蓋病有與脈相合者。有與脈不相合者。兼有與脈相反者。同一病。同一脈也。見於此症爲宜。見於彼症爲不宜。同一症也。見某脈爲宜。見某脈爲不宜。一病可見數十脈。一脈可現數百症。變動不拘。若泥定一說。則從脈而症不合。從症而脈又不合。反令徬徨。無所適從。所以古昔聖人。置切字於望聞問三者之後。總在醫者熟通經學。合三者而參觀之。則百不失一矣。彼專尙考據者。由古及今。何人創何脈說。何人立何脈象。按圖索驥。依樣葫蘆。手手雷同。人人勦說。凡略知門徑者。類能鈔胥。而愚竊以爲不取也。然乎否乎。還請質之精於脈學者。

鎔經鑄典深得考字體裁理明詞達堪稱脈學宗工　原評

脈學考

二名盧　鑫　慶珍

昔軒轅使伶倫截嶰谷之竹。作黃鐘律管。以候天地之節氣。使岐伯取氣口作脈法。以候人之動氣。故黃鐘之數九分。氣口之數亦九分。律管具而寸之數始形。故脈之動也。

陽浮九分陰得一寸。脗合於黃鐘。天不足西北。陽南而陰北。故男子寸盛而尺弱。象乎天也。地不滿東南。陽北而陰南。故女子尺盛而寸弱。象乎地也。黃鐘者。氣之先兆。故能測天地之節候。氣口者。脈之要會。能知人命之死生。自軒岐始脈學始明。迄五代高陽生脈訣出。假叔和之名。語多牴牾。意義膚淺。劉元賓從而和之。其說似深知脈經者。而又自著七表八裏九道之名。戴起宗曰。脈不可以表裏定名也。然脈之變化從陰陽生。第可以陰陽對待而言。各從其類。豈可以一浮二芤爲定序。而立七表八裏九道之名乎。殊不知脈經論脈二十四種。本無表裏九道之目。其形容芤脈。則曰中央空兩邊實。又云芤爲陰。而脈訣中以芤爲七表。屬陽。云中間有兩頭無。仲景脈法云浮大數動滑爲陽。沉濇弱弦微爲陰。而脈訣又以動爲陰。以弦爲陽。似此背謬頗多。則脈訣非叔和本書明甚。脈訣出而脈經幾幾乎隱矣。攷越人叔和撰難經脈經。於正經之外。又立八脈之論。名曰奇經。陽維也。陰維也。陽蹻也。陰蹻也。衝也。任也。督也。帶也。陽維起於諸陽之會。由外踝而上行於衛分。陰維起於諸陰之交。由內踝而上行於營分。陽蹻起於跟中。循外踝上行於身之左右。陰蹻起於跟中。循內踝上行於身之左右。督脈起於會陰，循背而行於身之後。爲陽脈之總督。任脈起於會陰。循腹而行於身之前。爲陰脈之承任。衝脈起於會陰，夾臍而行。直衝於上。爲諸脈之衝要。帶脈則橫圍於腰。狀如束帶。爲諸脈之約束。此八脈者。以其非十二經之正。故謂之奇經。凡人身有經脈絡脈。直行曰經。旁支曰絡。經脈十二。絡脈十五。共二十七氣。如泉之流，如日月之行。陰脈營於五臟。陽脈營於六腑。陰陽相貫。如環無端。莫知其紀。終而復始。其流溢之氣。入於奇經。轉相灌溉。內溫臟腑。外濡腠理。蓋正經猶夫溝渠。奇經猶夫湖澤。正經之脈隆盛。則溢於奇經。故秦越人方諸天雨下降。溝渠溢滿。雾霈妄行。流於湖澤。此發靈素未發之秘旨也。醫不知此。罔探病機。仙不知此。難安爐鼎。然則八脈可以不講乎。八脈明而脈理盡矣。脈理盡而病無不察。可以窮吾治之之方矣。語云。人之所病。病疾多。醫之所病。病道少。通乎脈學。又通乎八脈之學。其患少也乎哉。

信手拈來便成佳句確是翻閱功深者　原評

會友題名錄

趙　俊字偉菴廣東廣州府新甯縣師範畢業生年二十七歲住浮石高等小學堂

黃燮坤字秋坪江蘇揚州府甘泉縣附生年六十歲現住揚子縣十二圩

姜繼臣字光燾江蘇揚州府揚子縣人年五十歲住十二圩尾帮

姚履和字鑑塘安徽池州府貴池縣人年五十七歲現住揚子縣十二圩尾帮

以上新入會者共四人

考察日本醫學專員回滬

中國醫學會會員南洋考取最優等醫士丁福保。優等醫士俞鼎勳。奉前江督端午帥。派赴日本。為考察醫學專員。聞此次在日本考察。極爲詳細著有日記一大册內有帝國醫科大學。青山腦病院。胃腸病院。順天堂醫院。傳染病研究所等。各種章程凡各醫學堂醫院辦法。及建築法甚詳。足爲吾國取法。又聞購買醫書至七八百元之多。爲醫界中從來未有之盛舉。未始非吾國醫學改良之起點也。

醫學報

癟螺痧圖說廣告

興化嚴富春輯註

癟螺痧證。感觸天地乖戾之氣。譬如傷寒直中三陰三陽。夫癟者枯也。故手指螺紋先癟。視何指螺癟。卽知某臟某腑受病。如

大指螺癟屬肺。名肺癟。(出葉天士臨證指南)

次指螺癟屬大腸。古稱絞腸痧。俗云爛腸瘟。

中指螺癟屬心胞絡。名心痛痧。(出郭右陶痧脹玉衡)

無名指螺癟屬三焦府。名乾霍亂。(按上焦不吐下焦不瀉中焦懊憹不安)

小指螺癟分內外側。 內側屬心臟名心疝痧(心疝見內經)外側屬小腸名小腸痧脹。(小腸脹見內經)

總括之曰癟螺痧。此證發起倉猝。恐一時延醫不及。且窮鄉僻壤。延醫尤難。玆特廣告。內服寶華散。外刺諸穴。屢試屢驗。敢告災黎。以備不時之需云爾。

每有嚼古文銅錢者非癟螺痧乃化金疫

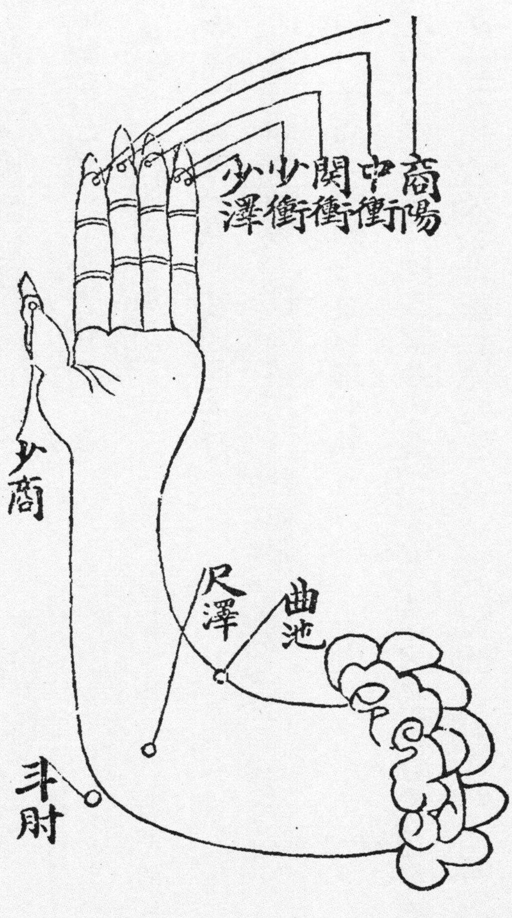

寳華散（出李一亭醫綱提要）治七十二種痧脹。古稱治痧仙劑。屢驗不爽。古人誠不我欺也。

北細辛　一錢　鬱金　三錢　荆芥穗　四錢　降香　三錢

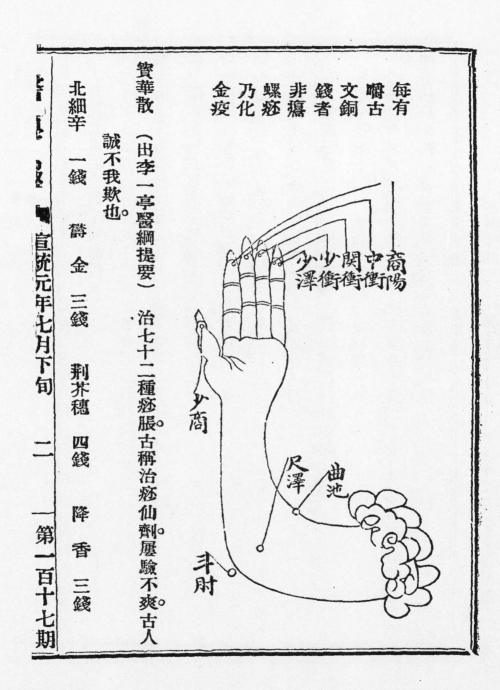

右四味研極細末。清茶調二錢冷服。小兒減半。切忌生薑、紅糖、甘艸、米飲、燒酒等。如法服之。立可起死回生。切勿輕視。

如大指螺瘻。加杏仁去皮尖三錢。麥冬去心三錢。取其潤肺清金。

如次指螺瘻。加酒浸大黃二錢。小兒減半。取其急下存津。又可解疫。

如中指螺瘻。加石菖蒲一錢。取其芳香開竅流氣。

如無名指螺瘻。加佩蘭葉三錢。取其芳香化濁行氣。

如小指螺瘻。（分內外側）　內側屬心。加川黃連二三分。竹葉心十片。取其苦寒直折。

外側屬小腸。加澤瀉炒梔各一錢。取其屈曲下行。

右加引經藥。用河水煎。調寶華散二錢。冷茶二三匙。和服。

外用生薑擦十指。再按諸穴鍼刺出血。以洩邪熱。

今之痧脹。古名霍亂轉筋。轉筋者。兩腿抽搐。心中懊憹不安。今謂之吊脚痧是也。分寒熱兩法治之。外刺委中三里兩穴。繪圖並治法列後。

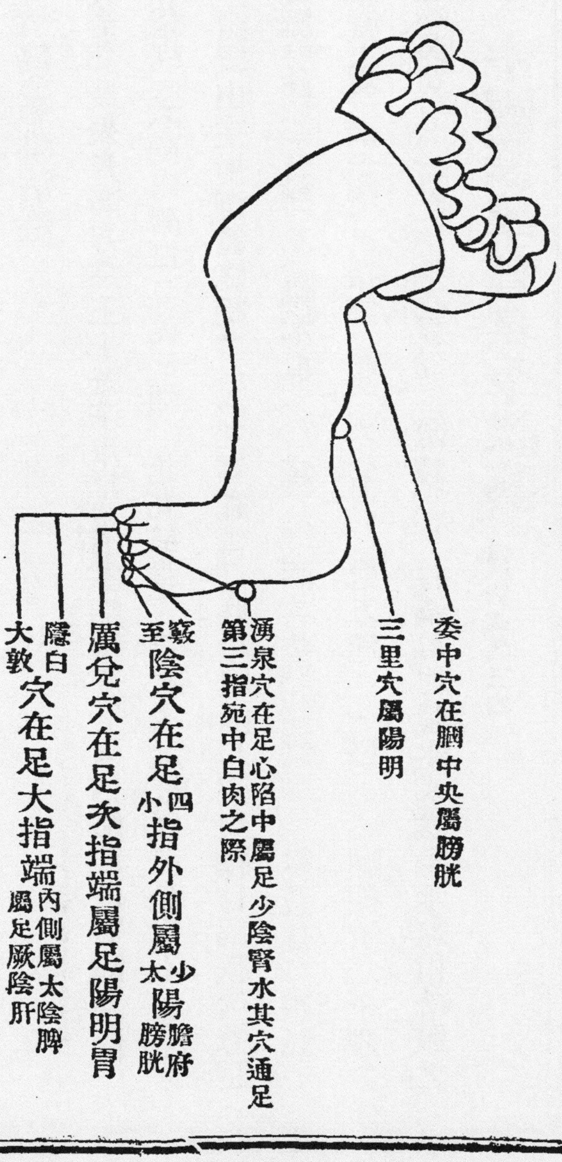

寒霍亂治法

五苓散（出傷寒論）　治傷寒轉霍亂。身熱頭痛。渴欲飲水。

茯苓猪苓生白朮各七錢半　澤瀉一兩　官桂五錢

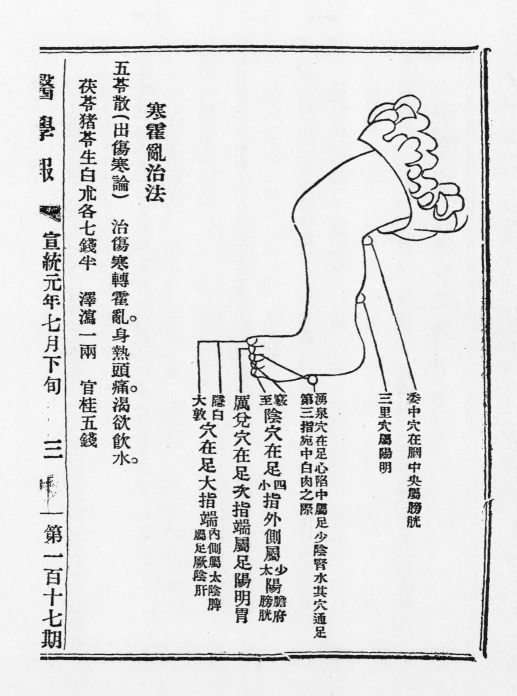

右五味研極細末。開水和服二錢。日三服。多飲煖水。汗出愈。如臍上築築然動。腎氣動也。去朮倍桂。蓋朮味甘。能壅氣。桂味辛。能下氣。故倍用之。

漿水散（潔古方）　治陰寒霍亂。暴瀉如水。汗多身冷氣少。腹痛。脈沉或脫。

附子甘艸乾薑官桂　各五錢　良薑半夏　均醋炒二錢　地漿水煎冷服

熱霍亂治法

左金丸（朱丹溪方爲王士雄選用）　治霍亂轉筋。肝火內熾。或吐青綠水。

川連　六兩　開口吳萸一兩　此丸每服三錢。陳木瓜五錢。煎湯送下。

蠶矢湯（出王士雄霍亂論）　治熱霍亂轉筋。肢冷腹痛。口渴煩躁。目陷脈伏急證。

晚蠶砂　五錢　陳木瓜　三錢　酒黃芩　一錢　生苡仁　四錢

製半夏　二錢　川　連　六分　白方通　一錢　炒梔子。一錢二分

淡吳萸　二分　大豆卷　四錢　右藥用地漿水或陰陽水煎。稍冷服之。

中國醫學會夏季課藝（選錄次藝三篇）

陽絡傷血外溢陰絡傷血內溢夫同一絡傷何以有陰陽之別同一血溢何以有內外之分經旨未明試以學說疏證之

一名林大燮先耕

夫古之所謂經與絡者大都皆人身內之血管而已考經有十二絡亦有十二十二絡外又有三大絡胃一大絡脾一大絡奇經亦一大絡蓋十二絡以絡其經三大絡以絡其絡喻西昌云絡者兜絡之意十二經之外城也十二經生十二絡十二絡生一百八十系絡系絡生一百八十纏絡纏絡生三萬四千孫絡中醫之學說不可謂不詳惜不能一一剖驗其形狀也讀靈樞至經脈篇曰經脈十二者伏行分肉之間深而不見諸脈之浮而常見者皆絡脈也脈度篇曰經脈爲裏支而橫者爲絡絡之別者爲孫內經言絡有二義如前之說以浮於外而可見者爲絡如後之說以經之支而橫者爲絡以西醫學說證之謂人身血管分三大種一曰發血管一曰迴血管而發血迴血之間又有微絲管爲中央交通之機關蓋發血管伏藏於內正與內經所謂經脈爲裏伏行分肉之間其說相合若迴血管則深淺皆有藍色無脈者是與中醫所謂青筋爲絡之說

相合。但經以浮而常見爲絡。似中醫但知其外。未知其內也。絡之別者爲孫。是孫絡爲微絲迴管也。亦明矣。獨經文以絡爲經支。橫而非直。以此區別。按之西醫書。謂小脈管。俱有二小迴管。傍於左右大脈管。各有一迴管相依。則迴管非脈管之分支。蓋人身血管。無論發血迴血。其直者。爲大支。橫者。爲分支。分支。又散布小支。以是觀之。不得。謂直者。爲經。橫者。非經。橫者。爲絡。直者。非絡也。顧經又曰。陽絡陰絡者。何也。昔扁鵲見虢太子尸厥之病。曰上有絕陽之絡。下有破陰之紐。讀書至此。乃竊有所悟焉。意者。陰陽爲上下。之代名詞乎。觀其血之外溢者。上爲衄血。血之內溢者。下爲後血。可知身半以上之絡。爲陽絡。是迴血管。之在外者也。身半以下。之絡。爲陰絡。是迴血管。之在內者也。試以衄血後血之部分言之。查鼻內水泡骨部血管。甚多。結成脈網。而迴血管。則結聚殊少。頭血過多。血管破裂。衄血鮮紅。與迴管之紫血不同。小腸裏面脈與迴管。皆多。大腸內。皮色。紅血管。亦密。則便下之血。與衄血。均未必定屬於迴管。而如中醫之所謂絡也。况後血係腸內血絡內裂。與前浮而常見之說。自相矛盾。此則微有可議。要之中醫之元五角零補郵期三分外埠則……
繳上寄報資即照寄不悞

言經絡。是一是二。無從分辨。不若西醫之所謂發血迴血。一動一靜。一赤一紫。途徑既殊。功用攸別。然則內經之所謂絡脈。即西醫發血管之分支也。信如此說。則中醫於迴血管之理。殆尚未見及於此耶。

中西融貫立論不凡是曾經三折肱者　原評

陽絡傷血外溢陰絡傷血內溢夫同一絡傷何以有陰陽之別同一血溢何以有內外之分經旨未明試以學說疏證之

二名　邵士杰　質人

嘗攷人身毛竅之內。則有孫絡。孫絡之內。則有橫絡。橫絡之內。則有經焉。經與絡同爲血液循環之道。而經血不可多見。見則必危。凡尋常之血症。大都散行於絡脈者耳。雖然。絡通百骸。血行周身。一傷則俱傷。何以有陰陽之別。一溢則並溢。何以有內外之分。經旨未明。何從懸揣。試考先賢之學說。以疏證之。難經曰。陽蹻爲陽絡。陰蹻爲陰絡。此則以左右爲陰陽之道路也。汪訒菴曰。陽絡者、三陽之絡。陰絡者、三陰之絡。此則分別陰絡陽絡。詞甚簡明。而於血之所以內溢外溢。二說均未詳晰。惟劉默深有曰。陽絡傷血從膈膜而上溢陰絡傷血從膈膜而下溢此以上出爲外溢下行爲內溢也尤在涇、陳古愚曰陽絡傷血並督脈而出陰絡傷血並衝任而出此說本諸越人而以血自督脈出爲外溢自衝任出爲內溢茲數說焉均足以羽翼經訓者也而愚則以爲尤陳之說最爲允洽何則蓋督脈、爲陽脈之總督任脈、爲陰脈之承任渾言督任而三陽三陰之絡內溢外溢之理一以貫之矣試觀風寒外感多從背受背爲陽位而主督脈邪傷陽絡卽傷督脈矣血自背後督脈而前出鼻竅非外溢乎飲食內傷多自腹受腹爲陰位而主任脈邪傷陰絡卽傷任脈矣血自腹前任脈而後出魄門非內溢乎經曰陽在外陰在內又曰外者爲陽內者爲陰胥是道也且越人書曰諸陰脈、皆至頸胸中而還獨諸陽脈、皆上至頭衂血、自陽分之督脈來故能上出清竅後血、自陰分之任脈來故僅下出濁道此亦足以證陰陽內外之義也乃或謂外溢之血從肺出內溢之血從大腸出此說不過以衂血自鼻出而鼻爲肺竅也後血自肛門出而肛門直接大腸也辭雖淺顯而於陰陽內外之義究未切當耳嗚呼我國之言生理解剖學者昉自靈素後儒徒憑理想未徵實驗致使五臟十二經之舛誤莫由攷訂而詳明惟論絡脈之功用與血液之循環東西學說隱相脗合蓋我之所謂陰絡陽絡即彼之所謂上行下行之大靜脈幹也大靜脈即迴血管血管受傷血液不克迴至心耳而自上行之靜脈出即外溢矣自下行之靜脈出即內溢矣然乎否乎還請質諸研究二學之專家也可

攷古證今語有精意處處從實驗察理想足徵淵博功深　原評

陽絡傷血外溢陰絡傷血內溢夫同一絡傷何以有陰陽之別同一血溢何以有內外之分經旨未明試以學說疏證之　三名盧　鑫慶珍

人身之中氣爲衞血爲營經曰營者水穀之精氣調和於五臟灑陳於六腑乃能入於脈也生化於脾總統於心宣布於肺容受於肝施泄於腎互相灌漑目受血而能視足受血而能步掌受血而能握指受血而能攝臟受血而能液腑得之而氣能出入升降濡潤宣通靡不由此也經曰中焦受氣取汁變化而赤是爲血血之流溢半隨衝任而行於經絡半散於脈外而充腠理皮毛攷西學家言人體內之血有二種曰赤血即脈

管血曰紫血卽廻管血脈管者自心輸赤血至遍體之血管也爲能伸縮之織質所成每次心跳時脈管張開而後漸縮催血前行以待心之再跳故脈管之躍力猶夫水龍之有氣膛使斷續之水變爲不絕之流也廻管者輸紫血回至心之管也因不直受心之壓力故其壁較脈管微薄而伸縮之性亦較遜廻管之末又有微血管連絡脈管之二端浹洽無間細而交錯混不可辨血內之氣胞放養氣而收炭氣回至肺中則吐炭氣以收養氣若表有所傷則脈管之血致受炭氣逼出半月門經肺脈管上行淸道而爲衂血是陽絡傷而血外溢也內有所傷則心之運動一漲一縮縮時逼血外流漲則血流入心由心之上房而傳於肝由肝而傳於消化器由消化器之下房傳於大腸之上房下行濁道而爲後血是陰絡傷而血內溢也外溢之血手足三陽絡內之血也內溢之血手足三陰絡內之血也在西醫則曰外溢者脈管之血也內溢者廻血管之血也夫脈管卽中醫之謂陽絡也廻血管卽中醫之謂陰絡也其言雖異其理則同

能將中西醫學說得水乳交融尤徵學養兼到　原評

王問樵啟事

敬啟者。本會業於初八日。遷入北京路西新會所辦公。惟鄙人診務頗繁。勢難兼顧。又未便移家就之。致招物議。故卽日起。另將敝居遷至本城三牌樓北口花舖牆門內附設醫學報總編輯所。以資聯絡。而一事權。所有會中公務。雖鄙人勉承斯乏。深慚德薄能鮮。難勝厥任。已迭向總理蔡公前。一再婉辭。囑另選賢員。接替免誤要公。無如物色多時。迄未有相當之人。可以付託。而蔡公醫事素忙。又斷難親裁一切。不獲已。允暫兼攝會事。改訂雙日下午二時。到會施診貧病。聊盡義務。敬代師勞。一俟覓有替人。卽行交卸會務。免或隕越。以遺全體之羞也。公私不克兼全。尚乞　諸君宥我。其尤有慊者。本報屢被幹事劣員私收帳款。雖經察出。亦祇徒喚奈何。嗣後一應函牘。及銀信滙票等件。務希直寄城內三牌樓北口本報總編輯所。交鄙人親收。以便隨時裁覆。較爲妥速。而洋信一項。更由鄙人另加戳記。不復敢假手他人矣。諺云。左右做人難。此景此情。不啻身受之。還祈　諸君子不吝賜教。匡予不逮。爲幸甚。耑此佈聞。伏維　公鑒。

金匱陰陽毒與今時疫異同論

衛鶴儔

陰陽和而後雨澤降。風雨節而後寒暑時。而無如氣運有推遷之候。春應溫而反寒。夏應熱而反涼。秋應涼而反熱。冬應寒而又溫。非其時而有其氣。人感之而受病者。於是有中陰中陽之分。金匱云。陽毒之爲病。面赤斑斑如錦紋。咽喉痛。唾膿血。升麻鱉甲湯主之。又云。陰毒之爲病。面目青。身痛如被杖。咽喉痛。升麻鱉甲湯去雄黃蜀椒主之。斯二者。仲景皆主之以升麻爲君。蓋以升麻能排氣分解百毒。能吐能升。俾邪從口鼻入者。仍從口鼻而出也。奈何迂疏者流。竟有謂麻不過五之說。則惑之甚也。幸也有吾粵黎天佑先生出。始悟核疫一症。感觸陰陽二毒之氣而來。其按證施治。主之以大劑升麻鱉甲湯。歷歷奏效不爽。其得於喻氏之眞傳爲已深也。間嘗覽喻氏論疫一書。引仲景辨脉篇中寸口脉陰陽俱緊者一節。闡發奥理。頗合經旨。互而勘之。金匱云。陽毒面赤斑斑如錦紋。喻氏云。在陽則發熱頭疼、項強、頸攣。皆疫邪犯於陽分也。同也。金匱云。陰毒面目青。身痛如被杖。喻氏云。在陰則足膝逆冷。便溺妄出。皆疫邪犯於陰分也。同也。金匱云。咽喉痛。唾膿血。喻氏云。聲啞咽塞。癰膿下血。是皆熱邪爍津。熱毒上壅。亦無乎不同。然而症有同而治異者。大抵南方多陽毒。其毒之中人者淺。王勳臣之解毒活血湯。吳又可之達原飲。近人用之間亦見効。北方多陰毒。其毒之中人者深。仲景主之以升麻鱉甲湯。効如桴鼓。症同而治異也。司命者毋徇今以悖古。亦毋泥古以害今也。則幸矣。

痢疾與泄瀉辨

張筱村

樹木務培本根。徒溉其枝無益也。導水務清源頭。徒溯其流無益也。治病務宗經旨。徒炫其術無益也。嘗讀金匱下利篇。論脉論症。寒熱互舉。文法奥衍。迷炫難明。無所謂痢疾。無所謂泄瀉也。既而研究說文。尋求內典。始知古無痢字。通稱下利。後賢恐人不辨。立痢疾泄瀉名目。使人得分曉焉。迄考近世百家之書。謂二症兼濕者是已。至稱痢疾有寒痢有熱痢。泄瀉有寒瀉有熱瀉。寒者溫之。熱者清之。名分爲二。實混爲一。開先路者既惑多岐。步後塵者莫衷一是。不猶樹木者溉其枝。導水者溯其流耶。欲究根源。問途靈素經曰、暴注下迫。皆屬於熱。屬於肝經之熱也。痢疾之的詁也。又曰、諸病水液。澄澈清冷。皆屬於寒。屬於腎經之寒也。泄瀉之的詁也。此其道軒岐能作之。仲景能述之。故熱利下重便膿。詳於厥陰篇中。以其痢屬肝經也。脉沈自利身踡。詳於少陰篇中。以其泄屬腎經也。且土能制水。土不勝則水邪干。故泄瀉多發於長夏。金能制木。金不清則木氣鬱。故痢疾多發於深秋。西醫言腸中發炎。痢疾類也。膜中水脹。泄瀉類也。轉而讀金匱原文。知錯舉互見之處。節節相生。遙遙相對。正欲令人比較而得其眞。無痢與瀉之名稱。集痢與瀉之精義。深造者自能入室。淺嘗者不許問津。謂予不信。請讀其書。

按金匱治下利七方。惟四逆、桂枝、桃花、三湯。是治寒之方。大小承氣、白頭翁、梔子豉、爲治熱之方。而熱利條下。堅字、滑字、不盡字、下重字、均是眼目。不可滑口讀過。如下重便膿血。治以白頭翁。而下利便膿血。卽治以桃花湯。後人以桃花湯爲從治之方。不知桃花湯之便膿血。不裏急後重。是虛利非實利也。方中用脂米極多。用姜極少。恐其多則動血也。篇中土能制水。金能制木數語。尤爲精警動人。塞深

一本報已酉五月始公議改出旬報並分爲本子零張兩種●二本子
[illegible]

欽佩。（樵誌）

瘧疾問題之管見　林先耕

一百零五期登有瘧疾問題一則、業蒙　諸高明賜教、復經洞天精心辨駁、誠足以廣思集益、交換智識、鄙人好學深思、凡遇一症、必徹底研求、必得其眞相而後快、古人以瘧疾爲半表半裏之少陽經。今姑不必深究、但醫書營衛二字之義、必先求其實在、而後於二日三日之原因。不難解決。僕嘗以血肉之分解營。脂肪之分解衛。衛在脂肪部。頗與半表半裡之膜原相合。若血肉之分。皆微絲管組織而成。似與古義營行脈中之說不協。繼又思衛氣慓悍。當是西醫之所謂腦氣筋也。內科理法云。邪氣惹動腦筋。則腦筋勢力加大。把微絲管縮小。逼血內行。故惡寒之甚。逾時腦力自衰。血脈爭勝。頓時血向外搏。故發熱之甚。及血脈散出已定。如潮之漸漸落平。水氣被熱度蒸化而出於是汗作而熱退。身涼。腦脉復其常度。此卽寒級。熱級。汗級之三層也。又思瘧爲脾寒症。西醫亦查驗其脾。積血甚多。以西理言之。脾主生白血輪。可以拒敵微生物。今所謂營者當卽是白血輪也如劉君采臣所論血中敗質驅逐外出等語固足以令人辨駁而其言行度之遲速亦頗有理想但須去其語病摘其大義於二日三日之原因亦可解決矣曰氣分充足血輪行度迅疾者日行一周與邪相遇卽爲劇烈之爭競所以日作其有氣分畧弱血輪行度畧遲較日作者得十分之五至次日而疾作是爲間日瘧其有氣分極衰血輪行度極緩第一日積三分之一第二日積三分之二必至三日而瘧始作按氣分二字易腦力二字可也血輪者當卽指白血輪經言瘧客風府日下一節者正指脊腦筋也祇此脊腦筋白血輪可爲營衛實在之的證古人誦杜少陵詩可以止瘧者識者謂其壯膽也而實則所以壯腦治三日瘧必壯氣溫血者亦所以壯腦氣而速其行度也用金雞納治瘧者以雞納有壯腦之功用也信石之功用少服亦有壯腦之力以是知瘧不離乎腦力之反常作用僕作瘧疾論至萬餘言茲未能詳錄略陳大義如此尚希　海內醫界同志駁予之說而有以敎我也幸甚

中國醫學會夏季課藝

（選錄三藝一篇）

冊共三期連封面合售大洋壹角十份以上每份全年十二冊壹元◉三 零張十日一

看護學產婆學二者均輔醫藥之所不及中國無此名稱並無此教育亟應如何仿行之試各條舉以答

一名周服聖伏生

甚矣我中國人之醉生夢死也不然若東西各國之看護學產婆學二者均足輔醫藥之所不及何中國無此名稱並無此教育也夫中國人之對於病者非絕無服事之人對於產者非絕無收生之人然二者之學說不明庸有濟乎嗚呼四萬萬同胞因此夭枉者歲不知凡幾亟應如何仿行之固有心人所當提議者矣蒙就管見所及以爲仿行之辦法不外數端雖未經各國調查要在使吾邦適用請條舉之以供採錄

一曰教科書亟宜編定也　按此兩種學說外國各有專書而華醫籍中之關於此者亦各偶有散見彼此風俗不同故非經多數人斟酌適宜編成善本不可應由中國醫學會發起稟請各省憲通飭所屬照會醫士各盡義務各就所長或譯或錄或釋理由或參己意分別著稿尅期稟呈州縣由州縣逕寄中國醫學會之會所核定各編一部呈請各省憲會達學部及太醫院審定頒行各省認爲兩種專門學之教科

書。俾學者有所研究。故曰教科書亟宜編定也。

一曰師範生亟宜考取也。　按此兩種學說在中國事爲創辦。學乏師承。故非考取師範生不可。應由中國醫學會所呈稟（見前）內聲明教科書（見前）頒行後。通飭所屬。大張曉諭。看護學分男女兩班。產婆學婦女一班。有志研究者。各以教科書爲經。全體學藥物學衛生學爲緯。有未解處。準其函詢中國醫學會會員。會員或亦未解。可代詢各國之精於此學者。登載醫報以答。限定研究兩年後。親投州縣報驗。由州縣保送省憲考取。若干名。給予文憑。認爲師範生。令充各州縣所設傳習所（詳後）之教員。俾學者有所師承。故曰師範生亟宜考取也。

一曰傳習所亟宜設立也。　按此兩種職業。關係非輕。其學說必須師友討論精深。方易進步。故非設立傳習所不可。應由中國醫學會所呈稟內聲明。一面考取師範生。（見前）一面通飭所屬。設立傳習所。看護學男女各設一所。產婆學婦女一所。教員在初辦時。則以師範生充之。一俟辦有成效。則以畢業生或休業人（俱詳後）充之。

俾學者有所觀摩。故曰傳習所亟宜設立也。

以上三條。係開辦之要素。蒙以爲法宜經久。事貴易行。有不可不籌及者。又計四條。請畢舉之。

一曰章程宜變通以冀普及也。　按傳習所（見前）之學生。以年齡十六歲以上、二十歲以下、爲及格。以粗識文義、並體質壯健、性情仁智、品行端正者爲合格。畢業以三年爲期。畢業後給予文憑。準在各處懸牌執業。或充教員。此傳習所應有之章程也。惟看護學之女生。現在女學未昌。粗識文義者。未易多得。產婆則中國視爲賤業。願學者。必係下流社會。更無有粗識文義者。事既不容緩辦。若不破格收留。並予展畢業期限。以令補習文義。勢恐應招者不多。故曰章程宜變通以冀普及也。

一曰經費宜儉約以便興辦也。　按傳習所之經費。應由州縣公欵開支。方今百度維新。欵項支絀。自以儉約爲宜。況三所分設。開支已繁。事屬久長。又不得以一時經費不支。暫行停辦。蒙以爲屋宇宜借用公地。學生宜一律走習。住址離所遠者。令自覓

饍宿處器用自備每所聘教員一名男所雇男僕一名女所雇女僕一名以司庖廚看守如此則所費有限鄉鎮亦易添設故曰經費宜儉約以便興辦也

一曰職業宜限制以防流弊也　按此兩種事務宜練達亦宜壯强其執業之時期自以二十一歲起至四十歲止爲最適當過不及皆虞僨事四十歲外務令休業而准其充當教員俾無閒散且歷年如有心得藉可發明誠一舉兩得也又如在執業時期內雖或精於醫業不准兼營恐反放棄本職又如其後裔雖得家學淵源仍須入所畢業後方准執業以免亂章此皆意中事不得不爲計及故曰職業宜限制以防流弊也

一曰貲單宜明定以便通行也　按此兩種職業均屬責重事勞酬貲自宜從厚第無一定價目難保無重索等情令人不便延雇故除將延雇者隆情厚謝執業者貧乏不較聽其自由外宜酌定中數日計若干夜計若干數小時計若干明佈貲單以昭公允慎毋過豐使延雇者爲難過儉使執業者不屑故曰貲單宜明定以便通行也

[illegible]與[illegible]傷同不[illegible]投[illegible]爲例[illegible]九[illegible]欲改[illegible]本子務希從速函知[illegible]

以上四條補前三條之所不足。庶無窒礙難行之弊。要皆倣行之大意也。若夫詳細則在實行者籌之。芻蕘之言。不過爲病者產者請命耳。

於理想上頗有見地於事實上亦無窒礙洵學識兼到之作 原評

瘧疾證案

林先耕

蘇省陸軍炮隊袁排長。於六月十五日。忽昏厥不省人事。經人用針救醒。電至四十六標邀僕診治。往見身覆二被。四肢如絞痠痲。五六兵士以手不住扯動。猶呼叫不已。余細視之。指甲色淡紅。知非痧穢也。脈弦細。舌光絳。忽寒忽熱。身無汗。溺赤少。其人素性急躁。知其爲神經質也。先用輕淡炭養合嗅。病人頗知清爽。診畢處方。余卽斷之曰。此奇恆瘧也。初起血行於內。而上攻腦。是以昏厥。厥回則腦力妄行。血脈衝激。故四肢痠痲。四肢者。血管之末梢也。亦卽神經之末梢。治法當平制陰陽。疎和氣血。服一劑卽平。翌日電請覆診。僅處調理之方而已。後不復發。試錄方以供 諸君研究

黃連 桂枝 黃芩 桑枝 生石膏

干姜　柴胡　山甲　瓜絡　黃甘菊

向日葵治瘧

西報載俄國鄉人以向日葵治瘧。令病者以葵葉襯臥身下。上亦蓋之。其病若失。俄醫知而奇之。取以試驗。瀝其精置酒精中。或以花葉瀝汁和燒酒製之。以治瘧症。嘗在病院治病瘧之兒百人中六十一人。自一歲至十二歲。凡飲此酒者。瘧病皆愈。按神農本經。冬葵子氣味甘寒滑。無毒。主治五臟六腑寒熱。羸瘦。五癃。利小便。故聖惠方治咳瘧邪熱。取冬葵子陰乾爲末。酒冲服。俄人治瘧之法。與此暗合。又別錄稱葵苗甘寒滑無毒。爲百菜主。其心傷人。孟詵必效方稱其苗潤燥利竅。功與子同。可見除心以外。若苗若葉。若子。其甘寒滑之性一也。內經云、夏傷於暑。秋爲痎瘧。葉香岩云、小兒瘧病因暑而發者居多。葵性甘寒。正是對症之藥。又暑必挾濕。瘧多屬痰。葵性滑利。尤能驅濕豁痰。更借酒力以行之。宜其有效。本此意以推之。治瘧亦多法矣。彼專守小柴胡一方者。何其陋也。

南洋醫科試藝

（計錄南洋考取最優等一名試藝三篇）

問內經論脈有三部九候至晉王叔和始以兩手之寸關尺候五藏六府後世因之而西人候脈則以中醫分配藏府爲妄其得失奚若

丁福保

素問三部九候論爲吾國論脈之鼻祖至晉王叔和始以兩手之寸關尺分配五藏六府而立左心小腸肝膽腎右肺大腸脾胃命門之說王太僕楊玄操遂據之以釋經文繇此以還診家之學說大都附會支離如鼷鼠入郊牛之角愈入愈深而愈不可出誤後學而墜良材者已數千年於茲矣　國朝道咸間英國醫士合信氏有言曰中國所分三部九候實難憑信如謂按寸而知病在心肺按關而知病在肝脾按尺而知病在腎決無此理蓋週身血管皆由心系總管而出散佈四肢百體流行貫遍豈兩手寸許之管五藏六府遂盡繫於此耶西國每剖驗兩手脈位見脈管大如雞翎循臂而上漸上漸大上至頸項卽與頸中血管通連直達心臟而止並不與他臟相屬何以知各臟

之脈必現於此耶且直通一管何以知三指分部必不紊耶故謂一脈可驗週身之病則可謂某部之脈獨決某經之病則不可此西人以中醫候脈分配藏府爲妄之說也王氏以三部九候分配藏府其說固非而吾國古來相傳之診脈法以歷數千年之經驗而得者其說固未嘗非也合信氏謂不可以某部之脈決某經之病其說雖是然僅知一脈可以驗週身之病而不知與心臟病有密切之關係其說亦未爲完全也近世之論脈者先言脈搏之至數次言脈搏之調節次言個個脈搏之性狀（脈搏之來如波浪之動、故云個個）分爲三類與合信氏之說相提並論其得失昭然若揭矣所謂脈搏之至數者先於無病人每一分時計其脈息搏動之數也然脈搏之多少有因年齡男女等而別未可一概論耳如嬰兒在第一年內者每一分時脈搏有一百四十三至乃至一百二十三至十歲至十五歲時自九十至乃至七十六至二十歲前後至五十歲時其平均爲七十二至老年時則稍稍增加而達於八十至此關於年齡者也照以上之數女子每比男子多七至或八至此關於男女之性者也身體之長大者比諸短小者每減少一二至此關於身之長短者也日中及夕時脈數增加朝時則減少其最少數與最多數互相比較每在十至內外達於二十至者亦鮮此關於晝夜之別者也易平臥而爲坐易端坐而爲立其脈搏之數必增加凡健康男子之空腹時則爲六十六至坐則爲七十一至直立則爲八十一至此關於體位者也攝取多量之熱飲食物後在一二時內其脈搏之數必增加疾走及體操等時或驚愕恐怖喜悅愁傷等時其脈搏之數亦必增加此關於食物之攝取身體之運動精神之狀態者也此爲生理上之脈搏而關於病理上者則又有進體溫若在攝氏表三十七度以上則體溫每增一度其脈搏之數亦加八至此亦爲大略之均平數而已往往因其熱性病之本性及患者之年齡心機之強弱而異如患腸窒扶斯(傷寒)而無併發症時以脈搏對於熱度之數而計算之則熱高一度而脈之增加不及八至謂之比較的遲緩如患肺炎及膿血症或急性粟粒結核者其體溫高一度而脈之增加過於八至謂之比較的頻數故體溫增加一度脈搏增加八至言其常非言其變也又有腦疾患之迷走神經麻痺

（如腦底腦膜炎之末期、）及心臟疾患之瓣膜障害（除大動脈瓣孔狹窄）或患心囊炎急性心內膜炎者必現數脈患心臟衰弱心臟痲痺（如虛脫）或諸般之貧血狀態（如萎黃病）或官能的神經疾患（如神經性心悸亢進、心胸狹窄痛、發作性心悸急速症、排在獨氏病者、）以及遇疼痛恐怖狀態者亦必現數脈也反於數脈者則爲遲脈疾病之現遲脈者約有八種脈管硬化症及脂肪心臟一也急性心臟擴張二也重篤之飢餓狀態（如食道狹窄、幽門狹窄、）三也在大動脈系統內減少強度之血壓（如大失血等）四也因腦疾患而迷走神經受刺戟狀態（如急性腦膜炎、腦腫瘍、腦溢血、腦水腫等、）五也有患黃疸病之各種原因（如胃十二指腸加答兒、肝臟癌腫、肥大性肝臟硬化症等、）六也由於中毒症狀（如鉛中毒酒精中毒等、）七也間有因神經衰弱或比斯的里（古名藏躁）八也脈搏之至數有關於藏府者蓋如此所謂脈搏之調節者謂無病人之脈搏有調有節相尋而來卽整等脈也然於生理上之狀態有失其調節者每在神經性人體之精神興奮時及深呼吸時見之（深吸氣時其脈速、深呼氣時其脈緩）脈搏之失其調節者。謂之不整脈。又謂之不等脈。現此脈者其疾病約分三類一爲冠狀動脈硬化症。心筋之脂肪變性。急性傳染病之心筋衰弱等。二爲煙草及咖啡之中毒。爲心臟神經節之疾病。三爲患腦膜炎之心臟衰弱。又有脈搏之調節雖異常而尚有一定之正規者。如正整之脈搏在一定數持續之後。忽而缺一脈。波此因心臟之收縮、雖有規則而其收縮力微弱。不能使之傳達於末梢動脈。故也。此謂之間歇脈。又謂之缺脈。缺脈者。因心臟缺收縮之作用而生也。脈搏之一大一小相間者。謂之交遞性脈。脈搏每二至三至之後。爲一定之間歇者。謂之二脈搏。或曰三搏脈。當深吸氣之終而脈搏微小。或竟缺如。至深呼氣時再現出者。每於患癒着性心囊炎併發胼胝性縱隔心囊炎者見之。謂之奇脈。脈搏之調節有關於藏府者。又如此所謂個個脈搏之性狀者。分爲大小、緊張、速度。及重搏是也。大脈從心左室之肥大（除大動脈孔狹窄、僧帽瓣閉鎖不全。及脈管硬化症）而來。小脈則現於心臟衰弱、僧帽瓣孔狹窄。大動脈瓣狹窄。大動脈瘤及諸般之貧血狀態等症動脈內血壓之現於動脈壁者吾人可以診知其性狀而由其緊張之强弱分爲硬脈與軟脈二種有諸般之心臟衰弱症者則現軟脈患鉛疝痛、腦膜炎、腦溢血、及萎縮腎等症而呈心臟之肥大擴張者則現硬脈脈波之上行及下行謂之運動之速度一脈波達於頂點而下行疾速者謂之速脈每於患大動脈瓣閉鎖不全諸般之貧血狀態者見之而脚氣症亦有現此脈者脈波達於頂點之後而下行遲緩者謂之遲脈每於患脈管硬化症大動脈瓣孔狹窄鉛中毒腹膜炎者見之一脈搏達於頂點之後當下行時而復生隆起者謂之重搏脈每於患腸窒扶斯慢性衰憊性疾患（結核貧血血液失亡爲尤甚）者見之個個脈搏之性狀有關於藏府者又如此據近世之學說則知脈搏不僅可以驗週身之病各藏府之病亦未嘗不可以驗之特不可强分寸關尺以分配藏府耳以王叔和較合信氏之說固王氏失而合信氏得矣若以今之學說證之合信氏亦未必無失要之脈學古疏今密古拙今巧非今人之才力勝於前人也有古之疏且拙者以爲基而今之巧且密者遂緣是以起由合信氏之時以觀王氏亦猶之據今之學說而視合信氏也然則昔之以爲得者今人既以爲失而今之以爲得者又安知後人不以爲失耶學說以研究而日新新者主之舊者奴之方可與世界學者相見於文明之壇又烏取夫顓巳守常姝姝焉自悅其故迹紾古而不化哉

問中藥辨氣味西藥辨質質與氣味分別何如

丁福保

古者民有疾病未知藥石炎帝神農氏始辨別草木嘗其氣味而作方書氣者指寒熱溫涼而言謂之四氣味者指酸苦甘辛鹹而言謂之五味寒者宜溫熱者宜涼此一定之理也肝苦急（苦者猶言惡也違其性故苦）急食甘以緩之肝欲散（欲者從言好也遂其性故欲）急食辛以散之以辛補之以酸瀉之心苦緩急食酸以收之心欲軟急食鹹以軟之以鹹補之以甘瀉之脾苦濕急食苦以燥之脾欲緩急食甘以緩之以甘補之以苦瀉之肺苦氣上逆急食苦以泄之肺欲收急食酸以收之以辛瀉之以酸補之腎苦燥急食辛以潤之腎欲堅急食苦以堅之以苦補之以鹹瀉之此中藥辨氣味之說也近百年來東西洋化學日益發達以各藥品分晰之至分之無可分晰之

無可晰化爲各種原質而止以某某原質之某分子數相化合則成某藥知某藥含有某原質或作用於神經系而爲麻醉藥或作用於循環系而爲興奮藥或作用於呼吸系而爲祛痰藥鎮咳藥或有退熱作用利尿作用消化作用瀉利作用收斂作用殺蟲作用等條分縷析至爲詳備此西藥辨質之說也辨氣味之法創於上古有理想而少確效其法粗疏辨質之法創於近世本化學而多實驗其法精密此辨質與氣味之所以分優劣也吾不禁因之而有感矣近來西藥之勢力日益擴張設一旦盡用西藥則吾國之藥物幾全廢棄而外人擇吾廢棄之藥稍加製鍊增十倍之利仍售諸吾民則每歲漏卮之大何可限量推其原理中藥之所以失信用者非藥之無用乃未嘗化其原質但辨其氣味而誤解藥性之所致也福保不揣檮昧少習藥物沈研鑽極十有餘載始知本草之譌駁非重加刊定詎可通行略發其凡約有六端如石膏、秋石、珍珠、赤石脂等毫無功用不堪入藥者爲一類人參稍有健胃之益燕窩略有滋潤之性價昂而功用甚少者又爲一類大黃僅知爲瀉劑而不知少食則健胃麻黃僅知爲發表而不知多食則利尿古人僅知其功用之一半者又爲一類遠志之成分與攝涅瓦（辛衣格）相似宜列入祛痰劑而古人以爲補藥黃連之成分與龍膽草相似宜列入苦味健胃劑而古人以爲瀉火清熱藥此本草全誤其功用者又爲一類熟地內含鐵質最多檳榔治瘧疾有特效能代金雞納霜此東西洋之藥物學家尙未知其功用爲吾國之所特有者又爲一類百部能減氣管支之興奮爲鎭咳之要藥曼陀羅花及茉莉根有痲醉神經之功用爲止痛之要藥此種學理已畧見於古書而今人不敢常用宜揭出之以保存國粹者又爲一類福保擬用化學辨質之法將中藥之不堪入藥者去之功用甚微者抑之全誤其功用者糾正之西人未知之藥物爲吾國所特有者發明之略見於古書而今人不敢用者光大而昌明之凡中藥之已見於東西洋之藥物學書而已晰其成分者分別部居而薈萃之易辨氣味而爲辨質亦未始非吾國藥物學進化之一大關鍵也

問玉堂閒話稱高駢時有術士善醫大風置患者於隙室中飲以乳香酒數升則

憒然無知以利刀開其腦縫挑出蟲可盈掬長僅二寸然後以膏藥封其瘡口別與藥服之而更節其飲食動息之候旬餘瘡盡愈纔一月眉髮已生肌肉光淨如不患者此治法與西醫同惜世不傳試以西法詳闡其證治　丁福保

按術士飲患者以乳香酒數升以利刀開其腦縫患者憒然無知此法與西醫嗅患者以哥囉方相同即所謂全身麻醉法也如莨菪、曼陀羅花、番木鼈、雙鸞菊之類皆足以令人麻醉而奪其神機故起心神錯亂瞳孔散大煩渴引飲不知人事之狀況若多服則死凡割肉刮骨皆爲必用之藥吾國古人善用此法試以故實證之後漢、書華陀傳云疾發結於內鍼藥所不能及者令先以酒服麻沸散既無所覺因刳破腹背抽割積聚若在腸胃則斷截湔洗除去疾穢既而縫合傅以神膏四五日創愈桂、海、虞、衡、志云曼陀羅花、盜採花爲末置人飲食中服之皆醉、梅元實、藥性、會元、云曼陀羅花、與川烏、草烏合末即蒙汗藥（蒙汗、見本草綱目泉水條、及七修類稿水滸傳等書、其義未詳、或云蒙汗隱語、以其害人、故諱其名也、說見敗鼓錄中、）本草載茉利根以酒磨服一寸則昏迷一日乃醒二寸二日三寸三日紀曉嵐云閩女飲茉利佯死與私夫共逃則茉利亦可以醉人張介石資蒙醫經云蒙汗一名鉄布衫少服止痛多服則蒙汗其方鬧羊花、川烏、瓦龍子、自然銅、乳沒、熊膽、朱砂、麝香、凡九味研爲極細末作一服用熱酒調服乘飲一醉不片時渾身麻痺陳士鐸石室秘錄碎治法門云先用忘形酒使其人飲醉忽忽不知人事任人劈破絕不知痒痛取出虫物然後以神膏異藥縫其破處後以膏藥貼敷一晝夜卽全好徐以解生湯藥飲之如夢初覺而前症頓失矣資蒙醫經石室秘錄所載皆屬華陀遺法可以備參考焉然華陀時之麻沸散高駢時之乳香酒豈異名而同物歟抑別有藥物加減於其間歟欲考其遺方而醫學家無有知者嗟乎吾國醫學之退化不用麻醉藥者亦已久矣（福保）嘗本西人麻醉劑之原理而以中藥代之用曼陀羅花七分草烏頭、白芷、當歸、川芎、各二分共爲細末空心服之須臾亦能心氣昏暈手足麻痺卽以利刀開其腦縫亦憒然無知凡治跌損脫臼及一切外症之欲用手術者宜令病人先飲此藥若以西醫哥囉方證之其原理其效果無不一一相同也。故謂之近世之痲。沸散也。可謂之近世之乳香酒。亦無不可。案大風。又名大痲瘋。又名天刑。即癩病也。其原因爲癩黴菌。有斑紋癩。結節癩。痲痺癩三種。係經過極短豫後極凶之傳染病也。東西各國尙無治法。則我國古術士之醫大風。豈後人附會其說耶。抑果有神奇特效之藥。歷數千百年。來所失傳耶。古人不作稽考。無由不禁爲世之患斯疾者憮然惜矣。

奇疾求治

邑紳某年六十三。右腦後生一獨角。長寸餘。其形微扁。其根甚軟。周圍大如銀元。頗似鹿角。色兼黃白。有溝痕。叩之有聲。殊碍就枕。曾囑薙髮匠削去數分。亦不痛。詢其病由。則云去秋始生千日瘡。以手招去之。旋又復生。剃刀刲去之。日益增長。觸之微痛。形容飮食亦如故。僕學術淺陋。臨證三十餘年。未見有此。用敢述其大概。敬就諸有道先生正之。幷乞不吝金玉。惠我　教言。焉幸甚。

安徽烔煬後學祖樹和謹述

會友題名錄

余德壎字伯陶江蘇太倉州嘉定縣人年三十八歲現住上海英租界九江里

陳祖培字樾喬浙江紹興府山陰縣人藍翎五品銜年四十歲現住仁和臨平育嬰堂

湯世鑑字保三安徽廬州府巢縣例貢生年四十三歲住中埠鎮前嶃村

賈　鎰字瑞甫江蘇鎮江府丹徒縣監生年三十四歲現住潤州東鄉儒里鎮

梅舒蕚字詠仙江蘇松江府金山縣附生年三十歲現住呂巷鎮

陸　翽字企園浙江寧波府慈谿縣人年三十二歲現住湖州埭溪鎮陸森森堂

徐澍蓉字石生浙江嘉興府平湖縣人年五十四歲兩淮補用巡檢現住揚州埂子街

陳宗蕃字伯賢江蘇松江府華亭縣人年二十五歲現住浦南張澤鎮

張光裕字秉章江蘇松江府金山縣人年二十一歲住呂巷鎮西市

以上新入會者共九人

諸病皆能生痰說

凌志雲

經曰。飲入於胃。游溢精氣。上輸於脾。脾氣散精。上歸於肺。通調水道。下輸膀胱。水精四布。五經並行。夫胃旣運。行水穀之精氣。輸布於脾。水之淸者上行。水之濁者下降。氣化循環。臟腑流通。安有所謂痰哉。然而天時有不齊。人事有不節。人之生也。賴飲食以滋養。而痰之作也。則因於飲食停滯。精氣悉變爲濃濁粘膩之質。雖所因不同。有暴受六淫之邪。肺於脾胃失其常度。輸化不淸而生痰者有之。過食腥肥炙煿及茶酒等物。脾失健運而生痰者有之。至於陽虛有濁陰凝聚之痰。虛勞有腎水迸泛之痰。比比皆是。其或積久不去。在內有痰飮懸飮溢飮支飮之名。在外有流注結核瘰癧痰毒之患。甚者痰蒙心竅。痰塞咽喉。氣機不宣。有頃刻告危之象。痰之變幻。亦云險矣。然痰乃諸病之標。非諸病之本也。有生痰之原。始有見痰之症。痰之生也。本乎水。痰之動也。因乎濕。間有風寒燥火之別。要皆爲氣所化。其初無不由於水濕。水濕可知爲製造痰之原料也。况脾爲生痰之原。肺爲貯痰之器。脾旣生痰。向之散精上歸於肺者。今反凝痰上輸於肺矣。善治痰者。當淸肺氣。升脾陽。爲主。使升降有常。淸濁分運。則痰自消滅。他如風痰散。之寒痰温。之燥痰潤。之熱痰清。之更宜觸類旁通。悉心研究。若徒見痰治痰。執消導峻厲之方以醫斯症。殆亦舍本而逐末也已。

南洋醫科試藝（續錄三篇）

問扁鵲能洞見五藏癥結世以爲怪近日X光鏡照人洞達表裏惟金類不能透西醫以爲取彈子之用然其照五藏亦略有微影能研究其功用以之治他病否

丁福保

X光放射線所發出之螢石光能透過諸物體因諸物體之透過其疎密各不相同遂生陰影像乃以此陰影像攝影於寫眞版醫學家據此學理實用於人身遂爲診斷上之一助蓋以物體有透過充分者有透過不充分者有不透過者三種凡不透過及透過不充分之物體皆留陰影於寫眞版所以彈子入人體而不知其處者可借X光取出之此外如誤嚥物體入胃內亦可以X光放射其胃部視物體之陰影之所在而後

用手術取出之又如骨骼之種種疾患亦可以洞達其病理凡此皆近世醫學上之所應用也雖然近時因X光線應用之日繁也屢有起皮膚炎及火傷者此火傷亦與普通之熱湯或固形物體所起之火傷無異其火傷分急性慢性二類急性X光線之火傷初起時毫毛被燃次則皮膚充血變爲赤色浸潤而搔癢又次則皮膚疼痛發生水泡漸成潰瘍終則眞皮變壞疽而剝落慢性X光線之火傷皮膚乾燥易裂且有色素沉着於其部分多生小血管障害爪甲之發育所以醫生研究X光之功用稍一不愼其流弊必使病人患火傷無疑曩時曾有以X光照肺病及諸內臟者雖使病人屢患火傷而究不能有確實之效果今已廢而不用矣惟X本爲未知之義故在代數學中用以代未知數此光線而以X名之則以此光之妙用尙屬未知正待後人之研究也扁鵲飲上池水能洞見五藏癥結豈當日已有X光之發現耶抑秦漢時好言纖緯神仙鬼怪傳者之附會失實耶何荒誕不經而如扁鵲傳之所云也今欲以X光而證扁鵲之洞見垣一方人諒哉其難之歟

中西鍼法療病論

丁福保

帝王世紀曰太昊制九鍼又曰黃帝命雷公岐伯教制九鍼內經曰虛實之要九鍼最妙者爲其各有所宜也此乃用鍼法治病之始至後漢有鍼醫名郭玉其師曰程高程高之師曰涪翁見後漢書繼是以往晉有甲乙經宋有銅人鍼灸經及鍼灸資生經元有扁鵲神應鍼灸玉龍經明有鍼灸問對等皆詳論鍼法之書也考西國古時亦有鍼法作爲病人放血之用然僅知放血一端而不知鍼法與末梢神經病及胃腸病有密切之關係其用甚狹故廢而不用者久矣蓋西人之於鍼法知其粗而遺其精不特廢而不用甚至有懸爲厲禁者而吾國數千年來論鍼法者詳且備矣如三叉神經痛（宜鍼承漿百會後頂腦戶風府神庭上星曲左臨泣本神迎香禾窌下關四白客主人顴窌攢竹陽白）肋間神經痛（宜鍼患部）坐骨神經痛（宜鍼臀部及大腿之後面及胞肓秩邊承扶殷門委中崑崙三里等）顏面神經麻痺（宜鍼神庭臨泣迎香禾窌下關客主人頰車聽會陽白）偏頭痛（宜鍼百會風池列缺上星頷厭本神迎

香、巨窌、下關、頰車、頭維、客主人、曲差、五處、天柱）腦膜炎（宜鍼啞門、風府、風門、心俞、印堂、百會、人中、中衝、大敦、隱白）腦出血（古名卒中宜鍼風池、百會、醫風、肩髃、三里、頭維、懸顱、頷厭、肩井、客主人、三陰交、陽陵泉、曲池、風市、行間、崑崙、完骨、委中、人中、申脈、天樞、上市、會谷）歇私的里（古名臟躁宜鍼中極、關元、氣海、中脘、巨闕、瘂門、大橫、日月、心俞、肝俞、脾俞、腎俞、關元俞、胃倉、幽門、肩井）等關於神經病者宜早以鍼法治之可收速效又如急性或慢性之胃加答兒（急性胃答兒、古名食傷即胃內皮發炎、慢性者、古有淡飲、痰飲、溢飲等名宜鍼上脘、中脘、巨闕、不容、承滿、期門、肝俞、膽俞、意舍、大杼、）胃擴張（宜鍼之部位同胃加答兒、）急性或慢性之腸加答兒（即新泄瀉與久泄瀉、宜鍼腹部有痛之部、及頸部後方）疝氣痛（宜鍼章門、期門、日月、府舍、腹結、胃俞、腎俞、大腸俞、膀胱俞、胃倉）黃疸（宜鍼上脘、中脘、建里、梁門、太乙、天樞、日月、肝俞、胆俞、隱白、脾俞、胃俞）脚氣（宜鍼水粉、神道、會陰、偏歷、天樞、大巨、大腸俞、胞骨）關節僂麻質斯（古名白虎歷節風、又名風濕骨痛、宜鍼百會、曲池、三里、肩髃、合谷及患部、氣管支喘息（金匱謂之上氣素問謂之喘息）宜鍼幽門、上脘、巨闕、曲澤、中脘、陰都、中府、天突、及頸部與背部）等病鍼之亦可獲奇效也凡此皆西人之所未嘗研究者其輕視夫鍼法也宜矣考日本之鍼科家皆能明解剖生理病理診斷內外諸科故能將新舊學說融會貫通以發明鍼學之神奇而吾國之爲鍼師者大抵以薙髮匠任之漫無學識往往鍼及患者要害因而致死更不問其病之可鍼與否概以鍼刺之是大謬也若虎列拉（眞霍亂）赤痢腸窒扶斯發疹窒扶斯痘瘡實扶的里（爛喉痧）等爲劇猛之傳染病皆忌鍼刺又如丹毒、酒客、勞動過度、憤怒者、熱度高者、飽滿、飢餓、流汗、煩渴、衰耗、驚怖、及下車乘船之後亦不可施以鍼刺也而今之爲鍼科者茫然無知有鍼刺一患傳染病者因不知消毒再接種於他人者或鍼端多有細菌刺腹部則發腹膜炎刺胸部則發肋膜炎者亦有之其爲遁人之所詬病也固宜嗚呼若論古人鍼法之精邃則西人亦瞠乎其後論近人鍼法之粗劣則反不如西人之僅知放血或廢而不用之爲愈也古人不作國粹淪亡可勝慨哉

說文恖字兼心與囟言與西醫知覺屬腦有合說

丁福保

囟思晋切說文云頭會腦蓋也象形魏校曰囟項門也方書云項中央旋毛中爲百會百會前一寸半爲前頂百會前三寸卽囟門心息林切說文云人心土藏在身之中象形博士說以爲火藏荀子解蔽篇曰心者形之君也而神明之主也素問曰心者君主之官神明出焉按古人造字之本義凡象形皆獨體字形聲（凡字半主義者取其義而形之半主聲者取其聲而形之故曰形聲鄭衆作諧聲諧洽也非其義）與會意皆合體字因獨體不足以見其義故必合數體之意以成字也會意之合體以義爲主形聲之合體以聲爲主聲或在左或在右或在上或在下或在中或在外亦有會意而兼形聲者古人造字之體例如此凡習小學者類能言之夫囟與心皆象形之獨體字也以囟心二獨體字合而爲恖其意可以見矣六書總要曰恖念也慮也繹理爲思說文云恖睿也从心囟聲囟項門骨空自囟至心如絲相貫不絕此卽會意而兼形聲字也繹說文造字之本意與西醫知覺屬腦之說若合符節誰謂古人不知腦之功用哉試

以古人之學說證之。素問曰。人有髓海。又曰。腦爲髓之海。又曰。諸髓皆屬於腦。金正希曰。人記性皆在腦中。汪訒菴曰。今人每記憶往事。必閉目上瞪而思索之。王勳臣曰。小兒無記性者。腦髓未滿。高年無記性者。腦髓漸空。凡此皆與西醫知覺屬腦之說。可互相發明也。福保弱冠時。於許氏說文。雖肄業及之。而以生平於小學致力甚淺。不敢有所造述。因辱承明問。輒復貢其膚末。乃贅說如右。

按湖北痧疫擬比霍亂之關係及治驗法

陳稷畬

嘗謂病有南北之分。症有古今之異。此後世不經之說。原不足憑。豈知人同此天地。亦同此血氣。病症初無南北古今之分。病原則有深淺輕重之別。是故讀仲景書而不能活用其法者。雖讀如未讀也。讀仲景書而不能舉一反三者。雖多亦無以爲也。仲景以傷寒論治六氣之病原。以金匱篇治雜症之病狀。法雖似簡。而變幻無窮。歷千百年後。千變萬化之異症奇衺。亦斷不能出其範圍者。但後世之不肯溯其源。而反自昧其流耳。倘能症證發明。悟其變幻（如庇留先生翟之悟核疫爲陰陽毒）縱千百年所未有之症。亦無難了然於心目間矣。愚不禁有感於湖北痧疫。與吾粵乙戊兩歲霍亂一症。比而擬之。症異而源同也。不揣固陋。試先將其霍亂病源發見者申而言之。蓋此症之發。必由天氣不正。空氣汚濁。土地穢濕。及飲食之不潔而致焉。而其見證。則暴吐、暴利、腹痛、轉筋、或渴或不渴、面色青藍、四肢厥冷、旋卽告斃。其傷人之速。多於醫藥所不及者。按諸（李鶴訪君述湖北軍醫教習（神保濤次郎 中野太郎）避疫穩、內所載痧疫病源、爲一種幻微生體、（即毒病微菌非顯微鏡不能見者）常因天候之不順、空氣之汚濁、土地之穢濕、各人飲食之不良而發生焉、其症候具有腹中雷鳴、暴痢、（所利者白濁如米泔汁或牛奶）暴吐、而不覺痛、煩渴、腓腸痙彎、（腓腸痙彎即腿轉筋霍亂也）虛脫、渴聲、皮膚厥冷、冷汗、貧血、閉尿、眼窩陷沒、眼簾青藍、鼻梁骨立、等）合二症之病源。及其見證之病狀。一一細勘。則無有不同。而傷人之速。亦無或異。然亦有異者。考之乾隆年間。黔中所發之痧。症其見證則頭疼、頭沉、頭麻、一異也。眼黑、惡心、發搐、指甲青、後遍身青。二異也。牙關緊閉、急用箸撬、令病者捲舌視之、舌根下有紅黃紫黑等泡、急用針刺破出血、雄黃點之卽愈、三異也。而其治法。則以松皮、猪牙皂、石竹、花仔、煎湯服之。蓋被出汗。忌風。忌米湯三日。亦愈。審是則此症與上二症細勘。的有不同。非如上二症之一一相合也。然而姑勿論其名爲痧疫爲霍亂。請就卽其病源見證之原理。而按其治法。正爲今日所當研究之急務。故敢畧陳鄙見耳。夫此症之發見。俱由天候之不順。空氣汚濁。土地穢濕。及飲食之不良而發。是空中含有一種微菌。卽陰濕寒毒也。故見證。則暴痢、暴吐、腹中雷鳴者。此陰寒直中也。腓腸痙攣、皮膚厥冷、冷汗出者。此元陽暴脫也。煩渴、渴聲者。此虛故引水自救也。貧血、閉尿、眼窩陷沒、眼簾青藍、鼻梁骨立者。此肝腎氣已絕也。如此症之暴烈。其傷人又何不速哉。故其治法。非祛散陰邪。扶回陽氣。又曷能奏其奇效哉。卽其稿內所載治之既然者。亦以芥末爲芥子泥。以塗肚腹及腓腸、（腓腸卽腿肚）別用温濕布。（以手巾等浸以開水而擰干者）摩擦四肢。或塗火酒。以防其厥冷。此外治之法。亦既美矣善矣。然有外治不可無內治。僅就管見偶錄內治數方于後。俾患是症者。知所參考。焉非敢好辯云爾。

附錄治驗法

如初起吐利。日二三次。或腹痛者。服理中湯。
如吐利已甚。而腹痛。則服四逆湯。
如暴吐暴利。一陣緊一陣。一點鐘痾嘔十數次者。不半日可死。不速治。即見手足氷冷。抽筋（即腓腸痙攣）聲低舌灰藍眼窩陷沒眼簾青藍等。當此時。急宜多服大劑四逆湯或服大劑白通加人尿猪膽汁湯。
倘至痾無可痾。吐無可吐。而手足氷冷。抽筋。脉微極者。宜服通脉四逆加猪膽汁湯。
按以上各症。未經誤藥。雖至大汗漸出。尚有可救。然必主意堅定不移。頻頻多服至手足煖。筋不抽。吐利止。脉起爲度。尤要者。暴利暴吐。胃中枯竭。宜多食米氣。以培中土。如食飯難。則以白术二兩。炮附子二兩。作茶送下。而食品。則生薑汁煎蛋或燒鴨叉燒等。皆可服食。而一切湯粥茶水。不可入口。雖吐利時津液大傷。無不作渴。然吐利未止。萬不能加生津之藥。如手足煖。吐利止。其胃氣未開者。宜服理中湯數劑。自然開胃生津。此善後事。仍宜嚴戒寒滯五六日。則元氣自復矣。

會友題名錄

韋兆棟字朝選廣東廣州府香山縣廩生現住香港乍畏街興記疋頭號

伍學宣字仲珮廣東廣州府順德縣人現住香港乍畏街第八十三號門牌

李贊臣廣東廣州府東莞縣人年三十五歲現住虎門陸軍學堂醫務處

論腎臟

戴穀孫

腎臟之用有二有排尿之用有生精之用相反而適相成總不外新陳代謝之理內經云腎者胃關關門不利故聚水而生病此指排尿之用言又云腎者主蟄封藏之本精之處也此指生精之用言腎之排尿既爲中西所公認腎之生精則惟內經知之而世且有疑之者以剖視腎臟殊不見精故也不知腎所生精非交媾所出之精非有病滑脫之精乃指元精而言元精者腦髓脊髓纖維神經皆是物也經云人始生先成精精成而腦髓生髓生於精故亦稱爲精髓凡一切有形水質經腎臟之分泌如入分金之爐簡其精而汰其粗精純者散布於脊椎灌輸於腦部以爲神經之榮養其廢質則汰

而爲尿故腎雖有二用而生精尤其所專長腎不生精則神經失其榮養而痿躄不仁、眩暈驚悸之病以起痿躄不仁眩暈驚悸諸病今皆屬之神經古則歸之於腎以神經生於腎精故也惟精之在腎其始不過氤氳醲郁之氣待發育而生白質神經灰白質神經始有形質之可見今人見腎內無精而睪丸有精遂謂生精在睪丸而不在腎不知腎所生者是元精睪丸所生者是元精蘊釀而成之汁液經所謂精氣溢瀉者正指此言精氣謂元精所化之汽汽既洋溢卽生汁液注瀉於睪丸儲以爲生殖之需在女子則注瀉於卵巢成卵珠以入子宮隨月經除舊布新預備榮養精蟲之用睪丸卽男子之外腎卵巢卽女子之睪丸睪丸所藏之精只可稱爲精液不可以擬元精元精者生命之根不可稍損者也若睪丸之精只供製造生命之用而無關於已身之生命其精旋去旋生徐洄溪比之於井泉井道不可不革故適度之交媾爲衞生所不廢而强制則反能傷生非若元精之寶貴也然縱情太過亦能擾及元精故衞生貴乎節慾而治病尤在保腎腎氣充盈則注瀉於睪丸者自源源而不絕而神經之運用亦必較常

爲倍靈故腎爲最重之臟方諸心球未肯多讓若僅視爲排尿之器則淺矣

南洋醫科試藝（再續）

鼠疫病因療法論

丁福保

百斯篤之病因爲鼠族所傳染而發故名鼠疫又謂之黑死病因死後屍身現黑色故也俗呼核疫一作疫子瘟凡患此病者周身必發腺腫舊譯腺字作核字核者取腺腫之形似果中核也此病之潛伏期以三日至五日爲普通罕有至一週以上者其發病之原因由於百斯篤菌毒所謂菌毒者即鼠子身上之虱含有百斯篤菌囓人而傳染於人也當百斯篤菌從表皮侵入時先發附近之淋巴腺腫其侵入部分通常全無變化或謂表皮有微細之損傷或皮膚雖爲健全以不潔之手指搔之或爲衣服等所摩擦以致百斯篤菌侵入者間亦有之此其理皆以動物試驗而得之明證也患者初發病時多突然惡寒戰慄驟發高熱在小兒則以屢起痙攣爲始其一部之腺必腫脹疼

痛有因運動或偶然之壓迫而覺疼痛者其疼痛漸次增劇觸之痛不能堪然亦有腺腫不甚大而全身已發中毒症狀者盖百斯篤菌之侵入也即發爲原發腺腫更發爲續發腺腫或由血行發於他之遠隔部位者然大抵起於鼠蹊腺股腺腋窩腺及頸腺等者爲多而起於肘腺及膝膕腺之腺腫者較少百斯篤菌侵入於血行中則變爲敗血症百斯篤菌增殖於各臟器則脾臟即發腫脹其他由口腔鼻腔及咽頭粘膜而傳染者屢發扁桃腺百斯篤侵顎下腺及頸腺或惹起敗血症百斯篤菌由眼結膜侵入者發膿漏性急性結膜炎眼瞼浮腫顏面腫脹又續發頸腺百斯篤於結膜之分泌物可證明多數之百斯篤菌此所謂腺腫百斯篤也皮膚之百斯篤菌侵入部適常皆不呈何等之反應惟發淋巴腺腫時則於侵入之局部發百斯篤膿疱及百斯篤癰又膿疱初於上皮生赤色斑次生水疱其內容漸次混濁如膿狀含有無數之百斯篤菌其周緣紅暈發淋巴管炎或生腺腫亦有無腺腫者百斯篤癰之發生及症狀頗與脾脫疽癰相似周圍之組織生出血膿疱破潰成甚大之潰瘍面其面污穢爲不正形周圍

之皮膚爲堤防狀此所謂皮膚百斯篤也原發性肺百斯篤由吸收百斯篤菌所生故百斯篤肺炎患者之咯出痰滴尤爲危險然與塵埃等共吸收者甚少何則以百斯篤菌之對於乾燥抵抗力甚弱容易死滅故也原發性肺百斯篤大抵始以戰慄而發高熱呈結膜炎及肺炎之症狀胸痛呼吸頻數顏面有青藍色肺之一葉有濁音往往帶皷調時發笛聲及肋膜摩擦音咳嗽帶囉音排出多量之咯痰初有泡沫粘液漸變爲黃紅色多混淡血液含有無數之百斯篤菌脾則迅速腫脹有意識明了呈苦悶之顏貌亦有意識不明呈不穩之狀甚至有望逃走者其經過極速於三四日以內發心臟痲痺或發肺水腫而死間亦有經過一二週後而死者此所謂肺百斯篤也百斯篤之熱無定型者多其昇騰急劇現弛張性朝夕之較差恒過於二度或弛張漸增大而驟下於平温或數日間高熱稽留以分利性下降或由弛張而徐徐下降夕刻三十九度或達於四十度末期更昇至四十度以上除虛脫之外則無降於平温之下也此爲百斯篤之關於體温者重症患者每於腸粘膜生出血之時排出暗黑色之糞便然非發

腸百斯篤也此爲百斯篤之關於消化器者在重症患者之末期有洩血尿者其尋常之尿則無異狀但有蛋白尿因熱而發者其重率較輕呈酸素反應此爲百斯篤之關於尿者心臟及血管之症狀甚爲顯著其直接死因多猝發心臟麻痺故中百斯篤毒素當以心臟毒爲第一其脈在初期即頻數一分時間計百八十至或二百至血管之張力減少以手指容易壓制之又呈重複脈性一分時間計八十乃至九十暫時有至百四十者此等脈皆示豫後之不良可知已中百斯篤毒素者不獨作用於心臟直作用於脈管運動神經乃現出種種複雜之象此爲百斯篤之關於心臟及血管者又有電擊性百斯篤爲百斯篤之一變名也其經過甚爲急劇僅數時間或一二日即死有高度之發熱忽陷於痲痺有全無症狀而猝然斃者此係感染百斯篤之强毒素而不邉腫脹直侵入於血行中令人卒倒者故名百斯篤敗血症又稱血液百斯篤雖多不發腺腫然亦可於腺之部位觸診而知之大抵百斯篤菌從扁桃腺而侵入者往往起此强烈之症狀也又有逍遙百斯篤者爲極輕之症有輕度之發熱及著明之腺腫其

經過長至數月或因病勢增惡而致死者其診斷頗爲困難然而在疫學上實有重大之關係焉以上所言皆百斯篤之症狀也試言百斯篤之療法凡腺腫之化膿者施切開術以殺菌劑充分洗滌之防遏化膿菌之混合感染若在初期宜抽出其腺施以殺菌的處置又宜用血清療法其膿疱及癰皆切除之行消毒的處置若腺腫之不能用外科手術時可行消毒的罨法或以石炭酸注入或葡萄狀球菌培養注入療法中最重要者在保持心臟之力宜用白蘭地酒葡萄酒等興奮劑及實芰答利斯等之心臟藥然水治療法對於百斯篤菌之心臟毒亦有確實之效力也近時各國均製百斯篤血清已試驗於各種動物然究不能免動物於死不過延長其死期而已至百斯篤血清之用於人類雖能稍得效果而亦未可爲完全之治法也當百斯篤流行之時計普通之死亡數有百分之七十至九十之多其病勢之輕重關於腺腫之部位如鼠蹊腺及股腺腫者爲稍輕腋窩腺腫者爲最重頸腺腫尤爲不良原發性百斯篤癰較續發性者爲良而肺百斯篤則爲必死之症總言之百斯篤尚無特效之療法也考百斯篤

病之原因乃由於百斯篤菌入於血液內其孳生極爲迅速以致血液受菌毒而陷於死百斯篤菌之所以入於人體雖有種種之學說然必以染疫之鼠爲之媒介凡地方有百斯篤病發現者必有百斯篤鼠爲其先導未有不先由鼠而後及於人者果能勦滅鼠族則百斯篤之病因絕矣夫鼠何以爲百斯篤之傳染病因其理固非過爲深奥也爰述大畧如下凡鼠子常伏於陰暗之處故有一種小虱附之而生當未發百斯篤時其虱尚少若鼠疫盛行之際虱數頓增至於已染百斯篤之虱較諸無疫之鼠其虱必多加三倍而鼠之血液中含有無數百斯篤毒菌所以疫鼠之虱一時皆中其毒及疫鼠既死中毒之虱即紛紛跳襲他鼠之身他鼠受其嘬亦即發病甚至鼠族俱死鼠虱飢極轉而襲於人身人受其嘬遂亦傳染考鼠虱嘬人之法每於吸血後吐其腹中毒汁塗於所吸之處而侵入血肉內有如醫師種痘先刮破皮膚而塗以痘漿者然遂至蔓延血中而起百斯篤種種病狀又考鼠虱每次育卵五顆化生之道略如蠶蟲經七日而成蟲再經七日而成繭又七日有物穿繭而出是爲鼠虱初出時即能吸血

常隱伏鼠身不稍離若天氣酷熱至八十五度則鼠虱發生無多且不願寄食於人身其吸食鼠血者生活可得四十一日吸食人血者不過二十七日卽死如鼠發疫病死後其體已冷鼠虱無從得食忍飢三日始棄去之而囓人此百斯篤由鼠族傳播於人類之大略也近時學者爲種種之試驗證明鼠虱爲百斯篤之病因約有八端試取疫鼠身上之虱剖而驗之其腹內必有百斯篤菌毒一也以疫鼠用法捕絕其虱與無疫無虱之鼠同置於鼠虱所不能到之處雖同居處亦無傳染二也惟甲鼠患疫雖不與乙鼠共窠穴苟其虱能交遞則必傳染三也設以甲乙二室飼鼠甲室用法防虱不能到乙室放任不防更以患百斯篤之鼠居於兩室之間甲室之鼠則無恙而乙室之鼠發病驗乙室之鼠身則虱極多再捕其虱投入甲室則甲室之鼠亦必發病四也飼無虱之鼠於患疫者家甫經一夜驗其毛內之虱已發生甚多無何其鼠卽染病死若用防虱法使虱不得入鼠乃無有發疫病者五也又如築室飼鼠將甲室之鼠籠吊高離地二西寸乙室高三西寸丙室高四西寸丁室高九西寸以病鼠之虱放置於各室地

上則甲乙室之鼠必染疫丁室之鼠無恙丙室之鼠略有可知鼠虱不能跳高至五西寸六也又以別種畜牲之虱分類而試驗之能傳染百斯篤者惟有鼠虱一種卽人身各類之虱亦無傳染百斯篤之性七也將百斯篤菌雜於食物內用以飼鼠或以疫鼠之糞溺飼畜牲均不傳染八也由是觀之百斯篤之病因僅由鼠虱傳染而起一若人與鼠染疫多寡之數適與鼠虱多寡之數同其消長也欲豫防鼠疫之菌毒不可不講求滅鼠之道以絕此患治鼠之法最要者莫如多畜貓鼠性畏貓一家畜數貓鼠必因之而遠避矣室中之牆壁地板以及櫥笥各器具等宜去其塵垢穢物務使清潔窗戶宜洞開俾日光空氣流通間有細罅小洞須塞以灰土則鼠子無從窟穴廚房內亦宜注意鼠子之性最靈警善能偵知食物所在防之尤不可不慎也當兼施捕鼠之法或以雀膠塗板上以黏之或以鐵籠鐵夾以陷之亦有以毒藥置食品中而殺之者凡有捕得鼠子或鼠子自死等宜送醫生考驗如果鼠已染疫速卽將室內什物並死鼠之處嚴重消毒或用鹼水或洋油洗滌之則鼠虱可以盡死庶免受百斯篤菌毒之虱蔓

延於人身以遺地方之害。更有一簡捷殺鼠虱之法。將有鼠虱之衣服及各種物件。閉鎖於不通空氣之箱內。五日後啓之。鼠虱必飢死。總之百斯篤一症。在諸種傳染病中最爲猛烈。患者十死八九。無特效之療法。果能獎勵育貓。或用法勦滅鼠族。卽鼠疫之病因療法也。

治療死稻之一法（憲）

節交秋分。高下田禾次第結穗。鄉之人方私相語曰。今歲棉花歉收。而秋稻則可卜有年矣。孰知言猶未已。而患根已萌孽於此時。不數日間。穗折葉枯。相繼延蔓。逼視之則稻根霉腐生蟲。蜏子蠅類。屯集其中。鄉愚無知。對之束手。吁。以歷歷在眼之嘉苗。小民生計所關。而患到之處。竟成赤地。能不傷哉。所幸入秋已深。天氣驟涼。故其害尚不至如前年之甚。然而亡羊補牢之計。亦不可不預籌及之。

查此種死稻。爲昔年所無。有之自近四年始。其稍能措辦者。恒用菜油花油潑於水面。以待蜏之自落。冀得稍稍補苴。惟此法益少費重。貧者難之。甚者嫌菜油花油之不濟

改用煤油。殊不知煤油有毒。植物遇之立死。是無益而害更深矣。茲有簡易有效之方。敢告農家藉資補救

法將田水盡行排去。（此時本已無須灌水）用散石灰一味。在患處勻摻之。（此灰凡藥號茶叶號均備、購之甚便、或用絹篩過篩更勻、）其將患未患之處。亦可分路摻之。如是一次。已患者止。而未患者亦不至蔓延。豈不甚善哉。

要之。此患之原因有二

一在夏令多雨之後。不將蓄水排去。晒乾田面。以致土質淡膩。易於變壞。

一在秧株過密。肥料太多。致枝葉繁茂。鬱熱不能通風之故。

治以石灰。因灰性燥溼殺虫。有止酵防腐之作用。黴菌觸之立焦。螃虫遇之速斃。誠爲此時救急之妙品也。

按石灰之用頗廣。如痰盂、溺器、厠所等處。亦宜不時用此摻之。可爲衛生之一助。若遇傳染病。如赤痢、霍亂、爛喉痧等。尤宜多備此物。嚴行消毒。居家者不可不知。

會友題名錄

李炳超字少航山東青州府諸城縣附生年三十四歲住東小門裏環山堂

楊濬川字耳山浙江杭州府餘杭縣優附生年三十八歲住倉前鎮北首湯家邨

鈕世堂字式如江蘇松江府上海縣人年六十九歲現住平湖新倉鎮

中國醫學急宜整頓論

梅詠仙

今天下一維新之天下也。海內有志之士。皆汲汲於新學。挾重資以出洋。或游歷歐美。或留學東瀛。吸他國之精華。啓我邦之蔽塞。斯人思想。迥異夫尋常。愚甚欽佩之。而心喜之。然所精者。惟英文算學法政測量工藝等。而於醫學一科。則仍付缺如。是以內地庸醫。略知湯頭歌訣者。膽敢操刀輕試。以人命爲兒戲。甚可慨也。蓋醫者意也。以意視其癥結之所在。兩之以九竅之變。參之以九藏之動。更默審夫七情六氣相感之因。以及內外分合氣血聚散之形。必有鑿鑿可徵者。夫然故用藥十不失一。而後可以言醫。今去歧黃遠矣。而中國之醫學愈衰。世之醫者。往往僅書一案一方。曰某炙某炒某泡、某製、引某某。及叩其籠中物。固空空如者也。具滅種之手段。爲騙財之捷徑。貽害民生。不可勝數。此無怪泰東西各國。均目我爲病夫國也。夫物必先腐也。而後蟲生之。國必自侮也。而後人伐之。處此鷹瞵虎視。優勝劣敗之時。苟不爲之整頓焉。其咎將伊於何底耶。況醫學關鍵甚鉅。國家之強弱繫焉。生齒之盛衰亦繫焉。醫學精明。則民病少而國基鞏固。生齒繁而家道盛興。卽以泰東西各國觀之。而恍然悟矣。彼當實扶的里之大發也。用注射法以抗之。虎列剌之流行也。用殺菌法以除之。弭禍於未形。防患於未然。醫治之法。勝於我國萬萬。其所以勝之者。皆因政府重視民命。立法森嚴。派員以調查之。設塾以教養之。有不入塾而問世者。招令考驗。如學有根柢。准其行世。胸無點墨。卽令除牌。與周禮掌醫之官。同一意義。無如時至今日。醫風敝敗。凡業此者。不知古義。置內經於不問。目西法爲霸術。一遇疑難雜症。卽束手無策。卽有一二。以稗販本草爲欺人術。而於醫之實學。亦大相剌謬矣。今我中國誠能以醫學一科。速爲整頓。設法改良。以中學爲基礎。以西學爲藩籬。且以歷代名醫之著述。融會而貫通之。將視病無不的立方無不周雖遇奇症應手輒愈業醫者果能盡如是焉則數年之後未有不合四萬萬同胞離病苦而躋壽域變瘠弱而爲肥軀養成軍國民資格一雪國家數十年之積恥也不然陸軍雖壯海軍雖恢吾恐疾病叢生禍機暗伏而人民多枉死之嗟國運無轉圜之兆亦徒爲外人所竊笑也耳

一夕話（稿）

宵展轉而不寐驟長嘆以達晨此潘安仁之懷舊賦也有積悴之士感風物悽緊長夜如年乃追懷舊事而自述其生平

余以同治甲戌生於無錫書院弄舊宅七歲就童子塾讀經書日不過三四行非百徧不能背誦先府君顧而憐之從不責以課程年十三四性耽墳籍不甘爲章句之學每夕非二鼓不就寢歲丙申補博士弟子員肄業於江陰南菁書院對客好劇談終日夜無倦容遇政治家則談內政外交諸得失遇漢學家則談虞氏易鄭氏禮許氏說文遇宋學家則談周程張朱陸王之異同遇詞章家則談漢魏六朝唐宋及　本朝諸家之

駢文詩詞。過古文家、則談韓柳歐蘇、及歸方劉姚曾吳諸家之專集。遇算學家、則談九章、天元、四元、代數、幾何、三角、微積諸奧義。又好談老莊、談釋氏、談岐黃。其言率縷縷可聽。然實無所得也。如是者有年。而叔寶常羸。感時益劇。茂陵病肺。經歲難痊。余實兼有之矣。

嗚呼。肺病之阨吾親族故舊也亦已酷矣。先府君死於瘵。先嫂狄氏死於瘵。余妹及二姪女又死於瘵。友朋中如王庶常邁卿、范孝廉素行、高上舍仲安、廉上舍沂卿及振聲等、皆以瘵死。余亦病瘵幾殆。遂受醫學於新陽趙先生元益。稍稍得其門徑。於世事無所嗜。獨好著書。趙先生每戒之。未能從也。

余以西藥之勢力。日益擴張。倘一旦盡用西藥。則吾國之藥物。幾全廢棄。每歲漏卮之大。何可限量。擬將本草所載各藥。用化學驗其性質。別爲新本草一書。於是在醫學界中。創一學派。論病理、則本諸西說。論處方、則代以中藥。至萬不可代之處。則用西藥一二種。以補中藥之不足。亦未始非改良醫學、挽回利權之一端也。趙先生頗然余說。廻憶篝燈函丈時。歷歷如在目前。牙琴輟響。行復七年。蓋趙師之墓木已拱矣。

歲丁酉秋。余兄弟奉嚴命、應鄉試於金陵。及試罷歸。而先府君已於數日前歿矣。斬焉衰絰之中。椎心泣血。抱憾終天。余小子之絕意於功名者以此。先府君純厚忠謹。以刻苦儉約終其身。不克享余兄弟一日之養。此福保以每逢歲時伏臘。躬率妻子家祭。或値清明佳節。攜麥粥杏酪。瞻拜松楸。未嘗不愴然飲泣而不能自已也。

福保既遭大故。始知柴米價。持門戶。爲朝夕升斗之謀。館於廉惠卿部郎家、且三載。爲無錫竢實學堂算學教習者亦三載。應長沙張文達公之聘。任京師譯學館算學兼生理學教習者、二載有奇。余自奉甚約。每歲館穀所入。除買書外。錙銖以積之。分寸以儲之。竭十年之心思材力。築新居於竢實學堂之西。舊時講學之區。昔昔猶夢見之。此余之卜居所以與學堂爲鄰者也。

（未完）

擬案一則

張筱村

經云。東方生風。風生木。木生酸。酸生肝。故肝爲風木之臟。相火內寄。體陰用陽。其性剛。

主動主升。賴腎水以涵之。血液以濡之。肺金清肅下降之令以平之。中宮敦阜之土氣以培之。則剛勁之質。得爲柔和之體。遂其條達暢茂之性。所謂和風一布。到處皆春。何病之有。至不爲和風而爲厲風。故經又云。風爲百病之長。精液有虧。肝陰不足。血燥生熱。熱則風陽內動。諸症蜂起矣。今春重翁先生。談及尊臺夫人。數年前、曾患喎僻不遂。此病之起點也。去年秋、身發癮疹。此病之中心點也。因誤治而兩足痿。此病之極點也。着卽畧叙病源。緩商治法。按貫恙分之。則有三因。合之仍歸一貫。試妄論之。金匱云。正氣引邪。喎僻不遂。正氣何以與邪風相引哉。西洋氣學家。論天地空氣。旣有冷熱。則能起風。熱空氣漲而上升。他處冷空氣卽來補之。此風與氣冷熱相引、之理。人身一小天地。知天地之風。乃可言人身之風。是以正氣趨左。邪氣從右赴之。正氣趨右。邪氣又從左赴之。正虛邪湊。左右抽風之理。可以証明矣。此風中脉絡起點之病因也。金匱又云。邪氣中經。則身癢而癮疹。近賢唐氏。謂血虛生熱。兼動風氣。風火相扇則癢。癢與痛皆屬血分。故內經有諸痛瘡瘍皆屬於心之明文。心爲火臟。主生血。肝爲風臟。主藏血。凡痏不干血分。絕不痛癢。觀痞瘕腫脹可知。血虛生熱。風火相扇二語。實爲癢疹的話。和血熄風。自然痊可。此風中膚腠。中心點之病因也。金匱又云。邪在於經。卽重不勝。是言經邪病裏。卽筋骨重滯而不勝。經者。脉之大者也。十二經皆起於手足。邪客之則手足之氣。不貫不運。卽重而不舉。血之在手足者。爲邪所阻。則滯而不行。爲死血。氣之在手足者。爲邪所戀。則流而不返。爲痰水。是以重不勝也。治之之法。冠以侯氏黑散。風引湯。侯氏黑散。主大風。四肢煩重。風引湯。主除熱癱癇。煩重者。挾寒之風也。癱癇者。化熱之風也。初病則爲寒風。久病則爲熱風。以厥除風木。與少陽相火同居。火發必風生。風生必挾木勢侮其脾土。故脾氣不行。聚液成痰。流注四末。經云風淫末疾是也。此風中筋骨極點之病因也。三因旣叙。一貫宜明。所引金匱原文。同列中風門內。無非風從虛入。熱從風發。氣不行血。血不榮筋。先擬清血分中熱。繼當養血熄其內風。安靜勿勞。免成痿厥。但恐傳聞異詞。致搔隔靴之癢。旣經仲邀明訓。敢不直達管窺。是否有當。悉候鈞裁。狂瞽妄談。貽譏有道。

醫學報

答李君鶴訪救急問題

王葆年

讀一百十期本報。有烏程李鶴訪救急問題一則。予心爲之怦怦焉。鑑於愚者遇有鬱勃之氣。團結於胸。在無可發泄之際。往往自戕其生命。如吞金服毒投水自縊等種種惡劇。層見疊出。仁者慘不忍聞。幸歷來研究有方。枉死者得減其數。詎意奇想天開。諸般短見而外。更增一新奇之法。竟以火柴自毒矣。然火柴者。以硫燐毒質所製。得熱即焚。蠶之即爆裂。人服之。爲胃中熱度所逼。硫燐之毒。散佈藏腑脈絡。人之死也固其宜矣。嘗見里人惡鼠。每用火柴豆拌飯毒鼠。鼠食之。必咆哮若狂。奔走滿室。覓冷水飲之。鼠即不死如故。僕意人服火柴豆者。亦當參用此法。以冷水灌之。使胃中容水既滿而火柴之性或解。再攷本草。硫磺性畏諸血。可以猪羊等血與冷水同灌。探喉使吐。吐後再灌。必使火柴豆吐出乃已。與救吞生烟法同一理也。惟一二日間須時時飲水爲宜。必待三日後。乃可不服冷水也。僅就管窺所及。述以質諸有道。倘能應驗。是亦稍資救急之一助耳。

甯波醫學硏究會章程

第一則 定名

甯波爲通商要區人烟稠密衛生之術首宜講究醫學今合同志組織是會定名曰甯波醫學研究會將爲六縣之總機關俾可廣證治理與各省府醫會相聯絡

第二則 宗旨

攷合古今互參中外問難辨症交換智識俾棄瑕錄瑜精益求精濟民生而救貧病以爲後日設立病院之基礎

第三則 會所

暫定鄞縣學西齋勸學所右側俟經費擴充另行建築

第四則 資格

一凡各科醫士有熱心公益者無論已行未行願擔任本會義務者均得入會

一願入會者希將姓氏年歲職業住址詳告本會以便登記當入會時應由介紹人立志願書并繳會費洋不拘元由本會塡發收據

第五則 會務

研究各事分四門

一雜誌驗方編述著作附說各友所治之症于每月常會時擇疑難奇異者抄摘病源方術報告本會隨時登錄及辨論證治之得失

二辨正僞藥改良藥料附說藥肆以僞亂眞甚且薰以硫磺徒取色鮮出會應詳加辨別勸以改良庶無藥失本質之弊又種植鮮藥對證標本辨明眞僞以便隨時試用

三儲藏圖書附記古賢書籍及近代名人著作與東西洋已譯醫書并購報紙以供各醫士閱看至各種疾病模型儀器俟籌有的欵再行購置

四施送醫藥附則每日上午各會員送門診兩號下午出診一號出診路途照應診家居住五里內爲率遠者不送病者向本會領取醫票其應診醫員名次以抽籤爲定不能更改門診取號金三十文出診取號金六十文輿金以轉回照給藥料俟籌有的欵再行隨症施送

第六則　會期

每月舉行常會三次如有要事提議者不在此例

第七則　經費

開辦經費由發起仝人籌欵擔任其常年經費以會費捐欵及利息充之凡有捐納本會經費并收支等目均刊册報告

第八則　義務

一宜力任改良醫學藥學迭醫等事　二會友有疑問各就所知以答　三如有心得及秘方驗方宣之於衆　四會友議論儘可辨難務求攻理但不得任意衝擊肆口爭論致傷和氣　五會友中有學識優長者宜助以著作家資富厚者宜助以財力交遊宏廣者宜勸友輔助

第九則　會員

凡贊成本會宗旨繳付常年會費者均得爲會員會員分發起名譽贊助評議調查幹事書記庶務會計藥學十項　創立本會者爲發起會員　學望淵孚及有殊勞於本會者爲名譽會員　熱誠會務資助財力書藉器具等物者爲贊助會員　參議會中事務并可糾正會長者爲評議會員　調查各醫姓名學問并報告近時新病者爲調查會員　總掌書記并編檢各醫診治報告者爲書記會員　總掌會中收支并雜務等項者爲會計會員　收付賬目須報告本會由會長蓋章以昭大信　種植鮮藥製

造藥品及調查各藥之眞僞者爲藥學會員　另設維持員爲暫墊經費之員

第十則　執事

除名譽贊助員由公衆公舉外先由發起人臨時投票暫舉正會長一人副會長二人正會長總理會務副會長協助之幷舉評議員四人其餘執事會員俱由正副會長幷評議員派定以上執事人員一年爲期任滿更選連舉者連任目下一切事務暫由發起同人擔任

第十一則　權利

本會員有選舉執事員之權與享受會中應有之權附則凡同學會員日後有身後赤貧者一經報告當助以奠資洋元正

第十二則　會規禁約

容後另刊

以上各則粗具大略應有增損之處得隨時改正呈電

甯波調査會員王有忠抄錄

會友題名錄

單恩溥字潤廷江蘇揚州府江都縣人年三十歲現住揚子縣十二圩尾帮

林之琛字志遜浙江寧波府鄞縣人年三十二歲住大沙堀街

馬炳鴻字景山河南開封府祥符縣候補縣丞年三十八歲現住寧波邑廟前三元堂

張蓮生字振聲浙江寧波府鄞縣人年四十九歲住天封橋跟

曹寶樹字桂舫浙江寧波府鄞縣附生年三十六歲住南門桂芳橋下

王　斌字達甫浙江甯波府鄞縣廩生年三十五歲住小校場

周光昕字肖彭浙江甯波府鎮海縣附貢生年五十六歲住章耆巷

邱　純字粹卿浙江湖州府歸安縣附生年四十三歲住埭溪鎮

夏錫棨字伯和安徽滁州府全椒縣監生年四十三歲現寓圖書館

吳　德字讓之江蘇常州府陽湖縣優增生年四十歲住北門外三河口

張　麟字伯振江蘇常州府陽湖縣附生年四十歲住北門外塢墩

丁葆誠字愚谷江蘇常州府陽湖縣附生年三十八歲住北門外石堰鎮

王之經字飲和江蘇蘇州府新陽縣人年二十九歲住正義鎮添生堂藥號

以上新入會者共一十三人

除名者九人列下　謝旦初　常克仁　吳仲蘭（以上棄職）邱樹蓀　沈莘農

屠友梅　王士翹　毛珮臣　馬超羣（以上均違章）

特開正式大會啟

啓者。修律大臣奏定法典草案第二百九十六條。有凡未受公署之許可。以醫爲常業者。處五百圓以下罰金。聞民政部已札飭各縣調查懸牌各姓名。爲取締醫生地步。我會不趁此大開會議。實事擴充。招請全體。滌會合羣。競化謀所以對待之方。更何待耶。爲此今歲大會。准訂十一月十七舉行。所有秩序俟議決再行通告。惟會友散處各埠。招致不易。仰調查諸君。預詢各該埠會友。願到究有若干人。迅賜函覆。俾遴派執事。會員。臨期招待。或有信約會費猶未塡寄者。亦務請催令遵繳。以俾塡就證書。臨場驗給。

有願以六寸半身照片寄存本會者尤佳倘或故違定章藐棄會務則概行扣留證書。按公例開除姓氏以儆效尤事關公益我會友幸共勉旃。

傷寒論校勘記（續）

傷寒論是辨論五種傷寒及各種變證之治法爲中醫有一無二之祕書非仲景不能作非叔和不能傳叔和亦仲景功臣哉雖然叔和實非能傳傷寒之人也後人但知原書編次爲叔和所亂而已不知其謬不在竄亂而在攙僞歷代註家從未有一人能發其覆者良可慨也今者歐風東漸醫學日新叔和僞說既不足以範圍新思想而原文又非常識所能普及則且因僞而並疑其眞如美玉混於碔砆誰復過問吾恐傷寒論因叔和而傳者終且因叔和而廢傷寒廢而中醫亦亡豈不大可哀耶鄙人有鑒於此爰取本論詳加校勘一切贋託悉爲標明俾世之讀本論者悟叔和之非益知仲景之妙淘汰正所以保存惟閱者諒之

辨太陽病脉證篇

太陽病頭痛至七日以上自愈者以行其經盡故也若欲作再經者針足陽明使經不傳則愈

此非仲景文也傷寒是猝暴之邪豈有病至七日不治自愈之理且既曰行其經盡是三陰三陽六經皆盡病已解矣何以又云欲作再經此殆泥於一日一經七日復自太陽再傳之謬論故疑七日不已又欲再傳陽明也仲景斷不出此

又按傳經之說雖本內經其實不過發明邪氣由淺入深之層次理或有然實則不可拘泥故仲景本論處處闡明傳經無憑之理如云脉靜爲不傳不見陽明少陽證者爲不傳或三陽既盡三陰不受邪或過經十餘日不解凡此等類皆是言傳經無一定之序要必以脉證爲憑又論中每節多標明太陽病幾日陽明病幾日云云亦因世人拘泥內經故直抉其蔽而斥之蓋按日而計則病至若干日即當傳入某經現出某症而今竟有不然者則不如見症治症之爲得也此仲景之微旨也今此節

忽云七日以上自愈是行其經盡又云欲作再經者針足陽明使經不傳則愈全是叔和贅說與仲景正相背

或云此行其經盡是太陽本經已盡不是六經皆盡則尤謬豈有猝暴之邪感於太陽能延至七日之久而後始盡一經哉詳玩語氣似因上文有發於陽者七日愈之語故叔和謬添註脚後人誤收之耳

脉浮者病在表可發汗宜麻黃湯脉浮而數者可發汗宜麻黃湯

脉浮者固宜麻黃湯然亦當辨其兼症與病勢之淺深不得以脉浮二字便斷爲在表便概用麻黃況浮而且數爲熱雖有表症亦當斟酌而施奈何亦用麻黃乎以此誣仲景仲景不受誣也

傷寒脉浮緊不發汗因致衄者麻黃湯主之

叔和贅說

麻桂能致衄實不能治衄本篇所云陽氣重者衄乃解用麻黃湯頭痛者必衄用桂

枝湯皆有錯簡

下之後復發汗晝日煩躁不得眠夜而安靜不嘔不渴無表證脉沉微身無大熱者乾薑附子湯主之

晝日煩躁夜便安靜此種證如何便用薑附晝日本非當眠之時晝不得眠而夜能眠不得謂之病如果是亡陽證必需薑附急救者則死生在頃刻之間何能挨延至夜而後爲之審證用藥耶或者晝是指今日夜是指昨夜今日雖見煩躁不眠之證而詢其昨夜之病象則頗爲安靜又無嘔渴等證脉既沉微身無大熱可知今之煩躁不是內熱正是亡陽故急以薑附救之如此解說似覺通順然昨夜既能安靜陰陽自然調和斷無忽變亡陽之理總之此節雖有蘇張之辯不能掩飾其非不知叔和從何處得來乃欲僞託仲景也

（未完）

一夕話　（續）

近世東西各國醫學之發達如萬馬之騰驤如百川之滙萃滂礴浩瀚駸駸乎隨大西

洋之潮流渡黃海岸注入東大陸俾不才肆其雄心窮其目力運其廣長之舌大陳設而吸飲焉豈非愉快事哉然吾人雖如千手觀音向醫學中各科目悉伸張其神臂無一剎那頃之已時而各學科光怪陸離之新理新法一若對萬花鏡之回轉循環使人應接不暇雖日寫五千言積以數年之久猶不足隷譯其所長以供醫林之參考甚〻夫醫籍之浩博也不得不延人繙繹以代草創之勞矣余則黽勉朝夕筆之削之一再以書往往至模糊不可辨不自知手腕之幾脫也於以知呂覽、淮南子各成於賓客之手之所以不足恃唐章懷太子註後漢書、魏王泰著括地志之成於衆手尤不足恃也假手於人豈不難哉經營拮据歷有歲年因成醫書若干種名曰丁氏醫學叢書雖不如呂覽淮南子之耳剽肊決其對於李書篦以一手註文選未免有愧色矣

修律大臣奏定法典草案第二百九十六條凡未受公署之許可以醫爲常業者處五百圓以下罰金律至嚴也歲戊申五月兩江總督端制軍有考試醫生之舉凡分五等曰最優等曰優等曰中等皆許其行醫曰下等不准行醫許其學習待學優時再行考

試。日不列等勒令改業。不許學醫法至善也。今歲四月。余赴金陵投考醫學。幸獲最優等文憑。同縣俞鼎勳獲優等文憑。旋奉端督帥、盛宮保、檄赴日本。爲考察日本醫學專員。積成日記一冊。凡帝國醫科大學、青山腦病院長與胃腸病院。順天堂醫院。傳染病研究所等。皆言之綦詳。而圖書館、養育院。亦兼及之。竊欲爲吾國取法也。

古之人。家貧客游。往往有王公大人。供其資用。令極意於學。昔揚子雲。微時受筆墨錢六萬。卒以成其沈博絕麗之文。然韓昌黎屢上書當道。不過求朝夕芻米僕賃之資。猶至再至三。而不得一報。況世風日替。陵夷而至於今日耶。今歲東游日本。盛宮保不以福保爲不肖。助以鉅資。爲購書游歷之費。固辭不獲。余性硜硜自守。平生於非道義。雖毫髮不苟取。今宮保不以常人視余。而余其何以自處哉。（未完）

答安徽祖樹和先生奇疾問題一則　任桐軒

內經云。人之五臟。各有所司。氣司於肺。血司於心。肉司於脾。筋司於肝。骨司於腎。配之諸症。無所不合。嘗讀方書言瘤之一症。其類甚多。均由陽氣流行。爲寒所遏。凝結不散。

化爲堅粒。初起如豆。漸生漸大。如盃如碗。形勢不等。時大時小。屬肺。爲氣瘤。紅絲縷縷屬心。爲血瘤。硬而微軟。屬脾。爲肉瘤。如千日瘡。屬肝。爲筋瘤。堅硬如石。屬腎。爲骨瘤。九瘤之外。復有粉瘤。髮瘤。粉瘤乃濕濁所化。仍屬於脾。髮瘤乃細筋所化。仍屬於肝。治之者。惟氣血兩瘤。不宜剖割。剖割則氣散血流。治無善法。其餘之類。雖可奏刀獲效。總不若緩圖爲妥。西人精於割切。亦未必盡屬無虞。死生重大。行險非宜。有李姓者。年五旬外。患瘤十載。生於腰下。其大如斗。若負重物。不便行臥。一朝自破。出渣水數升。正氣不支。神昏欲脫。延予診治。隨擬大劑歸脾合補中益氣。連進十餘貼。精神如故。其瘤破後。浮大未消。時流臭水。外用白降丹五分。熟石膏五分。和勻。紙撚捲藥。透入瘤內。日見日消。後見瘤衣脫出。約月餘。合口而愈。並未再發。繼有陳姓。年三旬外。在背俞穴旁生一筋瘤。初生如千日瘡。未及年餘。形如覆盃。頂堅根軟。觸之微痛。臥難着蓆。亦延予診治。思此症。乃腎陰不足。水不滋肝。肝火凝結而生。擬以六味地黃合加味逍遙。十餘貼。漸軟。外治仍用白降丹。合熟石膏研。上患處。降丹多寡。以病者稍知微痛爲進。每日上藥一次。日腐日消。未經二月。脫出瘤衣。並出臭黃水少許。病根盡拔。未換別藥。合口而愈。甫今八年。未見反復。適讀一百十九期之報。見安徽祁樹和先生爲奇疾問題一條。部位不同。其症與筋瘤相似。故將治瘤兩案錄呈。聽憑採用。並望同社諸君另有高見。及善治諸法。乞登報章。以便擇善而從。裨於實用。是幸。

熱霍亂治驗兩則

張筱村

明經趙鉄臣夫人。夜深患霍亂轉筋症。勢甚劇。比曉。鉄臣皇皇求予救治。予甫假寐睁目。問曰。口渴乎。曰極渴。沾飲則吐。不止。足腓堅硬如石。轉時痛楚欲絕。請速往診。予曰。症係熱霍亂。一時脉無定象。無庸診視。代擬治法可痊。鉄臣訝然曰。君未診。何以知其爲熱。予曰。肝主筋。上應風木。肝病生風。則爲轉筋。以脾胃土衰。肝木自盛。熱爍於筋。則攣瘈而痛。火主熇爍躁動故也。轉乃動象。陽動陰靜。熱症明矣。夫發渴則爲熱。凡轉筋霍亂而不渴者。未之有也。既渴矣。熱何疑焉。且吐必酸穢。利必臭惡。溺必黃赤。苔必粘膩。渴必飲冷。言未畢。鉄臣拍案曰。君言悉對。速定方。予令以好燒酒摩擦其硬處。以陳木瓜、霜桑葉、煎湯送左金丸。餘湯浸青布裹其脇。繼進蠶矢湯一帖。以陰陽水煎而凉服。未竟劑。硬塊漸輭。吐瀉漸止。筋亦不轉。再與前藥。少頃安寐。午後已痊可矣。

文學劉德基母夫人患霍亂。脇轉筋而腹疞痛。直如刀割針刺。疼不可當。他醫處以通套之方。備而未服。張君益甫素信予語。以此等劇症。少緩不救。詎容以藥嘗試。促其長君楚英求予診視。予察其脉。左弦强而右滑大。苔色黃白。然厚而尖絳。且口渴目赤。此肝胃之陽素盛。而熱復傷營也。令以食鹽炒煖。將青布包紮熨臍。臍冷則更換。速煎木瓜湯下左金丸。待稍定。再議煎方。一時許。楚英出報曰。家母已睡熟矣。予以白虎湯加生地、丹皮、木瓜等凉血平肝之品。定劑而去。益甫極贊其妙。旋有沮之者。謂舌苔帶白。神色晦闇。似靜而得之之象。凉藥俱宜慎用。意在關切病家。不知神氣安靜者。係外熨內丸之效力。病之轉機。非病之起勢也。楚英疑信參半。質之張君重孚。以彼素稱知醫者。重孚謂左金丸佐金以平木。治火邪內熾。熱爍於筋之的劑。丸既效。湯何疑。力主服之。翌日楚英偕孫君瑞廷造予謝曰。藥進而病如失。早晨食稀粥兩碗。適間已啖飯矣。並告以沮者勸者之言如右。

纏喉風治驗一則

王蓋臣

四月既望。同邑周君召南。患喉症。勢甚危。余往視之。喉間紅且腫。已越四五日。食物既不堪咽。湯藥亦難下喉。診其脈左關弦數。舌苔粗燥。係肝火上炎所致。余曰此名纏喉風。俗呼盤蛇喉。間結熱。痛楚異常。膿生已成。惟有覓一攝龜。即呷蛇龜。或可以療斯疾也。於是周咨博訪。斷鄞東陳氏有此龜。養已數年。價值百金。先酬以十數金。亦許暫借用。攜之來。以銅尺軋牙張口。龜即伸頸嗅一二次。便直攻喉間。喚膿一小時而出。頓覺痛止腫消。誠奇驗也。龜用米泔水養之。以解毒氣。是龜背高如覆箕。腰黃如琥珀。腹小中心橫折。自能開闔。善食蛇。嘗考龜有九種。首神龜。靈龜。而次攝龜。昔李時珍謂甲蟲三百六十。龜爲之長。形象離。神在坎。上隆而文以法天。下平而理以法地。蛇頭龍頸。背陰向陽。靈而多壽。洵國之寶也。亦醫品中之奇也。患此者不可不知。

按瀾目諸書。並無攝龜可治纏喉風之說。此殆王君由半生經驗得來。足徵奇妙。

一夕話（再續）

余追念二十年來。因不善應酬。而開罪於人之處。難以更僕數。余東渡後。自公使參贊隨員。以及同學同鄉諸君子。皆招待甚周。爰備誌之。不敢忘。余甫抵橫濱。見楊君高百、薛君劍峯、陶君念鈞、俱在岸上相待已久。而念鈞則已來一日夜矣。高百帶來進行李者一人。即檢點行李與之。三君陪余乘汽車至新橋。復換乘電車至東京本鄉館。凡友人之宜遠迎者。余當以三君爲法。張君杏生、陳君頌平、沙君仲宣、孫君幹甫、過君耀根、韓君慕荊、侯君雪農、鄒君符生、胡君伯銘等。知余之東來也。皆來訪問。共相慰勞。以破岑寂。而余則懶於訪友。嗣後宜以諸君子爲法。胡馨吾欽使招飲於公使館。楊高百招飲於時新館。陳頌平招飲於松本樓。孫幹甫、華裳吉、錢樂眞、陶念鈞、皆設餞於市肆。余則疏懶性成。終歲不宴一客。其招尤而叢怨也宜矣。嗚呼。淮陰一飯。豪士尚不敢忘。余何人哉。余之調查醫院也。調查養育院也。調查圖書館也。或奔馳數十里而至千葉。或奔馳數百里而赴岡山。或朝入上野。暮出日比谷。炎輝逼人。流汗濕衵。而同行者未有倦色也。此外如購買藥品書籍並種種什物。凡千餘金。暴烈日下者約三旬。而同行者又盡力爲之。是非高百、念鈞、劍峰、裳吉、樂眞及方君石珊之力不至此。而余則終歲蜷伏於斗室中。從未爲友人効一日奔走之勞。余之懷慚實多矣。胡公使與青山博士等紹介書十餘函。與上海道咨文一通。復張安帥盛宮保咨文各一通。皆陳君頌平、張君杏生、林君鐵錚、孫君幹甫之力爲多。余代友人謀館事。或計畫事件。自問尚能盡力。然不如陳張林孫諸君子之勇往直前也。余離東京時。念鈞、耀根、雪農、慕荆、咸來厲話別。而裳吉、樂眞則遠送至新橋。道左周旋。倍形親密。待車行乃歸。余不特從未遠送友人。即曩昔出京時。譯學館新舊班學生二百餘人。特停西文功課。送余至崇文門外車棧。余回南後。未有一箋言謝。疏生懶慢。平子放誕。適以自誤而已。繼是以往。人事日紛。恐未克效在東諸君子之所爲。以稍蓋余愆也。書此以誌予疚。

追溯昔年之知遇。每自痛惜。授我以算學者。華若汀先生、華若溪先生也。授我以醫學者。趙靜涵先生也。讀余十五年前所著衛生學問答。而薦我入都者。李部郎亦園也。屈節禮賢屢蒙其優渥者張文達公也縱論學術在師友之間而屢却其聘者張學使小圃黃學士仲弢兩先生也或在天之涯或在地之角別未十稔而除陳應劉一時俱逝其聚散存沒之感何能無慨於中耶臯蘭搖落難招正則之魂柯竹沈霾永絕中郎之賞既乏師資亦鮮勝侶間有造作莫析疑義余雖於學日從事焉茫乎不自知其可憂而可喜也故益念逝者不能忘

噫知己之難也久矣世路羊腸蹐天踏地不敢踰咫尺吾其悉此情哉向者余以意氣甚盛每爲鄉里小兒所詬侮而大江南北往往有咨嗟嚮慕者豈近者難以爲工而遠者多不知其不肖耶抑昌黎所謂小人之好議論不樂成人之美耶人生憂患卒卒年歲一去不可復得九轉之末未闚其奧十年之讀悔負初心往時長歌慷慨精悍跌宕之概已無復存於眉宇間蠖屈不伸乃託迹於馬醫賤伎之流人曰夫夫也其爲馬醫賤伎之流也歟此吾之所以自臧者也醫學云乎哉

秋云暮矣江光雁影寂寥堪悲生平磈礧暫然陳念終宵岨峿輒命筆不能自已故曼

衍爾爾若謂擬司馬子長劉孝標之自序則吾不敢作是言其卽庾蘭成所謂窮者欲達其言勞者須歌其事歟

已完

論氣

戴穀孫

人秉五常因風氣而生長九竅五藏十二節皆通乎天氣故食氣者神明而壽養氣者剛大不撓調氣者夭厲不加氣之於人大矣哉人在氣交之中旣由口鼻呼吸出入肺臟遍佈全身而橫膈膜之翕張胸腔肋筋之收放亦並起而助呼吸之用是以大氣流行縱橫排蕩起體腔筋肉之運動增內外織質之變化渾而言之則一氣之彌淪析而言之則又分爲三隊曰宗氣衞氣營氣宗氣卽呼吸之氣氣之大宗也故名之曰宗衞是衞外之氣有防禦捍衞之功故名之曰衞營是血中之氣如營壘之深築故名之曰營又有榮養之義故內經通作榮其實營之與衞皆由呼吸之氣之分而流行者也經曰宗氣積于胸中出於喉嚨以行呼吸營氣榮四末而內注臟腑衞氣慓疾先行於四末分肉皮膚之間而不休又曰營行脉中衞行脉外皆有精義存焉夫論生命之原全

以宗氣爲主宗氣息絕則呼吸斷而機體皆停論六淫之治又以營衛爲重營衛不和則屏蔽空而表裏皆病故仲景治傷寒首重營衛葉氏治温熱以營衛氣血爲辨證之大綱蓋衛爲人身最外一層凡體之温汗之泄皆是衛衛不固則風寒得以犯之旣爲風寒所犯則皮膚冷而汗孔閉體中待以排泄之廢質不能外出反夾風寒而爲病上合于肺則爲痲黃證之喘小青龍之咳而氣亦病氣病則營病營病則血亦病矣温邪上受首先犯肺肺主氣外合皮毛皮毛即是衛分使衛分疏泄如常邪從皮毛而散何至擾及氣分由是而營而血耶故人之有衛是禦感邪之第一重緊要門戶其次則爲營營非他卽肺內所吸取之新空氣從血管輸送全身且以推動血漿血球速之前行尋復還出于肺者也衛氣不固所恃以禦邪者惟此若此又病則血亦受劫邪乃長驅而大進矣故從營分以禦邪不啻禦寇於國門也此理自仲景發明於前葉氏表彰於後醫者殆無不知無庸贅述惟不知營指氣言往往與血混稱並謂脉之跳動是衛鼓之行不知脉中自有氣並不借助於脉外之衛也西醫言血載養氣循環全身是明知

脉中有營然不知脉外尚有衛則亦得半之數夫脉中無氣則不能推蕩血液而使之循環脉外無氣則不能蒸動汗線而助其排泄故血之循環全在營汗之排泄全在衛此不可不明辨也

傷寒論校勘記

（續太陽病脉證篇）

未持脉時病人叉手自冒心師因教試令欬而不欬者此必兩耳聾無聞也所以然者以重發汗虛故如此

此節大旨言重發汗能傷心腎之氣而致耳聾亦病機之不可不知者然究非仲景語恐是仲景門人所記其師驗案然教試令欬四字怪極從古診病雖有望聞問切四法斷無不欬之人憑空教試令欬之理意者必有闕文今亦無從攷訂矣

太陽病脉浮而動數浮則為風數則為熱動則為痛數則為虛頭痛發熱微盜汗出而反惡寒者表未解也醫反下之動數變遲膈內拒痛胃中空虛客氣動膈短氣躁煩心

中懊𢙼陽氣內陷心下因鞕則爲結胸大陷胸湯主之若不結胸但頭汗出餘處無汗劑頸而還小便不利身必發黃

動數之脉。因誤下而變遲。胃中空虛。短氣躁煩。其虛已甚。斷無用大陷胸迅攻之理。昔丹溪亦曾疑之。以爲當與梔子豉湯。是矣。然梔子豉湯治懊𢙼則可。而與心下鞕之結胸證。又不合。不知懊𢙼自是一證。結胸又是一證。仲景明分爲二。丹溪誤會爲一耳。詳按此節。當分四段解。自太陽病至醫反下之句。爲第一段。自動數變遲至心中懊𢙼句。爲第二段。陽氣內陷心下因鞕。則爲結胸。三句爲第三段。若不結胸句以下爲第四段。第一段論誤下變證之源。爲通節總綱。第二段言誤下能變懊𢙼。卽梔子豉湯證也。第三段言誤下能變結胸。卽熱入因作結胸之意。第四段言誤下能變黃病。卽茵陳蒿湯證也。三證不同。而同爲誤下所致。此仲景教人辨證之法門。詳玩語意。陽氣內陷句上。似脫一若字。致使懊𢙼結胸兩證界畫不分。故後人疑爲一證耳。且懊𢙼證下。既不言主何方。偏於結胸證下。加大陷湯主之句。尤滋淆惑。予按此句斷非原文必是叔和增入要知仲景此節只是辨論結胸與懊憹發黃二證之異同懊憹發黃皆未詳明何方豈有偏爲結胸立方之理况結胸有大小之殊安得以心下鞕之一證便用大陷胸一概混施觀此下一節云傷寒六七日結胸熱實脉沉而緊心下痛按之石鞕者大陷胸湯主之此方是大陷胸的證仲景至此然後出方以上皆是通論病機或就本病單論或與他證合論如此節正是與懊憹發黃合論也此處不應列方以混眉目大陷胸湯主之句若非叔和所增必是衍文無疑

太陽病二三日不能臥但欲起心下必結脉微弱者此本有寒分也反下之若利止必作結胸未止者四日復下之此作協熱利也

一次誤下猶可言也下後利未止而復下之天下斷無此種妄人四日復下句當是衍文存之反不足以傳信

又按寒分之寒字當作痰字解惟其有痰故脉反見虛寒假象劉心山曰結胸痞滿多由痰飲凝結心胸此寒字作痰字解無疑按本論寒作痰解處甚多如白虎證之

裏有寒瓜蒂散證之胸有寒皆當作痰字解非寒熱之寒也

寒實結胸無熱證者與三物小陷胸湯白散亦可服

二方寒熱如冰炭之不同何以同主一證其爲錯簡無疑昔人已論及之予按此寒實之寒字大抵亦指痰言痰所聚處卽爲陽氣不到之處故積痰之區無不寒而其證則仍是熱不然既云寒結又云無熱無熱句豈非贅語可知同是寒結有眞熱者亦有眞寒者不可不辨也詳玩本文當是寒實結胸與小陷胸湯無熱證者三物白散亦可服可服云者是商榷之詞誠恐熱伏於內未易猝辨不可直率從事也

（未完）

唐容川

三焦或云有形或云無形然按靈樞云密理厚皮者三焦厚粗理薄皮者三焦薄又云勇士者三焦理橫怯士者三焦理縱又云上焦出於胃上口並咽以上貫膈而布胸中中焦亦並胃中出上焦之後泌糟粕蒸津液化精微而爲血下焦者則廻腸注膀胱而

滲入焉水穀者居於胃中成糟粕下大腸而成下焦滲而俱下濟泌別汁循下焦而滲入膀胱焉夫旣有厚薄縱橫又各有其部位則有名無形之說實不足據陳無擇謂三焦有形如脂膜袁淳甫以人身着內一層爲三焦李瀕湖謂核桃之形有似三焦已隱隱將三焦形狀繪出後人不敢從難經脉訣之說謂其無形又不敢憑想象之說信爲有形由是號稱名家者遂創三焦有幾之論自矜淹博眞扣盤捫籥之談愚妄可嗤王清任曾親見臟腑當知三焦之所在無如見其形而不知其名譬如訪一素不相識之人遂乃失之交臂也近有蜀進士唐宗海著中西滙通醫書其說雖不甚精惟解三焦卽是連網揆諸內經之說無不吻合千古疑案一朝始定亦軒岐功臣也

陳脩園

許學士云予讀仲景書用其法而不守其方今人則蹈襲其方而實不明其法柴胡桂枝葛根等方尤爲習用之品陳修園並借小柴胡以治勞傷欬嗽自謂得仲景不傳之秘殊足誤人修園一身所折服者惟隱菴張氏傷寒淺注多採其說然張氏有云人皆

以小柴胡爲傷寒和解之劑。不知柴胡半夏啓下焦之生陽。黃芩徹太陽之表熱。生薑散陽明之胃氣。元陽之氣。發原在下。根氣虛者誤用此湯。是猶揠苗助長。鮮有不敗。此眞閱歷之言。而儱圇不知何也。夫猝病根氣虛者。尚不可用此方。況勞傷咳嗽之人。根氣久已不固者乎。

與郁卿舅氏書（論神昏一症）

（上略）述曹氏一證。先由醫誤汗誤下。以致神昏重語。發熱不退。此乃正虛邪熾。最防內潰。豈可再投青蒿柴胡等升散之劑。宜其種種惡候。一時並見。舅父擬大定風珠法。極爲登對。而病家不敢用參。不知其妙正在於參。蓋此之神昏。乃眞陰大虛。中無所主。正神魂離決之時。與邪入心包發狂譫語之屬實火者。判若天淵。他醫未知其理。妄投芳香開竅。耗其陰而散其陽。是速其死也。以愚見而論。此證雖死於後醫。而實則服柴胡藥時。已屬不救。病家不肯服舅父藥。實舅父之幸也。蓋此證照理本宜用參。而參實不能挽回萬一倘含參而死他醫必羣起而議其後猶憶九月間曾視王姓一證與此頗同先患溫瘧醫與柴胡湯計服柴胡一兩許因而神昏笑妄譫語遺尿其屬戴陽諸醫以爲邪入心包與芳香開竅法更劇診其脉豁大而空舌淡白而無津視人微笑自言無所苦診脉時手顫不已因辭以不治病家甚疑以爲病者絕無痛苦而神識亦有時甚清何爲不治乃語之曰此症若自知痛苦躁擾不安則一二劑可療其犯絕處正在不知痛苦蓋痛苦者正邪相爭也不知痛苦是正不能與邪爭邪氣熾而正氣欲離如禦寇者之不戰而自潰也病不出三日矣已而另延他醫日進芳香開竅藥如牛黃至寶之屬果不出三日而死大抵神昏多屬內潰不救之症業已驗過數次而皆不與方望勇父遇此等證切勿心熱以取譏議而在富貴之家則尤不可擔承蓋富貴人病至危急必亂請醫醫家亦咸思一試以冀倖前醫之藥纔投後醫之方又進成則互爭其功敗則諉罪於排衆立異之人天下無事不如此豈特醫術哉(下畧)

條約須知

本會範圍甚大。擔負非輕。全體已逾二百人。合羣幾及十餘省。欲循名而核實。試即事以言情。宣勞盡職。見義勇爲者。固多附和。隨聲。濫竽充數焉亦半。設令美惡兼收。漫無限制。轉恐薰蕕同器。必肆譏評。爲此敬邀同志。商訂約章。寓懲於勸。崇正原所以黜邪。推已及人。整躬乃始能率屬。聲相應氣相求。勿謂鞭長莫及。言必踐行必果。何虞事大成。此殆我社會之良箴歟。諒亦諸君子所樂許。爲計列條約如下。

一名譽員雖爲諸醫之表率。若終歲無所建樹。是祗徒擁其虛名已也。投票時。亦准各會員公議。更舉以洽輿情。

一調查爲各屬代表。編輯操言論之權。凡逾半年而未嘗通一函。建一議者。是自甘放棄其天職也。投票時。亦准公同撤換之。藉杜取巧規避之端。而昭公道。

一贊助義務兩項。已默允同擔本會經濟。特予優待者。原以其慷慨輸貲。毅力加人一等耳。設該捐已踰半年未繳者。是顯係立志未堅。難與全終始者矣。本會亦不願强人所難。且俟滿年後。詢明該員志願。再行置議。

一凡名譽員以下。或有聲名狼籍。行止乖常。經人攻揭。而調查確如所言者。准隨時按例開除。免損本會全體之名譽。惟苟有寃抑。亦准該員於事後陳明。再予評議。

一不論何項會員。其所認之捐。已滿年而猶屢催不理。或經年未通一言者。是顯違本會定章。不得不除名以儆。俾免效尤。

一大會因路遠不到。情固可原。但既擔會務。例須將不能到會之原因。於事前函知本會。或逕告該埠調查員。俾屆時由書記臨場報告。代達歉忱。非然則到否無足重輕。入會與不入會等矣。凡此者應褫其被選之權。而爲奉行不力者戒。

一更舉職員。每年大會前。由各員投票一次。以昭大信。此社會之通例也。到會者不妨臨期投票。而凡被不能到會之員。務希遵章辦理。限大會前十日。將所投之票寄交本會。以便臨時宣佈。每人一票。每票計選正會長一人。副會長二人。評議員十二人。不得擅自增減。違則亦褫其被選之權以儆。

上海中國醫學會發起人仝啟

宗氣卽空氣論

內經曰宗氣積於上焦營氣出於中焦衛氣出於下焦夫營衛俱言出惟宗氣言積明係宗氣非人體所自生假於外而後具西人研究生理動云空氣爲人所必需言人吸空中養氣而活合中西言之宗氣空氣名異實同甲乙經云胃之大絡名曰虛里貫膈絡肺出於左乳下其動應手脉宗氣也盛喘數絕者其病在中結而橫有積矣絕不至曰死此言宗氣不入主死然其所以不入之故全在呼吸西人云吸氣之起也由於筋肉收縮束小橫膈膜凹陷腹腔壓迫諸臟而突出腹壁於前方次將胸壁上昇胸腔擴大因之肺臟膨脹體外空氣得以過其氣管入於肺臟此西人論吸之情狀也呼氣之起也由於橫膈膜凸起上昇復其本形胸壁下降胸腔中狹壓縮肺臟而所含之空氣自然排泄於外此西人論呼之形容也中人所云胃之大絡實卽西人指司呼吸之筋收縮失職則有呼而少吸矣盛喘數絕者正言其祇有呼出之氣而數絕其吸入之氣故氣張而喘有呼少吸則空氣虧乏之由是血液循環因之而停積橫結於胸中阻礙其

胸腔之擴大肺臟膨脹亦因之而不得待空氣絕則死中醫但云肺司呼吸而未曲暢呼吸之理故不得不援西說以證之然則空氣之貴中西皆同其關係於人身豈不鉅哉彼無識皆流每遇疾病必深居閨閣密護屏幃不與天氣相通致絕其生機而醫家偶見病家窗戶洞開亦以爲有害病體不知內經云人一呼脉行三寸一吸脉行三寸血脉流行全憑呼吸呼吸之能流行血脉者實賴空氣爲之推導耳是故人之生也必吸入養氣以運動其血液温煖其肢體呼出炭氣以排泄其廢料驅逐其熱毒苟深居簡出門戶不開病人呼出之炭氣不得外達空中之養氣亦無由內入則看護之人吸病人之氣而致疾病者亦復吸其已出之氣而病轉增漸染漸多愈傳愈廣此疫氣之所以每歲不絕也彼以西人空氣爲泛論者實未會通內經宗氣之旨耳

傷寒論校勘記（再續）

辨陽明病脉證篇

問曰惡寒何故自罷答曰陽明居中土也萬物所歸無所復傳始雖惡寒二日自止此爲陽明病也

陽明居中土云云不過取萬物歸土之意然與惡寒自罷之理何涉惡寒自罷是邪欝於裡寒化爲熱與萬物歸土之意又何涉且萬物二字太泛無所復傳句費解眞是叔和筆

陽明病譫語有潮熱反不能食者胃中有燥屎五六枚也若能食者但鞕耳宜大承氣湯

燥屎只在腸中不能入胃今云胃中有燥屎已駭聽聞又云有五六枚豈曾剖而視之耶且屎燥與鞕無甚分別鞕無不因於燥燥則未有不鞕者至以能食不能食分燥鞕尤謬不能食不過傷食惡食未必便是燥能食是邪火熾盛消穀善飢不得云但鞕詳觀承氣證內詞意重複者甚多贋託恐居其半惟明眼辨之

陽明病下之心中懊憹而煩胃中有燥屎者可攻腹微滿初頭鞕後必溏不可攻之若

有燥屎者宜大承氣湯

胃有燥屎之謬說。一見不已。此又再見。深可笑也。且此節毫無取義。下後。懊憹而煩。自是梔子豉證。若有燥屎。大黃厚朴可加。何必便用大承氣。有燥屎可攻。初鞕後溏不可攻。此義本篇第三十一節言之已詳。重複述之。便覺生厭。仲景吐詞爲經。斷不如此浪費筆墨。

（未完）

妊娠下痢醫案

俞道生

桂附乾薑。中醫書謂爲礙胎。不宜輕用。雖然。亦當視其體質何如耳。若體偏陰寒。能專用多用。反有安胎之效。仲景金匱治妊娠腹痛。小腹如扇。用附子湯。覽余近時治驗一症。可證也。洙溧趙桂馥之室人。平日素患五更泄瀉。時發時愈。血中之眞火本屬不足。腸胃消化之功用。因之失暢。丙午九月間。適該氏懷孕之後。其瀉轉甚。因就醫於蘇垣極時之醫。方用左金丸。每劑七分。及黃芩白芍等藥。計服十有七劑。合黃連一兩有餘。變爲痢下五色。膿血雜見。腹痛不納。脘中懊憹異常。就近醫治。以爲胎已損壞。必須用藥達下。其家倉急萬分。於十月十三日傍晚。遣價飛划相邀。次日黎明。即泛舟往視診其脈弦滑而輭。格陽於上。兩顴發紅。舌苔薄白。並不見黑。胎之不動以病體疲憊。失其護養。非胎死腹中也。即進以桂附理中輩溫熱之藥。痢下稍減。頗覺相安。其家喜甚。留余覆診。以冀轉機。至暮胸中滿悶。泛逆頻仍。痢下復甚。家人恐終不起。相向而哭。余曰。藥與病應。已見微功。惟病重藥輕。一時難達目的。此必陽臟陰寒太甚。上冲於胃。胃氣不得下行。入暮陰氣用事。寒爲陰邪。同氣相感而病甚也。務須每日午前服藥一劑。臨晚繼進一劑。先發制之。以敵其一夜之陰寒。庶幾使陰霾之氣轉爲陽和。病可治也。於是即前方加重分量。晝夜並進。痢遂日減。胃納漸增。更參仲景桃花湯塞因通用。痢下頓止。惟稍有便溏而已。遂處膏滋調理方中。仍重加薑附猺桂而痊。次年三月間產一女。母子俱安。蒙贈洞垣一方額以誌感云。

煎藥須擇人

古人最重煎藥。故方後必詳載其制度。而尤須擇人。東垣云。病人服藥。必擇人煎熬制度。令親信恭誠至意者。爲人煎藥。銚器除油垢腥膩。必用新淨甜水爲上。量水多少。斟酌以慢火煎熬分數。用紗濾去渣。取清汁服之。無不效。其愼重如此。續醫說云。一人病氣蠱。四肢不浮。惟腹膨脹。所謂蜘蛛病也。進以泄水之劑。病轉劇。時值炎暑。或進清暑益氣。當煎藥時。偶墮蜘蛛。腐熟其中。童子懼責。潛去蜘蛛。尋以藥進。病者鼻聞藥香。一啜而盡。少間腹中作聲。反覆不能安枕。家人疑藥之誤用然也。既而溲溺斗許。腹脹如削。康健若平日。此乃病不應絕。故有此偶中耳。近有某老醫。治一傷風微疾。藥未終劑。其人七竅流血而死。病家歸罪於醫。醫云予方不過翘荷葱豉之類。縱不中病。不致殺人。此似中毒而死。必係藥肆誤發僞藥。取滓驗之。藥並不僞。醫愈惶惑。因取嘗之。則鹹極不可入口。醫曰、予藥不鹹。今此極鹹如滷。何也。詰知病家滷缸與水缸相近。煎藥人黑夜倉猝。誤以滷代水。故中其毒耳。於是醫之冤始白。

揚州嚴富春拜稿

惠顧誌謝

初八日。承儀徵會友任養和先生過訪。備聆麈教。快慰平生。特書此以誌欽感。

考察日本醫學記

無錫 丁福保 俞鼎勳 合編

宣統元年五月

十八日先到外虹口。向日本三菱郵船會社購定山口丸二等艙位。自上海直抵橫濱。計每客價墨銀三十九元。當購二人往來票兩張共付去洋一百十八元。定期於二十日下午一時出口。

二十日早九時大雨傾盆。檢點行李至埠登舟。進二等艙。是艙共分四室。可容搭客十六人。每室中上下設四臥榻。枕褥咸備。旁有坐榻水盆洋燈痰盂之類。將行李安置畢。即由茶房引至大餐室。中間有大餐桌一。圍以籐椅。約可坐二十人。

山口丸船記列一千四百二十四號。吃重三千三百二十噸。其一等室在船之橋樓內。二等室在船之尾樓內。中層爲機輪。前後皆儲貨。其前面爲辦事室。船長名鴨下安吉。

汽鑵爲筩形兩口。汽壓爲百五十磅。端艇有八艘。二等艙前爲餐室。後爲浴室厠室。一等艙及二等艙之上。爲游憩所。徧設籐榻上覆布篷。憑欄遠眺。殊爽人意

十一時。同船有日人能操中國語者。名新進長三郎。現任安徽省安慶府高等學堂理化教習。暑假回國。彼此談及醫學。據謂中國如聘日本醫學博士。月脩約五百元。醫學士約三百元。得業士約百五十元。然醫學博士。雖云五百元。尚恐不能來華。不若醫學士得業士之易聘也。

午後二時。雨止風和。開輪前駛。見往來輪船如織。時値海潮方漲。一望瀰漫。而船行尚屬平穩。四時。抵吳淞港。港長六十里。爲揚子江分支。亦曰黃浦江。

六時。晚餐座中西洋人一。東洋人十二。華人則惟我二人而已。食畢。登樓一覽。夜色蒼茫。遙見島嶼蜿蜒。新翠欲滴。詢之舟人。則蛇山也。山在崇明縣屬境。

八時。過甯波口。極目無涯。水天一色。倏見有一舟。其小如葉。隨波逐浪。如燕之掠水。直趨山口丸而來。俄載一西人去。西人卽船出口時之領港者也。

九時。夜色已深。登艙面遠矚。見兩三星火點綴於水面。同舟者曰。此塔燈也。燈下有暗礁。防汽船觸之而碎。故以燈爲標識焉。是時露重侵衣。寒氣砭骨。遂就室而寢。

二十一日。早七時。經過溟漠洋。水色深青似墨。早膳畢。茶房擂出唱戲機一具。聲音瞭喨。其調彷彿如崑曲。予不諳西樂。故聞之亦不覺其快意耳。

午後一時。濃雲密布。大雨如注。不獲登樓臨眺。閉置臥室。殊悶人也。

二十二日。卽七月九號。早八時。雨仍不止。進長崎口。四圍山色環繞。松蔭青葱。小屋鱗比於山腳。帆船汽船。往來不絕。山水之秀媚。妙絕人寰。眞一幅天然圖畫也。但此間爲險要之口岸。例不准外人撮影。蓋嶺巒高下中。咸有暗礮臺密藏云。九時。有醫生二人來驗疫。一戴草帽。袖有金章三道。一戴學生帽。袖有金章二道。由船長領入大餐室。檢點人數畢。一審視。卽脫帽爲禮而去。此際上船者紛至沓來。詢之茶房。知輪停泊港中。旁駕雲梯。有小輪蝟集。此輪係公司內所特備。船客上下。皆可不給分文者也。又有駁船。泊於兩傍。以便搬運貨物焉。

四時。雲散雨止。又起椗前行。但見四面皆山。疑無去路。山形或斷或續。屈曲蟠旋。約半時許始出口。而舟右之山。尚約略可辨。其左則亘浸茫茫。毫無涯涘矣。

聞一日人云。半月前有橫濱某甲之女。日中在家作事。夜則至鄰家爲裁縫工。於西歷六月十二日。忽患惡寒發熱。乞戶部町三丁目之醫師岡學太氏診察。病勢次第增進。至十四日午後七時半而死。岡醫師怪其病狀。告於神奈川縣廳之官醫。使檢疫醫採取死者之血液。用顯微鏡檢查之。發現多數之百斯篤菌。十五日午前二時。即佈告有百斯篤患者。使患者之附近八家。斷絕其交通。嚴行消毒法。然患者之附近。未嘗有百斯篤菌之鼠。所以傳染之路徑。尚未明也。

晚八時。復雨。閉窗而臥。

二十三日。雨聲徹夜。早五時。寐中忽聞鳴鑼聲。知船已抵門司口岸。又有醫生來驗疫如昨。船泊港中。雨仍不止。見有山隱約於水面。綿延而不斷者。即馬關也。昔李文忠因甲午和議。曾在此處受鎗傷云。

大清郵政局特准掛號認為新聞紙類

宣統元年十月旬報共三期

醫學報

總編輯所在上海城內三牌樓王問樵醫寓內

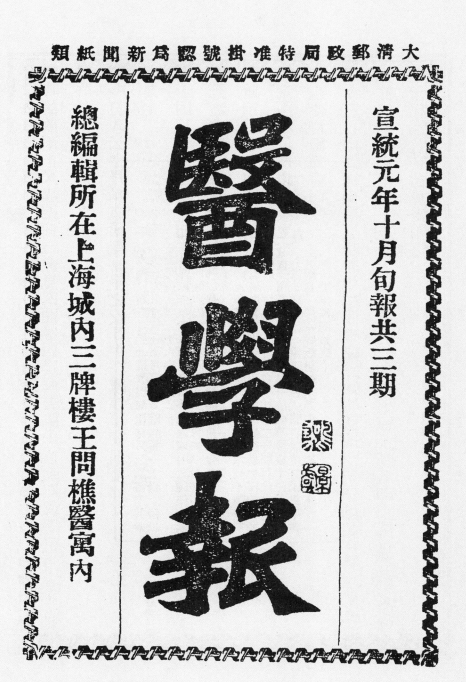

新訂報例

一　本報己酉五月始公議改出旬報每月三期每期共兩張計售大洋三分全月三期另贈封面一大張十份以上每份全年三十六期九角

二　外埠以一年為訂閱報諸君務先向城內三牌樓總編輯所註冊俟全年行知本館然後由館員按期封寄不論民局郵局每份全年統加郵費洋三角六分份多照加無郵不寄

三　凡遺人來取及不須本館封寄者祇取報資不加寄費

四　訂資至少先付半年外埠請用郵局匯票向總編輯所函訂為荷其不滿一元者不妨以二分郵票代之

五　凡訂報不滿十份者價與一份同不得撥十份為例

六　本報改章後巳一律印成書式閱者欲積訂成書不難自辦且一月一寄距期較遠亦多窒碍難行故本子一概決議作為能論矣

英界◉名譽員李平書住愛文義路　焦樂山住馬立司仁勝里　余伯陶住[illegible]堂
聽西側九江里◉贊助員唐乃安住白克路九如里　龔澤之住二馬路安康里
徐宗揚住中旺街錢江里　林渭川住三馬路永濟堂◉總理員蔡小香住老閘南
堍萬福樓街內　總編輯員丁福保住新馬路昌壽里譯書公會　總編輯員李幹
卿住中旺街鳳鳴里口　幹事員錢秀頌住厦門路德豐北里◉義務員周中甫住
大馬路集益里　孫仲蓉住新閘和樂里三街　周湘東住北坭城橋長慶弄　張
湛林住六馬路西首　劉松雲住大馬路北恒豐里　王雨香住六馬路西首懷德
堂　郁少甫住老閘橋南北京路中　金文忠住六馬路同德里　胡蘇香住二馬
路西首誦清樂室　周惟明住三馬路西大㸃堂　顧文俊住新馬路西福海里
黃福康住三馬路新寶和里◉普通員陸慕君住大馬路南香粉弄　張九臯住廣
西路南首　何其昌住山家園人和里　朱小和住正豐街　潘芝蓀住三馬路清
和里口　馬玉如住愛文義路陳家浜聚昌里
法界◉贊助員蔡雲卿住東興橋街　汪竹晨住鄭家木橋直街
美界◉贊助員馬逢伯住海甯路◉義務員徐小圃住乍浦路多子里　胡夢橋住
外虹口正豐街　朱堯臣住天后宮後成大弄　黃杏卿住中虹橋東永貴里　王
仲康住裏虹橋東堍泰山堂藥舖　◉普通員殷念萱住新垃圾橋北堍街內

常州府屬◉普通員吳讓之住北門外三河口◉張伯振住北門外塢墩　丁愚谷住北門外石堰鎮

(無錫)調查員俞伯銘住北門外吊橋下俞泰隆茶舖

(江陰)調查員馮箴若住布政坊巷醫學研究會◉普通員秦薌花住陸軍醫務處　吳靜之住東鄉北涸鎮　包鏡澄住文林鎮門村　盧志和住西鄉申浦鎮　費振之住築塘鎮啟明學校

(靖江)調查員藍月恒住西門內大街鳳鳴橋東首◉贊助員蔣雨塘住署前南街◉編輯員張筱村住廣陵鎮◉普通員劉恩溥住北八圩橋　周贊唐住東門外魁星閣下　何溢海住西沙正東圩鎮　湯聘臣住東門內

鎮江府屬　調查員羅蓉卿住廣安祥號內◉普通員楊燧熙住南門內草巷戴祠間壁　褚鵬飛住西門外大街　朱立幹住西門外商會街吉康里西首巷內　陳濟遠住西門外惠風茶社後身　韓緒臣住西門外鎮屏山大通轉運公司內　王梓實住留餘巷口　賈瑞甫住東鄉儒里鎮

(丹陽)調查員袁午樓住西門內大街邑廟東首◉義務員賀季衡住城內沈家橋邱祠內

(金壇)義務員王仲蓀住丹陽門外呂坵鎮

揚州府屬　調查員嚴富春住左衛街傅家甸◉普通員劉采臣住新城左衛街張中丞第　金誦聞住新城倉巷嘉興會館　丁雲卿住東關街　唐濟之住埂子街　盧慶珍住埂子街　徐石生住埂子街

(揚子)儀徵調查員任桐軒住十二圩淮鹽總棧署西首◉普通員盧育和住舊港鎮　黃秋坪住十二圩尾帮　姜光燾住十二圩尾帮　姚鑑塘住十二圩尾帮　單潤廷住十二圩尾帮

(甘泉)調查員接子彬住邵伯鎮官驛前◉普通員周小舟住邵伯鎮蔡家巷　薛星湖住邵伯鎮小校場　徐甸侯住邵伯鎮留芳巷

(寶應)調查員田暘谷住城隍廟街◉贊助員沈韻濤住小南門內◉普通員林仲槙住西城根　王鏡仁住水門橋南首

(泰州)普通員薛瑞雲住北門外清化橋河西北首　袁堯官住丁溪拼場小海祥記鹽旗內

(東臺)詹大來住何垛場柿軒巷

通州屬　調查員吳焴新住官醫局◉普通員金聘之住官醫局　周鎮東住官醫局

施伯衡住三圩鎮

(如皋)編輯員戴穀孫住張王港西來巷集成號內

（泰興）普通員孫雲錦住北門內高橋北堍

安徽省

廬州府屬

（巢縣）調查員祖平軒住烔煬◉普通員羅雲峰住烔煬南街　趙益之住西鄉唐家嘴　楊植之住山喕楊　楊子寬住柘皋鎮　方瑞卿住白鷺河　湯保三住中垾鎮前嘴街

太平府屬

（蕪湖）調查員黃錫猷住北門內同豐里

安慶府屬

（太湖）義務員韋格六住安慶天台里趙第

滁州府屬

（全椒）義務員夏伯和住圖書館

山東省

青州府屬

（諸城）調查員李少航住東小門裏環山堂

山西省

注：此面以下兩面缺，未搜及。

（沙市）普通員何尊三住江濱觀錢聚大祿貨號

廣東省

廣州府屬　調查員黎錫侯住寶華坊黎崇正草堂◉贊助員黎庇留住寶華坊◉義務員李英泉住城西十一甫大巷◉普通員譚星緣住西關蘆排巷　黃滿榮住城西上陳塘芝香館　蘇式之住西關舊寶華新街　羅朗生住西關永隆里　羅傑臣住西關永隆里　孔仁初住西關永隆里

（新寧）調查員趙偉菴住浮石高等小學堂◉普通員趙藻階住浮石學堂　趙鑄鼎住浮石學堂　趙君枚住浮石學堂　李贊臣住虎門陸軍學堂醫務處　朱昌源住鄒溪醫學研究社

香港附屬　調查員陳稜畬住西營盤大仁堂藥肆◉普通員衛鶴儔住中環結志街　韋朝選住乍畏街興記疋頭號　伍仲珮住興記疋頭號　邱檀蓀住中環崇辨活人廬

雲南省

臨安府屬

（蒙自）義務員李潤棠住壁虱寨鐵路總局

右表嗣後准歸三個月排登一次倘有遷徙可隨時函知本會臨期更正

己酉年增訂入會新章

一名譽會員 如聲望素著齒德俱尊可以表率羣醫者
一贊助會員 凡擔承本會經費及月捐墨銀一元以上者
一執事會員 如調查各埠醫務及管理會中庶務者
一義務會員 凡列名醫界一覽表按季捐刊資一元者
一普通會員 凡願守會章遵納年捐一元者

以上諸員均有維持本會之義務名次雖異天職實同不論千里萬里皆可入會惟須塡具信約並所認會費統於十一月十七大會之前寄交城內三牌樓本會通信處以便塡就證書臨塲驗給所有詳細章程准下期照常刊登以供衆覽

附信約式

具信約　　字　　省　　府　　縣
年　　歲現住　　願入
上海中國醫學會爲　　會員茲將允認之約條列如下
甲願守會章
乙允從衆議
丙允認所舉者爲代陳意見人
丁願擔會務

會友題名錄

徐兆奎字耀五江蘇松江府金山縣人現住松隱鎮中市

陳艮璧江蘇松江府金山縣人年三十三歲現住松隱鎮南街

費鴻聲字振之江蘇常州府江陰縣附生年三十八歲住本鄉築塘鎮啓明學校

陸光亮字振江浙江紹興府山陰縣人候補守備年三十九歲現住甯波城內三法卿

趙梓基字君枚廣東廣州府新甯縣人候補直隸州同年五十二歲現住浮石學堂

邱澍梧字檟蓀廣東廣州府順德縣人年四十一歲現住香港上環祟辨活人廬

朱迺常字昌源廣東廣州府新甯縣醫科畢業生年二十五歲現住鄒溪醫學研究社

李英泉廣東廣州府新會縣人年四十三歲住城西十一甫大巷重勝堂

羅惇彥字傑臣廣東廣州府順德縣人年六十歲住西關永隆里安遠堂

孔仁初廣東廣州府南海縣人年四十二歲住西關永隆里

以上新入會者共十人

冬季課題（丁値）

修律大臣奏定法典草案第二百九十六條凡未受公署之許可以醫爲常業者處五百圓以下罰金聞民政部已札飭各縣調查懸牌各醫生姓名爲考試醫生地步諸員研究有年試擬考試醫生規則以備當道採擇

吾國有極效之古方往往突過西人之處試各舉所知以對

擬作薛一瓢柯韻伯王淸任王孟英傳（非作合傳或作一二人傳亦可）

擬請督撫考試醫生稟

右題以二藝爲完卷。願全作者聽。限十一月底截卷。十二月初十揭曉。前列均有贈彩。惟四藝須分四卷。一律用六行卷格謄寫。將官名籍貫及住址註明卷面。上屆有將課卷誤寄自新醫院及別處醫會者。聞已均遭擯棄。深爲惜之。嗣後諸君課卷統希確交本報總編輯所。以便彙送値課人評閱。欲索回原卷。只須預繳郵費掛號費一角。亦可照辦。寄卷之費。概請自理。單卷及違式不收。

秋季會課揭曉

己酉十月二十日公定

首藝　共收一百三十五卷計取十名列左

周漢蘅 小舟 揚州甘泉人　評曰議宗題旨引證合轍從太陽陽明分別忌表與否無任欽佩

周服聖 伏生 紹興山陰人　評曰薈萃諸家獨抒己見識解高人一等

雷應運 引之 松江華亭人　評曰忌表之理揭出經文中腸熱胃寒可謂一言破的引用陳氏溫清並用鹿氏發液生津兩法足徵學識兼到

王懋吉 仲蓀 鎮江金壇人　評曰歷引諸家忌表之說如數家珍足見面壁功深矣

嚴國政 富春 揚州興化人　評曰筆筆靈活面面俱到篇中忌表宜表俱有卓識

繆玉珍 聘三 常州江陰人　評曰一意相承是爐火純青之候

僧達理 洞天 平望九華寺　評曰闡明新理吾國岐黃家可奉爲圭臬

凌慶餘 志雲 湖州烏程人　評曰先議病後議藥援古證今洵好學功深之作

瞿旭明　常州靖江人　評曰權衡在我不執一家言是臨機活變者

邵士杰質人湖州烏程人　評曰議論圓通識見高卓

附批備卷十名如下

徐澍蓉　議論暢達取裁有法　韓雲鴻　推勘盡致題無餘蘊　姚尙勤　中西合論學識兼優　趙　俊　不執成見最爲通品　陳　濬　引經發明取裁合度用小柴胡治痢頗有心得　李惟藩　侃侃而談尙中肯綮　陳邦賢　忌表之理尙能明晣　吳熾昌　中西合論頗具卓識所錄醫案亦有至理惟脈大而鼓指控之空虛謂是寒邪內據似背經義　盧慶珍　名論不磨但前人已盡言之　何拯華　不從忌表着意詮發雖多亦奚以爲

二藝　共收一百零二卷計取十名列左

嚴國政　見前　評曰標本寒熱辨之甚晣具此學識何慮霍亂難治

周漢頫　見前　評曰議論標本確有見地引證古訓亦能中窾足徵學識兼優

張　麟筱村鎮江丹徒人　評曰博而能約剪裁有法語語悉合題旨堪稱合作

王增福　未詳　評曰辨晰毫厘不作陳陳相因語是於此道三折肱者

錢祖翰　未詳　評曰筆意玲瓏論治亦極有心得

王懋吉　見前　評曰標本寒熱辨之確鑿心細於髮筆大如椽具此道學出而問世夫何歉然

徐來庭　嘉興嘉善人　評曰旁徵博引觸處皆春

雷應運　見前　評曰分晰寒熱學有淵源

濮梧岡　鳳笙南京江甯人　評曰道盡俗醫之弊筆亦夭矯不羣

韓雲鴻　漸逵台州太平人　評曰題旨分清治法亦有條不紊

附批備卷十名如下

憎達理　道他人所不能道的是通才　吳熾昌　霍亂一症昔賢頗多偉論因未研究生理致少實驗證據論中以仲聖爲經西醫爲緯開中西一貫之論實是不凡之作　李宗陶　論病兼涉衞生眞是熱心斯道者　余振鐸　提綱鈎元誠是好學功深之作　翟安驥　識見甚高語無泛設　李惟藩　標本寒熱分別甚清　衞松年

運用經籍筆力足以達之　俞本立　推敲盡致極有把握　藍厚德　意亦猶人詞旨充暢　王繼高　攷典有據未能出自心裁

三藝　共收八十一卷計取十名列左

林大夔 先耕 蘇州元和人　評曰援西證中足徵淵博

周服聖　見前　評曰權衡在握不屑摭拾陳詞是學識俱優之作

嚴國政　見前　評曰叅攷五運六氣主客勝復瞭如指掌是於此道三折肱者

錢祖繩 杏蓀 松江婁縣人　評曰注重可廢一面言之亦頗有至理

張　鱗　見前　評曰宗經立論文藻紛披取舍合度尤徵卓識

周漢航　見前　評曰樹義練達取舍適當足徵學有淵源

徐來庭　見前　評曰運氣取譬頗有至理

李宗陶 鶴訪 湖州烏程人　評曰引證天文注重可廢一面洵徵卓識

趙　俊 偉龐 廣州新寧人　評曰從心剖決不同外襲皮毛者

任養和桐軒揚州甘泉人　評曰依經論理不入詞障一流

附批備卷十名如下

瞿旭明　高挹羣言不落恒徑是於經旨有會心者　徐澍蓉　存古而不泥古斯得好古之意　梅舒蓼　於氣運略舉數則言之井井有條　陳濬　識見高超議論正大　查貢夫　持論圓通動中奥竅　余振鐸　引證先哲成規啟迪醫家理想　衛松年　持論平允不作偏激之談　談愚叟　論古有識筆亦足以達之　何拯華　以六氣具至理五運屬衍文反覆辨論亦有見地　吳熾昌　氣運之廢維新者人能言之然必以實驗之理徵其可廢之說方為折中耳

末藝　共收三十七卷計取十名列左

林大夔　見前　評曰旁徵曲引闡發無遺

李惟藩嘯雲湖州烏程人　評曰分別內外頭頭是道考據古書取裁合度是舌學功深之作

周漢舫　見前　評曰攷驗精詳實具心得

嚴國政　見前　評曰辨舌之法明察秋毫

李宗陶　見前　評曰內傷外感辨別甚清

王有忠　蓋臣甯波鄞縣人　評曰振筆直書言言有則

徐澍蓉　石生嘉興平湖人　評曰內傷外感分晰極明是實驗功深者

陳邦賓　也愚鎮江丹徒人　評曰內傷外感分別合度深得望字功夫

余振鐸　未詳　評曰取裁古法扼要立論堪稱卓識

徐乃鈞　未詳　評曰措詞精確攷驗不虛

附批備卷十名如下

陳濬　扼要立論所見不虛　李志清　論症論藥頗有心得　盧則鍾　辨義悉宗古訓議論尚少發明　雷應運　語多中窾惜少實驗　倪中和　言簡義賅尚欠精警　陸繩夫　語有可取惜欠條達　姚尚勤　新詞奪目惜與題旨少合　陳濟世　內傷外感分晰尚清屬藏屬府未能透澈　凌慶餘　內傷外感未能切實發揮

徐來庭　舌鑑古人亦頗注重若以黃白二色包羅內傷外感未免太簡試觀勞怯症竟有臨危而舌苔薄白不變者卽可知其深奧

會期暫行規則

【上海中國醫學會同人公訂】

本會會期已近。大畧情形。業早刊登本報。通知各友。嗣經公議。十六日二時開許彭二君追悼會。藉誌全體哀思。并表彰二君之遺績。以勸來茲。卽晚七時踵開談話會。凡諸友意見書。擬于會期宣佈者。預由書記員編定號數。挨號演講。免得臨時匆遽。致亂塲規。十七日一時舉行常年大會。討論各項辦法。七時踵開議事會。將日間提議各件。重復討論。擇其可行者。由書記逐條錄出。亦編號數以誌之。十八日一時開全體贊成會。將所錄出之各條。宣示會衆。某條應先辦。某條可緩行。均憑會衆取決之。惟已贊成者。不得再存意見。藉端阻撓。卽於是晚復開談話會而散。其規則略列如下。

一派招待四人。分司招接會友及來賓等事。義務員以上計。自十五至十九。此五日中。一應饍宿。均由會中置備。不取分文。其願特別資助者聽。或不願住會者亦聽。

一派糾儀二人。專司糾正會場一切不合規則之事。預定諸員坐席。至期須各按席次而坐。不得起擾喧嘩。致啓爭端。違則由糾儀員廹令出場。免傷雅誼。

一派臨時書記四人。凡我會衆務儘十六日午前到齊。如調查諸員擬整頓該埠醫務。編輯諸員擬合撰各種新書等。均須將一切情形先一日報明本會。囑書記彙錄簿中。至期請該員登台宣佈。或逕由書記代達。其未盡善者。亦准公同研究之。惟不得任意攻擊。致傷團體。所投選舉票。亦即於是晚開筒。俾屆期榜示會中。以昭大信。

催繳會費

諸君所認會費。未繳者頗不乏人。務希大會前遵章惠寄。以表同情。是所至盼。

催繳報費

諸君所訂之報。大半至本期而止。凡欲續訂。務希將一百廿六期後之報資。如數惠繳。本館自按寄無悞。如未蒙惠定。下期概行停發矣。其上屆之報欵未清者。亦乞從速惠繳。以清前欠。本館實所深禱。爲公欵攸關。尚祈　諸君共諒。

本館謹啟

十一時。啓碇。雨益急。寒冷異常。宜服綿衣。推窗一望。雲霧四塞。兩岸似有層嵐疊嶂。隱約在目。惜天公未肯放晴。不得飽看山景。殊負此行耳。

下午一時。風雨益劇。冷甚。艙中窗戶皆閟。爰作書數函。郵寄楊君高百、陶君念鈞、薛君劍峯、華君常吉諸同鄉。請先至橫濱相候。以便照料一切。

閱萬朝報。知本月十八日。日本千葉專門醫學校。入學試驗者。共一千二百五十九人。考醫學者。日人八百零四。吾國人三百零六。考藥學者。日人六十九。吾國人七十八。此外又有朝鮮人二。緣人數過多。受驗室不能收容。遂以三百名受驗於東京第一高等學校之敎室云。

二十四日。清晨雨霽。七時。登船上甲板游覽。適有西人五人。共讀贊美書。音調清晰。類女學校中唱歌聲。蓋今日爲禮拜日。敎會內人之禱祝。亦不以長途辛苦而曠廢也。

十一時。進神戶口。又有驗疫醫生來。少時卽去。十二時。業已抵埠。有神戶海岸通二丁目四十番地同和客棧之茶房。卽來招呼。此人係山東人。而能通中日語言者。使之爲舌人。游覽市景。所坐人力車。約二里許。來回車價。每乘洋四角。較諸滬上人力車。其價幾三倍。昔聞日人云。船車皆有定價。絕無欺僞。恐此言亦未必盡然也。

登岸散步。路旁悉種柳。濃陰夾道。映人衣袖。皆作綠色。道經貿易場。各商店略仿西式。其房屋皆樸素無華。店中商人。大都席地而坐。見客至。皆脫帽爲禮。其各種貨物佈置室中。任人參觀。絕無怒容。誠可敬也。當購舊書數種。復前行。至楠本稻荷神社。社爲殉節諸人而建。與我國之昭忠祠略同。門前石碣對峙。傍有一亭。上列匾額。中繪一武夫。氣象軒昂。令人肅然起敬。石碣下爲小池。池中畜龜甚夥。出沒水面。頗似我國之放生池。池上駕以小橋。過橋有屋一座。四面圍以木柵。中藏大炮一。小炮三。標以黑漆板。大書戰利品三字。在炮之側。另有小字數行。知爲日俄之役。得之於旅順口者。嗚呼。日人於喧闐之市場。而特置此戰利品。以恢張前此之武功。激勸後來之勇士。其用心之周密。概可想見矣。

五時仍回山口丸。泊船之處。築有木碼頭。上置鐵軌。自岸而達於海中。長約四百餘步。

會友題名錄

余振鐸字玉笙湖北漢陽府夏口廳人年三十二歲現住江夏縣拘留所辦事室
陸元復字介山浙江嘉興府平湖縣附貢生年四十三歲現住新倉鎮
常應楠字芷菴江蘇常州府靖江縣人年四十二歲住城內東小橋
胡翔熊字子華浙江寧波府鄞縣人五品藍翎年三十八歲住縣前大街道生醫館
何汝章字俟清江蘇松江府金山縣人年三十二歲現住張堰鎮西鄉五區頭
何　煌字望達江蘇松江府金山縣附貢生年三十九歲現住張堰鎮西鄉五區頭
陸葆庭字象基浙江嘉興府平湖縣人年三十四歲現住金山縣廊下鎮延壽康藥號
李星祥字仲樞浙江杭州府仁和縣附生年二十三歲現住臨平
戴國祥字和之江蘇江寧府句容縣人年三十九歲現住上海大東門外信大銅錫號
吳海平字杏芳江蘇揚州府寶應縣監生年五十一歲住本城北門外
王維新字麗川江蘇常州府靖江縣監生年五十二歲現住江陰杜康橋杜康巷內
楊本劉字伯雅安徽廬州府合肥縣人年三十六歲現住江寧省王府園
刁宸英字星軒江蘇江甯府上元縣增貢生年四十五歲住省城琵琶巷
崔榮森字少堂安徽徽州府黟縣人年三十六歲現住南京木料市
江起麟字石生江蘇江甯府上元縣人年四十五歲住省城大香爐

吳啓生字錦齋江蘇江甯府江甯縣人年二十二歲住省城秦狀元巷

朱鴻卿字鹿生安徽廣德州增生年三十一歲現住南京內橋大街

趙昌炎字效農江蘇江甯府江甯縣人年二十三歲住省城明瓦廊

黃　鉞字愼齋江蘇江甯府江甯縣人年三十六歲住省城上浮橋玉帶巷

袁　焯字桂生揚州江都人江淮兩次考醫均列最優等年三十歲現住鎭江三善巷

朱明堂字政輔湖北漢陽府漢陽縣人年二十八歲現住漢口德租界華景街天生堂

聶增煒字毓方江蘇松江府婁縣監生年二十歲現住松江西門外闊街

沈維勤字廉士江蘇松江府婁縣附生年五十歲現住松隱鎭

周良驥字伯宗江蘇松江府金山縣監生年三十九歲現住松隱鎭西鄉温河涇

陸鼎欽字雪卿江蘇松江府華亭縣人年二十九歲現住金山縣泖港鎭

袁宗城字价人江蘇松江府金山縣候選直隸州州同年二十歲住洙涇鎭西鄉小港

郝銘遠江蘇揚州府揚子縣人現住儀徵十二圩尾帮

殷椂雲字豫亭江蘇蘇州府吳江縣附生現住平望東溪河

李培卿江蘇太倉州嘉定縣人現住上海英大馬路西華商總會

宋召南字倘志廣東惠州府歸善縣人現住省城西關永隆里後街八十號門牌

竇必才字楚生安徽廬州府巢縣人候選縣丞年二十七歲現住中垾鎭

蔡小香敬告同社諸君

敬啟者敝門人問樵幼從余學相得甚歡迨委辦會報以來尤賴悉心籌畫沿革合宜結成此文明團體諸君子貽書贊美僕寔亦與有榮焉無如彼積勞多病每對輿嗟今秋遷寓滬城杜門養痾屢囑覓人接替免誤要公僕之遷延不果者正以茲事體大未敢操切更張致全體受其影響也大會時提議及之適丁何二君力荐有顧君鳴盛博學多才克勝本報總編輯之任旋擬醫報委諸丁顧會事屬彼桑徐者原期分王生之勞俾獲稍資靜調耳不意會塲甫畢物議紛騰有謂僕受人愚弄者有謂王被人離間者悠悠之口羣疑僕驟變方針何怪乎風潮之疊起也不知僕與王生既無所謂意見復無所謂離間也古云疎不間親王生銳志圖成僕亦多所依賴安有十餘年師弟勿識其爲人猶任聽鼓簧之舌遽以疑謗加諸其身乎此非特余所弗爲抑亦余所弗忍也諸君貽書誚讓毋乃深信乎王者轉不免淺視夫僕耶然非此不足以彰諸君大義也僕又何言爲特謹遵台命諄囑王生勉從所請毋負諸社友推許之心王生念時局變遷亦經首肯故除會務報務仍委王生一手經理外併囑將諸友惠函節次刊登公報以示無欺所慊者辱荷諸君賜教緣診務所羈未能一一遍覆負疚寔深疎慢之愆祈 垂諒焉幸甚爰將近日會商各節及所已議決之事通告如下以釋羣疑

一會友題名錄及會中施行事件仍照常刊登公報佈告同人

一報中經費難籌動多掣肘除僕另議捐資外仍以所收會費撥助之以維公益

一醫學講習所已聘定丁顧二君主講決議明年開辦一應簡章早經登報如需索閱者請具函開明住址並附繳郵票二分即將該所章程單寄奉不悞

一所設藥物發行所與本會權限各別會中諸事並無人駐會承辦諸社友投函仍乞逕寄三牌樓辦事處由王生隨時裁覆免多歧誤而一事權

一會員按季徵課披閱殊勞明歲除派定值課數人預期宣佈外其取案課藝仍按季彙登公報俾衆咸知

一本會除向在三牌樓附設辦事處以便社友交通外並無別立分會之議函稱呂壽里丁寓預懸分會牌號僕並未與聞自難公認事之有無請還以質請知其事者

一風聞丁廣有印贈醫學報之說此事雖未見實行然既非全體公認自未便擅以本會立名既爲丁氏醫報而本會似亦未便干涉也合行聲明免多糾葛

本報愆期之原因

啟者本館因同志諸君有改織公報之議往返函商頗需時日致不克如期出報深勞錦注良用歉然茲承諸同志貽書已決議改名公報准明正初旬續出一百廿七期一切仍循向例除年內合先刊送一期外謹再備陳顛末藉告同人並書此以誌歉忱

本館特誌

頃承總理蔡小香君首先捐認公報經費洋二十元謹此申謝以誌　高風

中國醫學會大會誌盛 〔錄十一月廿一上海各日報〕

老閘北京路中國醫學會所建築已竣十七日下午二時開第二次大會各省到者約二百餘人首由總協理蔡王二君報告創辦醫院醫學堂及改良醫報籌辦藥品陳列所宗旨志願捐款提倡先行置備儀器一時在座諸員認欵贊成異常踴躍次紹興何廉臣平望洞天僧丹徒張筱村紹興醫學會代表駱保安甯波醫學會代表王藎臣新安汪惕予無錫丁福保諸君相繼演講醫理並投票公舉蔡小香為正會長王問樵丁福保為副會長張筱村洞天僧王藎臣濮鳳笙何廉臣任養和李幹卿李鶴訪蔣雨塘藍月恒俞伯銘唐乃安等為參議員又全體公補票多未到之林先耕劉鑑三黎天佑嚴富春四君全列參議散會已五時半訂定當晚開職員會議決一切進行辦法云

公函照錄 〔為另織公會公報事〕

靖江議員張筱村蔣雨塘藍月恒全寄

敬復者日前在滬叨擾一切謝謝此次會章報式經奪權奪利輩違衆把持人心大憤僕等偕各埠代表在旅館公籌對付初擬據理以爭否則全體解散既奉蔡

君有另立新醫會之命僕等不便贅辭故發起公會公報之議頃奉來示云　貫業師蔡君索閱仝人公函底稿但此稿已遍發各埠約有一百餘紙回信贊成者業居多數茲奉回函者尚有三分之一仝人等原議敦請○閣下與蔡君併籌全局無分畛域全體所厚望也誓與○○割席俾免遺同社之羞耳冒昧勿罪謹遵錄原稿如下

中國醫學會議員○○○等再拜頓首上書於

諸大社長閣下敬啓者十七日爲本會當場開票選舉會長評議員第二次大會之期合選者計十餘員正擬羣策羣力籌醫學完善之方針其主義不外偏者正之缺者補之存中西之畛域者融化之詎有向辦紹會險遭解散之會員○○○明示要挾之術陰存覬覦之心當未開會之先報告此次會章如不盡數更張自願首先出會初級之成見已如此既開票之後○君未膺上選囑將票多未到之林先耕嚴富春周雪樵林孝策劉鑑三黎天佑周服埜戴穀蓀唐乃安李嘯雲各員斥其放棄天職盡行淘汰反任未經入選之伊子○○○參預其間互肆鼓簧之舌王君及在會諸君爭之不得又公補票多四員致拂其意旋聞本會簡章○與○照東法全行更訂各議員未參一謀未見一字大會投票之謂何公舉評議之謂何○君見各員不迎意旨頓將評議改作參議登諸各報抑評事之公權肆專制之手段○之用心眞不

知何若也論其資格不過一下選議員耳目空一切獨斷獨行跡其隱多因本會日形發達非一朝一夕之可成又値紹會將傾紹報中止之時見我蔡會長素性優柔一墮術中不難任其操縱魚網鴻離鵲巢鳩占直指顧間耳蔡君如許金錢王君一腔熱血盡消歸於無何有之鄉不幾將全局鑄成大錯耶況吾道中人自周君雪樵辦報以來多數許可從無格不能入之嫌一旦盡譯新說將我祖國醫粹摧折之不暇踐踏之不暇諸君自返能盡棄其學而學焉否彼非熱誠於公益實借變法以攬權尤可異者○君雖本會發起從不與聞會務祇以翻譯新書爲己任胡此次門首預懸中國醫學分會字樣一更新報盡售新書○之意在奪權○之意在奪利遙遙相印異地同心蔡王不寤呼睡夢中耶殆○欲自達其目的不得不予○以感情○○心目間非特無全體會員直無蔡王師弟本議員公籌對付藉事挽回決議另立醫學公會擬併請某某及上海名譽醫生數員重爲發起仍請蔡王二君主持全局以資熟手所有醫報從某期起亦改名曰醫學公報一切仍從向例倘荷

大社長贊成即請迅賜　玉音以備稟請

督憲備案給予鈐記塡發證書以昭信守行止急候

鈞裁不勝翹企待命之至

按會長掌全會之關鍵必有定識定力方克勝任大會時受人愚弄其識力可知其

醫學公報　宣統元年十二月中旬上十一今日送閱不取分文

學問更可知設名實不孚豈不玷全體名譽故另議組織以維人心　又筆

愚按吾國醫報不下數十種大抵倏歸澌滅要不外經濟困難四字本報歷年最久虧折尤多諸君念僕等仔肩太重既允各抒宏願合力維持改爲公報行見萬衆一心造社會無量幸福僕等安有不從惟公會問題不無過激曷思〇〇等擅改會章故違公律縱屬不近人情而我蔡會長謙衷自抑從善如流可行與否尙在磋商未決詎可因個人私見而遽損全體感情愚以爲聯名發起則可驟更會名則不可亡羊補牢猶未爲晚敬質　諸議長諒勿河漢斯言　問樵附誌

各省議員公布意見書【爲覆議大會風潮事】

小香會長大人垂鑒十七日開二次大會全體會員投票公舉會長議員頗誌一時之盛嗣後當共擬力籌醫學之進化方針主意不外偏者正之缺者補之集海內通才道術之士交換智識以備將來醫業中興利權不外溢也理宜共守會章力求進益乃者三年以來會友之嚮應醫報之風行異常發達足徵　先生與問樵熱心所致此海內會員公認者也今大會已開職員固定晚等心有疑議敢爲　會長道之問樵自接辦醫報以來全球全瑜煞費苦心衝繁疲難力持大局如磐石之安非其擘畫周詳烏能達此目的庶務書記桑徐二君雖曰端士恐於報務及各埠往來信件

不甚明晰諸事須與問樵商辦不可任令卸責致失衆心還望和衷共濟以維大局爲幸本會命名中國本係保存國粹以啟後學之先路也每期報章注重中醫論說七西法三以符中國醫學會之宗旨晚等前在 尊處浮言紛紛譏謗交集皆是離間師生之計概爲個人權利私見不顧醫會前途深可懼也丁君介紹顧某乃辦醫學世界中止之人而丁君引用之月支薪水若干豈非攬權奪利而何至編輯員一席會中不乏通才何必引用素來與本會反對之人倘祈留意是之晚等叨附驥尾聊獻蒭言爲大局起見未敢存私害公謂有偏好于問公也倘蒙采擇本會幸甚示覆爲盼耑此敬請

道安

社弟張筱村蔣雨塘藍月恒等公上

蔡總理王協理均鑒今據書記桑君錄寄諸議長公函閱悉本會此次開會提議事件業已全體贊成不料當晚開職員會何君廉臣運動丁君福保私擬更動會章改訂報例並擅將評議改作參議登之各報肆專制之手段抑評事之公權蔑視會章敗壞公理實於本會全體大有障礙在 總協理謙衷自抑不與計論而全體會員未便公認今張君等擬另立會名重爲發起改爲醫學公會報放棄中國醫學會之責任竊思中國醫學會自周君雪樵發起經濟肇罷力任其艱一片熱誠支持四載當是時何君廉臣頗亦熱心贊助迨周君北上會務幾停幸蒙 總協理繼起維持捐

資慨助去秋復禀准　撫憲立案會基鞏固始有今日之發達乃何君廉臣既贊助於前復反對於後自相矛盾殊不可解本會歷年有五會員已逾二百餘人不知費若干資財耗幾許心血始克成立詎容以一二人之私見遽行輕改會章致滋疑議何君與丁君既與本會宗旨不合儘可聽其出會何得喧賓奪主倒持太阿弟等學淺術疏何敢妄參末議但事關全體未便模稜用特貢其狂愚共呈意見還祈詳細示覆不勝盼望之至此請

道安

社弟李鶴訪李嘯雲邵質人淩志雲等公上

敬啟者本會得兩君儘力提倡能有如此進步良非容易融化中西之學識尤爲主持一片苦心乃鄙人最希望之宗旨伏思君子爲朋往往各持一種意見互相爭執兩不相下此等境地自昔歷史上所常有蓋各人有各人之目光各有各人之理想凡事因競爭而生改良之進步每由於經過此等境界使然竊以凡辦一事助力之中必含有一種阻力而阻力之中必含有一種助力處事者欲成一事如古人之求學進道者必幾經憤樂相尋之境始底於成故增一順境不可因是遽生喜心得一逆境不可因之遽萌退志此皆數年體驗有得之說也且事機之轉變瞬息間容有不相吻合之處目前有無從中作調和一派之友人此則鄙人所深望者既無所偏私亦無所謂意見總祈本會之前途日臻進步海內同志贊成者衆勢力厚而成效

必大彰是則心香一瓣所朝夕默禱者耳耑泐祗請

任安　　　　　社弟劉葆元頓首上言

敬啓者此次大會致起衝突實所不料現在究竟公舉何人爲會長未嘗聲明更訂會章須合羣公認務斟酌盡善但中國事事仿照日本均屬有名無實未見進步而醫界程度更淺丁君獨出冠時信足爲人推服二君既不與抵抗請再開會議決弟之宗旨以爲丁君既欲報式會章改仿日本何妨自樹一幟不必與本會反對一俟成立後會員孰多報章孰廣行半年或一年以決成敗所謂生存競爭天演淘汰者原非以攘奪爲競爭以私見爲淘汰此中自有優勝劣敗之公例如醫界開通咸願以日醫爲改良之方針則丁君之能力之居多而蔡王二君亦當北服矣現當過渡時代想丁君亦明白事理熟悉世務決不以日本之一遊而自爲夸大目中無人至如何君者既是下選議員竟獨斷獨行不徵各省會員之意見書則各省會員不公認可也又丁君門首既懸中國醫學分會字樣更足爲本會生色奉勸二君照常辦事勿與丁君各存意見致事決裂而何君既有紹會紹報則請其保守權限毋放棄天職致爲公理上所淘汰可也謹畧藉頌

日祉　　　　社弟林大夔謹上

問樵執事仁兄大人閣下頃讀張君等公函備述何丁之專横令人髮指好好個文明

團體費幾許熱力練成竟被無形破壞 公豈甘心耶殊屬不解彼二人者平日講道德說仁義若此言行相違非眞君子已可概見自當割席但臥榻任人酣睡未識蔡會長居心爲何不敢遙斷春秋責備賢者蔡君殆不得辭其咎也或能設法轉圜仍照舊章辦理庶幾愼始謹終自執事步周君雪樵後應辦報以來名譽日增兩次開會規則盡善盡美誰不傾心爲山九仞矣不意功虧一簣然不可因一簣而棄其九仞之功還希振作精神收之桑榆未爲晚也如丁何不以口舌爭即照諸議員公決另立會報藉以維持人心挽回全局弟當盡力贊成勉附驥尾焉此上即請

社弟嚴國政頓首

任安

筱村 富春 養和 鳳笙 鶴訪 藎臣 雨塘 月恒 評議員諸先生閣下頃展

手示讀悉組織醫學公會報之原因事到其間勢難強合所籌對付方法甚屬文明惟中國醫學會報成立有年莫非周蔡諸君之心力一旦白白送與奪利攬權者之手致吾黨決然舍去別築基礎一二人何其強多數人何其弱也且蔡會長未窺若輩私意誤墮術中及覺吾黨所爲難保不視同反例因公曲抑心殊不甘弟意此事方針宜從兩面下手一面全體會員除反對幾人外一律通知無論率舊從新務於回函中註明志願以覘異同一面囑會員中同志諸君聯名投書於蔡會長處要求一切仍循向例如不俯允所請告明情願出會別行組織倒亦

理直氣壯弟意似此辦法蔡會長必與若輩磋商或者勢孤膽怯完我覆巢亦未可見得倘若輩專便私圖罔顧公憤然後張旗伐鼓師出有名事未爲晚弟之意見如此蓋欲社會上見我輩舉動正大光明絕無私意自然悅服藉此以繫人心正不可省而事之成敗利鈍本難逆料未識諸先生以爲然否斟經酌權隨時論事自有大才主持非敢執意至弟之贊成與否無適無莫義之與比可自信耳專此佈復敬請

俠安

社愚弟周服聖頓首

頃展諸君公函捧讀之下不禁有觸感情爲吾社危也想吾社爲交通之輪電公共之產業自周君雪樵剏辦以來蔡王兩君繼起其後同社無不樂從即社外人見我發達亦爲之色喜醫學進步可拭目以待茲逢大會之期更舉會長以蔡君望重學優向爲全體所公推至會中諸務自有專司各盡其職而已在何君向在紹地調查各事其事何致目空一切竟使挾制手段不顧社會公憤即使果有其事亦不聞蔡會長片言隻語以固結全體之心抑何甘心退讓爲若輩所戲弄耶弟承諸同志雅誼交換智識研究醫理中心誠服非一日矣則吾社中之待蔡會長既如此而不識蔡會長將何以答社友也弟僻在鄉隅知識既疎見聞不廣亦不敢妄參末議然同是個中人休戚繫也榮辱均也如能風波漸息重見光明想仝志諸君亦俱所厚望也臨楮依依不勝翹企待命之至手此奉覆即請

均安　社小弟魏天柱頓首

各埠會友贊成書【爲覆各議員另立公會公報事】

疊接諸議長抄示各屬代表人覆函囑爲據直詳登以昭公道但函稿七十餘件情節長而篇幅短烏能徧應所求乎爰撮其要者節錄如下

新醫會公允　廣東全體公電

此次風潮仰賴諸君子急籌對付作速維持砥柱中流全社幸甚敝地同人均大加贊成定大計決大疑倒挽狂瀾正以顯諸君毅力耳祜敢不勉盡所長同商進步乎茲當更變創造之初諸事甚忙偏勞之處容當申謝　廣東代表人黎天祜上

何丁等擅改會章強逼入會弟等決不爲其所惑至另立公會公報所議極是除函詢正副會長外如何丁不以口舌爭定當盡力贊成勉附驥尾　揚州代表嚴富春上

何願出會丁又志在別方不如請其獨立公會適亦贊成　邵伯代表人接子彬上

承示決議另立公會公報改易名詞未嘗不可但報中所載之章句務以中學爲主西學爲客方于過渡時代民智相符　寶應代表人田暘谷上

挽已倒之狂瀾作中流之砥柱熱心毅力欽佩莫名所議另織公會公報敢不附驥尾而表同情凡有血氣皆應如斯謹即轉囑全體一例贊成　丹陽代表人袁午樓上

丁君忽懸分會牌號何君頓將評議改作參議登諸各報種種背謬均有明證僕素仰丁何二君才學淵源此次作爲皆是成事不足敗事有餘假公濟私之輩識人之難於此益見另織公會公報不過爲抵制之計苟再任何君獨斷獨行本會必致紹會將傾紹報中止之前車現所議各節甯波入會諸同志無不贊成　甯波代表王豔臣上

何君斥某放棄天職應行淘汰敢不凜遵僕雖本省父老尚蒙許可然自問寔多抱歉今經斥責發人猛省自茲以往更當熱心公益極力提倡庶不負諸君之推許何君之箴規所有公會立案鄙人雖不佞亦當附驥聯名　安徽代表人祖樹和上

承示各節除已遵照抄寄同人外容俟敝地諸友回函陳明意見後再行據直奉聞至近日所議如何還乞詳示一二爲荷盼甚盼甚　松江代表人錢杏蓀上

會場情形僕亦明知之而姑忍之耳若另立公會公報問題能否持久關系經濟人才僕寔不敢置議照僕個人之意見應請公舉代表會同正副會長商訂報例以開正當之談判設不獲補救則爲獨立計重行組織亦屬佳事　張堰代表人何憲人上

公函已佈除敝地同人函乞蔡君速爲調停外設再任意爭執務請聯名函商副會長王君從速組織公報藉爲維持人心之計至要至盼　靖江代表人藍月恒上

愚按縱覽諸君函稿措詞懇切立志高超其詢謀之妥洽對付之文明尤足令人欽佩僕非凉血安有弗欣慕執鞭也耶維是言易而行難進銳者退速世局如棋一着

不到每致滿盤都錯諸君公會問題僕不能無疑請申其說謂擬另行組織藉爲我會後盾歟則公會與本會事出兩歧縱免淘汰之公例亦適貽捨本求末之譏謂欲羣起競爭以圖別樹一幟歟則僕與蔡會長誼關師弟安忍辜負其初心遽爲此背城借一之計諸君其我許乎尙祈降心相從僕當以諸君之心爲心請轉向執牛耳者以全力爭此殘局報命於諸君可耳諸君或不我許也則使僕介乎其間干戈乎玉帛乎事齊乎抑事楚乎既承多數之決還乞速定方針明以致我 問樵附識

秋課贈彩待領

首名贈醫學補習科講義正續二編二名贈丁著新內經新傷寒論各一部三名贈丁著醫學綱要一部以下則均贈素問氣運淺說痧疫草各一冊備取及會外無獎如路遠不克面領可備函陳明一切三名以上應隨繳寄費洋三角次一角本會卽按名遵寄不悞但例不付郵亦不給重彩合併聲明

冬課展期揭曉

本會會期甫畢公事甚繁諸君所繳之卷尙未披閱天寒歲暮准展至明正截卷二月中旬揭曉俾諸君克展所長而敝會同人亦得稍息仔肩云知關錦注特此佈聞

催繳上屆報費

諸君閱報有年訂期早滿乞迅將該欵惠繳俾年終彙刊賬單藉呈 公鑒

中國醫學會入會新章

一名譽會員　如聲望素著齒德俱尊可以表率羣醫者僉推曰名譽會員

一贊助會員　凡爲本會宣勞已著成績及有特別捐助者公推爲贊助會員

一執事會員　如會長評議調查編輯各職員以及襄理會事者均稱曰執事會員

一義務會員　凡列名同志年捐會費五元者公推爲義務會員

一普通會員　凡遵守定章年捐會費二元者列名曰普通會員

以上諸員均有維持本會之義務名次雖異天職實同入會者務按新章辦理請先認定等次將該員履歷塡具信約並應繳之費一併逕寄本會辦事處當即製給收條並題名報首俾爲入會之憑註冊後不得無故出會既出亦不准復入藉杜規避之端希諸友勉之

醫學公報社辦法三條

本報爲醫界交通之輪電公共之產業愛讀諸君莫不汲汲焉競謀嘘植爰提出辦法三條錄請諸同志擇其可行者行之何如

一學識優長者請助以著作俾得精湛

一家資富裕者請輸以財力俾可廓充

一交游宏廣者請任以勸閱俾能推廣

醫學公報　本社廣告　庚戌正月十五日

閱報諸君注意

啟者本社爰改旬報每期正張六頁每頁計排廿四行月積十八頁合得四百三十二行今雖仍出兩期却每期正張八頁每頁改排三十行月祇十六頁反得四百八十行援昔證今實有過之無不及且又內容增廣訂價從廉俾仰副　閱者歡迎之意所缺元旦一期嗣後以閏月補之仍完每年廿四期足數其有　醫林碩望　海內通才荷以大著惠寄者謹當擇優錄登代揚名譽耑此佈聞　伏希公鑒

本社同人公啟

謹啟者上海醫學報組織有年自戊申二月推歸中國醫學會出版一應編輯發行均由副會長王問樵君主任並以三牌樓該報館爲本會同志之機關部去冬大會王君因從公少暇商請蔡會長覓人承替以代其勞嗣經同人等一再籌商決議本年上元起將該報改名公報挽請王君照常經理經濟肇器亦允歸公衆維持仍續出一百廿七期蟬聯而下一切詳載本報至報中論說一以保守主義務求實踐力戒空談發明原來之國粹標示後學之準繩罔敢標新立異而甘爲軒岐罪人也倘荷　諸君子一視同仁互謀爐植克以羣策羣力保我固有之版權不致功虧一簣是實僕等所馨香以祝翹企以竢者也異日紙貴洛陽風行海澨諸君之令名盛德可卜與本報同垂不朽也矣謹述其緣起如此

本社啟事

特捐申謝

頃承胡子華林渭川二君贊助公報經費各五元劉松雲徐小圃胡夢橋朱堯臣徐楚材王雨香諸君捐助公報刊費各一元合併申謝以誌　高風

醫學公會批准立案（錄正月初五上海各日報）

去冬外埠諸醫士聞民政部已頒有取締醫生規則公集上海孟淵旅館擬在滬設一總機關使通國醫士得以會合研究藉謀醫學進化之方針嗣商准三牌樓醫學報主筆王問樵君即在該館創立一醫學公會每年開大會二次討論各項辦法並將該報改名曰醫學公報經濟筆墨亦允歸公同擔認除公擬章程宣布外特聯名稟請江督立案業蒙　張制軍核准已批仰上海道轉飭會合研究云

按公會問題業經解決鄙人感諸君殷殷屬望特商准蔡君無論將來本會改稱公會或公會併入本會遵俟會合評議決於多數而爲之諸友應繳會費請悉按新章辦理僕等開誠布公力持全局決勿雙方並進轉使人莫卜從違徒滋擾累也合亟聲明免多歧誤　問樵附誌

收繳會費姓氏錄

劉鑑三　朱讓卿　王問樵　濮鳳笙　郭炳文　蕭邵夫　蔡小香　趙礪名　趙偉巷　趙藻階　趙鑄鼎　趙君枚　（各二元）

中國醫學會議決明年辦法（錄己酉十二月念六上海各日報）

該會前月十七開常年大會到者二百餘人原擬招集會員共籌醫學進化之方針詎有反對者數人力翻前議致起風潮刻經蔡王兩會長主持全局勉允會衆之要求遵將明年辦法改訂如下　一凡屬會友自庚戌年始均贈閱醫報一份外埠酌加郵費其年捐十元以上者列名贊助五元者列名義務餘則均加科會費二元免繳報費　一各職員既經投票公舉自應將宣登之參議改爲評議以昭公允　一醫學報遵議改名公報准明正上元續出一百廿七期訂例詳登該報　一醫學講習所章程尙嫌偏雜俟修訂完善准明春添請中學講員定期開辦　一施醫給藥爲會中應盡義務准明春邀請各科名醫按期會診以惠貧病　一藥品陳列所分天產製成兩種俟明年徵集各處材料再議擴充　一醫院醫學堂事大力小非一時所能辦到俟籌有的欵再議漸次推行　一本會大局甫定乏人經理暫以三牌樓醫學公報館爲本會辦事處以資聯絡而一事權

王問樵啟事

讀丁氏第一期新醫學報發刊辭有王生自知輇材弗克負荷觀報載啟事知其亟於交替閔閔焉如農夫之望歲數語農夫者楨也歲焉者殆即丁顧諸君也措詞馴雅雖知捉筆由人卻宛肖蔡君口脗楨欣聆訓辭安敢弗謹如所教丁君乎丁君乎昔爲我友今爲我師寵錫嘉言敬銘座右但既云海內志士聯袂偕來本會前途之發達定可翹足而待忽又言餼羊僅存告朔云亡將何以慰羣情饜衆望何一人手筆前後之不相謀如此嗚呼人必自侮然後人侮之諸友皆不我棄而獨見嫉於丁何斯亦奇矣觀茲遏水倒流競取灌輸乎歐化奚啻揠苗助長祇圖取快於一時課藝變相葢至此一變而爲福保新書矣殊可賀也至云編輯謂何本報爲公共產業編輯約十餘員丁君亦其一不知究指誰氏而言奇事奇文允稱雙絕吾度蔡君當此亦必遜謝不遑云

會友題名

趙士譽字礪名廣東廣州府新甯縣監生年四十二歲住浮石鄉榮和堂

郭瑩字炳文湖南長沙府湘潭縣人年三十八歲現住南京上新河

蕭珩字邵夫江蘇江甯府上元縣人年三十一歲住南京三牌樓

社詞

C調　祝醫學公報歌　2/4

3. 3 2. 1 | 3. 3 2. 1 | 1. 6 5. 3 | 2 0 |

(1) 二十世紀　醫學文明　王君著先　鞭

(2) 醫學公報　醫學公報　伊誰新創　造

3. 3 2. 3 | 5. 6 5. 3 | 2. 2 3. 2 | 1 0 |

(1) 先生通儒　又通醫　熱心任事　體

(2) 破壞之後　益文明　口碑眞載　道

5. 5 5. | 6. 6 5. 3 | 1. 1 6. 1 | 5 0 |

(1) 反對何爲　維持由己　名譽誰與　比

(2) 熱心醫界　醫界偉人　僉曰王問　樵

6. 6 1. 6 | 5. 5. 3 | 5. 3 2. 3 | 1 0 |

(1) 公報風行　瞬息千里　會員齊附　驥

(2) 開通風氣　保衛國民　報章之功　效

（寶應醫學研究會書記李曉梧上）

祝辭一　　上海報界同人

庚戌正月爲醫學公報出版之新紀念凡我同人莫不欣喜爰撰蕪詞謹以奉祝

其詞曰

醫學公報之出版兮振聵發聾起死回生於海上兮闢氣遙通新法新理之精湛兮參互考訂以豁心胸攄岐黃之精義兮振盧扁之遺風惟是公報之成立兮同心協力以示大公祝醫學之進化兮良相功同志欲其堅兮氣欲其充颺拜賡歌已畢兮復呼嵩

醫學公報萬歲萬歲兮傳無窮

祝辭二　　周服聖伏生

醫學報者中國醫學會發行之報章也中國醫學會者全體會員連合之社會也甲辰之夏周君雪樵創於海上周君去而王君問樵繼之經全體會員之公認已有年矣不圖己酉仲冬醫學會開第二次大會枝節橫生風潮陡起張君筱村輩發書通告言之已詳吾知王君對此進退有維谷之嫌左右無兩全之策公會公報意在正名欲不從多數會員之所請不可得也噫王迹熄而詩亡詩亡而後春秋作孔子謂知我春秋罪我春秋王君其庶幾乎請祝之以詞其詞曰

吾華醫學祖述黃農降自輓近日接於膚泰西德國東海信從全球是冠盍追厥蹤毋

祖粹棄甯故步封漸臻同化一爐而鎔進銳退速內失其容斯文所寄語不離宗作萬矢的擊自由鐘千秋紀念已酉之冬

祝辭四

江淮兩次考列最優等醫士　袁焯桂生

宣統建元之二年正月爲本會醫學公報出版之期焯忝附諸會友之後得觀此改良進步之盛舉不可無一言以爲賀然學植荒蕪知識淺陋又何足以賀此文明最著聲價最重之公報乎而頌禱之浮詞又非所以重公報明素願也無已請就公報刱造之艱辛及此後之企望臚列陳之而藉以爲賀可乎

夫公報者卽自光緒乙巳刱辦之醫學報也刱辦之初由周君雪樵獨任其難費幾許精力耗幾許資本始得風行海內紙貴江東未幾周君遠遊不克兼顧力請蔡君小香王君問樵以繼其任凡以開風氣通隔閡而爲民請命者也而蔡王二君又皆素抱熱誠慨然以天下蒼生爲己任不避難苦不惜資本於是蕭規曹隨斯報得以不墜而且博訪周諮延攬名宿以資匡助如林君先耕林君劍泊周君伏生張君筱村與各省之會友皆吾國醫林之豪傑斯道之干城以故報之銷行南至閩粵北至京都西至巴蜀東至吉林徧行二十二行省之遠出版至百餘期之多歷時至五年之久方之他種醫報倏起倏滅其優劣爲何如哉復因去冬大會會員中有意見不合經全體會員多次

集議改爲公報以示萬衆一心公同襄贊意至善法至美也嗚呼於此見斯報刱造之艱辛數年來經幾番剉折而總協理卒能不動聲色措斯報如泰山之安使非總協理鎮靜不撓諸會友熱心贊助曷克臻此然則全國醫林皆當同聲稱賀而非焯一人之私意也

顧焯所企望於公報者尤殷焉曾文正云辦大事宜多選替手公報者吾國醫林之警鐘醫學界之指南針也凡學說之醇疵中西之隔閡事業之興革灾疫之變異利權之外溢皆賴公報指導之疏通之提倡之報告之挽回之其事可不謂大乎其事既大則必合羣力以圖謀之始克有濟然則會中諸知名之士固宜仍舊延攬尤願和衷共濟有過則相規有功則相勸不存意見不咎既往此則焯之企望於總協理者也而尤不能不企望於同社之諸大君子諸君子抱高深之學問負蓋世之物望具救世之熱心竊願同心協力各出所長體總協理刱造之艱憫生靈橫夭之苦而厚結團體爲天下蒼生乞命則公報萬歲斯道萬歲異日者愈推愈廣且將徧布全球用夏變夷則其可賀尤不僅如今日者已是則焯於恭賀之餘不禁馨香祝禱者也

祝辭五

寶應醫學會同人

白人逼近黃種堪憂何以保此惟賴醫流研窮脈理克壯其猷衛生生理愼厥身修五

行生尅借箸前籌益以公報風行神州中江發軔附于置郵中學西學博采兼收國民無恙國勢自優報名改革進步寡儔保存國粹宗旨詳周商戰兵戰學戰其尤飛騰一紙走于五洲歐風亞雨一時都收開通既徧種弱何愁日升震旦光耀美歐休哉公報合國蒙庥

祝辭六

寶應醫會正會長田逢時暘谷

惟宣統二年正月之吉爲醫學公報發行之大紀念寶應醫學研究會長田暘谷敬爲大主筆王君問樵獻俚句以表愚忱曰

吾中國醫界有一大動物焉不脛而走無翼而飛忽而中忽而西忽而論說忽而詞章忽而脈理忽而藥性忽而方劑忽而診治其理想也折衷往聖其指示也得之解剖其辨質也由於實驗積聚極於歐亞搜羅不遺葑菲有疑必荅儼洙泗之春風無美不陳似愷崇之門富洋洋洒洒數千萬言日奔走于東西南北內外幼科普通專門之前以發明古人所未發以振刷今人所未知以增長人羣之智識凡立於醫界上苟以文明自居不以野蠻放棄者莫不有密切之關係公報乎公報乎眞醫學界光明之火線哉預備立憲優勝劣敗中學西學伐異黨同出奴入主一或不以抵抗力盛膨脹力消正非識時務者之所爲也惟公報原係醫學報公報之結果未能逆料而公報爲醫學報

異名則前此醫學報之成績卽後此公報之證印前此醫學報通於海澨塞乎里巷占優勝之地步今之公報由磨練而日新亦必較舊報進步非常者矣嗚呼醫界諸同胞歡呼新公報嗚呼自今億萬年公報永不朽

祝辭七

揚州醫學會同人

大哉公報醫學引喤衆流匯集社會之光煙浮丹灶春熒青囊枕中鴻秘肘後神方記言書事有善必揚由中迄外巨細兼詳標新領異探討不遑高文典冊鉅製畣皇宜今宜古心寫心藏和緩俞跗源遠流長百川學海入室升堂宏我著作炳炳琅琅

祝辭八

兩淮考取優等第一名醫士　嚴國政　富春

大同無外之謂公開通民智恃乎報刋良醫猶之良相小道可觀輿論洽乎輿情有聞必錄方今憲政基始學界振新綜九流之方畧爲文明之灌輸我韡鯫生不揣譾陋藉愚慮之一得冀涓助於巨流淮南伏處知海上實有偉人宇合馳名顧聞風而爲膜拜則有醫學報者周君雪樵創始於前蔡王兩君繼起於後蔡爲王之業師衣鉢永堪付託王爲蔡之高弟新火自有眞傳揭內經難經之要旨作聖述明仿月報旬報之體裁兼搜博采旣羣策之並效迺無美之弗臻惟時艱孔棘倏起紛爭受意外之激刺動不測之風潮幸蒙社會公認轉危爲安從兹報律改良别饒進步夫聖如尼父尚遭微服

之危賢若曾參猶起殺人之謗況强權世界智力爭衡欲占交通之利詎無損害之虞然而尺霧障天何傷於大片雲遮日豈礙於明是非自昭公論處之淡然賢否正可參觀存乎在我團體固結胥賴熱心之同胞衆力共擎不爲凉血之動物山之陬海之澨善與人同近者悅遠者來道無弗屆金匱秘書一萬卷推陳出新龍宮禁方三十篇鈎玄扼要洞一方之癥結神妙可比秦越人辨五氣於毫芒診候不數淳于意重以集思廣益四表蜚聲日異月新萬流仰鏡合中法西法爲一貫道本同源並知今知古而咸宜理無異致研究在同人此際可爲醫學博士著述資積學他年自成方伎專講自此表東亞之特色張我鼓旗大醫界之舞台新兹壁壘謹拜手稽首而獻頌曰我中國億萬年日進無疆我社友亦與爲永永延延並受此日進無疆之福

江甯醫會代表人**濮梧岡**鳳笙

祝辭九

見垣視疾參求扁鵲之方據事直書振奮董狐之筆開通醫智提倡宗風本先河而後海莫揚西而抑中交通世代志在披榛探蘭淘汰精神意持鑒今博古自有醫報而後知歐風美雨激成周元道之殷憂佛手仙心深慕韓伯休之高致取海外六大邦政史操如左劵以效靈谿中華四千年圖蒙速於賈鄭而傳命先是主報章於歇浦後迺掌敎育於太原幸得繼起有人蔡君讜之急公好義名師有弟王叔玠之熱心俠腸勞心

何止瓜苦三年竟來鵲巢鳩占險腹忍為言甘重幣誰知魚網鴻離於是侵牟漁利擅奪主權不忠不仁丁氏之見誅於高祖為鬼為蜮彼何之見刺於蘇公詭譎淪亡國粹傭保其心難保謟諛陰背會章名廉其實不廉鬬之者痛如切齒舉之者退而寒心不得不改良為公報者矣環球執公理來爭嚴厲為口誅筆伐同社激公仇相敵直斥為下喬遷幽開誠布公集思廣益諸葛亮之治國如斯筆參造化學究天人韓朝宗之行文若是舉辦醫學公報何獨不然哉行將搜羅十三科方法鐵網廣開佈告念二報省詞金針暗度皦皦壺中日月豈甘夢死醉生醰醰醫界春秋當判優勝劣敗說理如數家珍談道非箇人見國士無雙雙國士先生不二二先生中主氣化西主理想宜求相輔而行中主心經西主腦筋須由大成是集六氣早見聖經豈可雌黃漫斥八脉尤詳仲景無非靈素流傳喚醒華醫非獨罰金五百振興漢派只為拯世大千匹夫勝三軍奪帥健將制二子乘舟參考望聞問切四字眞詮研求聲光電化終身格致科學至乾嘉而寖滅盛極必衰新機迄緒統而漸興亂極思治撰述非一家言難逃淸議包藏成二子禍叵測私心如何如何徒為脅肩謟笑阿保阿保祇誚喪心病狂不過為軒歧之罪人傳李之蠡賊耳恨不鑄九州之鐵大錯早成持三寸之錐直攻勿懈前不見古人後不見來者天地間有此妄人往者不可諫來者猶可追社會中淘此稂莠果使執金

吾有禁安得不玉汝於成由衷之言本血忱情難自禁發憤之作原騷屑理得從眞搜倚馬之才登稽報首毋擇雕龍之技舞弄筆頭

祝辭十

梅舒蕚 詠仙

醫會之成立有年矣而醫報之出版亦有年矣蓬蓬勃勃如植物之向榮烈烈轟轟如汽車之前行阻無可阻遏無可遏大有日進無疆之勢占二十世紀中最高之社會自神農黃帝以來未有之盛事也此誠吾醫界之特色而吾同社之光榮然而時局有變遷學問有新舊新舊之交必多競爭競爭者進步之根基也或以學說而競爭或以實驗而競爭愈競爭則愈進步愈進步則愈文明愈文明則海內蒼生沉痾愈少不數年後而吾中國之醫學未有不駕夫泰東西之上哉吾於是爲公報賀之曰大地蒼黃紛紛逐逐高尙之學去鏽增光發前人所未發啓後學之愚盲羅東西洋之圖書萃於一室搜千百年之醫史聚於一堂浩浩夫如煙海茫茫夫如津涯擷其精華芟其蕪雜編入報章供人瀏覽得寸進寸得尺進尺隨歲月而進行同時日而加上新有新之效舊有舊之功滿幅佳文誠足令人折服一腔熱血澆活無數生靈嗚呼噫嘻諸君子一片婆心痌瘝在抱救民之疾苦納民於壽疆願爲同胞之奴隸豈爲權利而競爭競爭云何哉惟求醫報之邃密醫學之進步而已矣

論說

醫學公報發刊辭

醫界一分子王　楨 問樵

歲甲辰周子雪樵發起中國醫學會並發行醫學報於海上周子去而楨繼焉推吾師蔡公爲總理蔡公事煩祇擔會中之經費歸作報用而一切事務實由楨理蔡公固督助兼名譽之總理抑楨自知質弱材庸弗克負荷亟欲訪賢自代屢載啟事於報端已酉冬十一月醫學會開第二次大會楨思卸此仔肩以請諸丁君仲祜則編譯新書刻無暇晷請諸紹興醫藥學報之何君廉臣則辦報灰心羞爲馮婦實皆未便啟齒至丁君所薦編輯員顧君鳴盛雖所辦醫學世界業經中止而餘勇可賈差強人意不圖多數會員力爭其不可且以更名公會公報爲要求楨自問此席經理以來一切措施無有不公亦何所謂公豈諸君以今茲之役爲私相授受乎噫風潮所起別有由來不允衆情事無了局今日爲本報更名後第一期發刊之日然仍列爲一百二十七期者以示與醫學報爲直接未敢忘本藉昭大公也楨雖不敏敢爲之詞曰

今日者一新舊過渡之時代亦一新舊交鬨之時代也第過渡本於自然交鬨出於強然其間利弊有不容不辨者汎棹中流不自覺而舟已前進如其譁然羣起欲一躍以登彼岸則覆舟之禍滅頂之凶勢所必至是故有志之士欲施勇往直前之手段不可

不有循序漸進之觀念以爲之維持此其理由不獨醫學然而醫學何獨不然方今東西國之醫學日出其新奇以相炫耀吾華醫對之非無暗合也然其偶爾者也非無優勝也然其少數者也程度所趨瞠乎其後此固全地球所公認而未許諱言者至此而猶曰用夷變夏之不可爲訓竊取於我之不足爲師學術無待乎競爭文明無藉乎輸入雖五尺童子且知其非焉此過渡之想象所由發現於今日也

雖然此其間有自然之一境引人入勝進步非難其入手之方針就東西醫籍中至淺至顯易知易行者以與祖國醫粹相提並論反復詳明缺者補之謬者正之存畛域之見者化除之俾無扞格之虞而有觀摩之益久之則中外兩途渾忘其界限有斷然者此可以中國古今來過渡之陳迹爲印證也試以全體學言之人身臟腑骨節經絡靈素所言類多荒謬然醫林改錯王勳臣已能著之記憶屬腦汪訒菴已能言之矣試以生理學言之空氣之長養細菌之流毒靈素未見明文然日光之射風疾可瘳穢惡之劑不宜入口徐靈胎已能知之矣以言乎病理則內難而後代有發明何莫非新頴乎以言乎藥物則本經而外著者百家何莫非新說乎他若診斷學衛生學看護學等無其名而有其實由後視前其思想之新亦皆層壘夫古今來過渡之陳迹有然將來中外過渡之現象已可概見所貴掌教育之權擔鼓吹之職者得其道耳　（未完）

論考試醫生宜先掄選考醫之才

黎天佑庇留

醫學之於人大矣哉無論中外男女雖至貴至賤至富至貧至老至幼皆不能免於病即不能免於醫醫而良可活人醫而庸可殺人而何以庸醫則遍地皆是良醫則幾如鳳毛麟角吾粵自甲午至今核疫連年不絕斃人以十餘萬計乙酉戊子庚寅等年霍亂流行斃人亦將十萬悲夫有升麻鼈甲湯而不善用有四逆等方而不能用不識傷寒論金匱爲何物（霍亂篇載傷寒論後大書特書核疫即金匱之陰陽毒二書不熟烏足言醫）請公入甕不知凡幾中國向無考醫之例庸醫害人自害至於斯極邇來　政府創言考試醫生國之福也民之幸也然考之豈可苟焉已哉夫醫專門也亦藝學也實重任也非可與詞章家同日而語者也假令僅試之以論獨不廑紙上談兵難期實濟乎然亦視乎考之者何如人試之者何如題耳善命題者或尋書中之竅或擬書中之評或揭書外之旨自非有心得有閱歷者未易洞中肯綮入其彀中夫醫猶兵也以胡文忠公將略其選將能決優劣於立談之頃無他其讀書得間其閱歷深其所問無非緊切時局斷不能以泛泛之紙上談兵者對本此意以考醫不數小時而醫學之眞假高下判然矣是故觀問題可以知命題者醫學之淺深觀論說可以知箸作者醫學之純駁觀處方可以知其生平得力者何書觀所讀可以知其臨症時有無把握甚矣醫學確有眞傳也今欲考醫非認眞掄選考醫之才

不可欲掄選考醫之才非認眞試驗醫病之效不可且夫考試醫生當視爲切己之事不當視爲爲人之事有病服藥非功則過利害切膚談之色變張相國有云中醫極鮮眞傳鮮誠鮮矣然先聖先賢之書具在六合之大夫豈無殫精竭慮學有心得遙接眞傳能活已活人者是宜羅而致之令其互相研究互相辯論明鏡高懸何難洞悉其底蘊所謂兼聽則明也復從醫院中擇其病症同輕重同者使之各立醫案各列病脈表各注明主治或同者或異者天下無不可醫之病仲景實爲醫中之聖果能升堂入室任患病有輕重收效有遲速要無不對病發藥藥到功成實效如斯始信良醫之緩急足恃而仰之若北斗倚之若泰山得是人以操考醫之權復憑實效爲去取一時庸者聞風卻步良者拔茅連茹風氣一開天下皆知有良醫天下皆學爲良醫虎嘯而谷風生龍吟而雲雨至良醫輩出造福環球豈不快哉豈不快哉非然者考醫不得其人止知隨意命題憑文取錄彼文人之粗涉醫書者爲之非不煌煌大論高列前茅究其實不過紙上談兵而已雖較勝空疏無學者一籌要之認症不的處方不當不能卓有把握直五十步笑百步耳奚補焉

醫學難考試醫學則尤難作者醫學精深故所論考醫之法語語中肯考醫者果能照法行之何患無眞才耶愚弟譚彤暉謹誌

本社啟事

特捐申謝

昨承胡瀠卿君贊助公報經費十八元沈韻濤徐宗揚君各十二元馬逢伯林渭川蔡雲卿諸君各一元又黃福康汪利生葉德樹王仲康王小石金文忠陶寅康汪竹晨周惟明諸君捐助公報刊費各一元合併申謝以誌　高風

收繳會費姓氏錄

王藎臣　羅煒彤　沈瑞孫　秦少泉　黃海漁　孫竹銘　李雲年　羅子安（各二元）胡蕤香　（一元）

違教誌歉

昨承周雪樵先生極力調停王丁二君衝突事送來啟事一則載有嗣後先行背約者即屬該方面之不是云云適報已付印勢難驟更所載亦無不實合綴數言以誌歉

敬告熱心之會友

本社同人憤啟

王丁不睦互肆攻訐然猶社會之通病也無足駭怪詎丁朋謀誘奪愈出愈奇該報第二期附刊通告書一紙并有揑名蔡小香之信併發各埠冀以淆惑人心阻撓公益該函語意悖謬知非蔡所忍爲除由同人分函該君等詢明所指各節是否屬寔外合亟

公籌對付決議將該通告書及僞函併黏公呈內聯名請省憲飭查俾成信讞王君處函達業允到省候質爲此登報通告凡有主持淸議不忍以此灰志士心者統希十日內迅將所收僞件彙寄南京評議部濮君寓所藉便彙呈憲鑒以憑核辦至會費歸作報用大會時蔡君面許耳之已熟本報亦載之詳矣安有旋食其言轉以此束縛王君之理同人可決其必無也人心未死公憤難平環顧全局不得不敬爲諸友勗

王問樵預白

啟者鄙人應省友之召定本月二十擬由常州至南京一行公畢返滬約需一星期屆時凡會中公件統俟返滬料理其關係個人之事須僕隨時裁答者（二十一至月杪）十日內請逕寄南京白酒坊濮寓當得拜誦華翰躬聆雅教焉先此佈聞伏希公鑒

彙答承詢各節（問樵）

各報告白均載有二月初五開辦講習所云云全屬子虛屆期或竟實行要亦仍丁君自辦僕既未與議而蔡君又不承認所載廣告大約又是誣人揑名者之所揑造也是可揑孰不可揑一派欺人看他們如何結局（答祖粹甫）

藥物發行所乃蔡江桑徐四君合股創辦附設于會中者也甫四越月而虧折已屬不貲故門面一間上年底業經退租目下祇江姓一人駐會管理藥物外無所事事徐春

沂分手多時丁猶稱爲蔡之親信更屬扯談耳聞不如目覩種種荒謬祇可以之欺外埠諸君若本埠諸友則無不目笑存之　（答濮鳳笙）

桑鏞號丹笙現充上海荳米業學堂總教習與蔡頗交好向不干預會事㕘之仇僕大約亦爲丁所激風馬牛不相及僕敬畏之不願與之爭衡也　（答姚少蓀）

承抄寄蔡函足徵愛我該函各處都有欲辨眞假請參閱前答自知公報亦係蔡會長允行故首先捐洋念元爲公報創辦之費雖疊次有人離間其承認與否只消提此條函詢蔡君是否僕所捏名便可了然矣一言破的餘可類推　（答接子彬）

蔡公本屬長者遇僕素厚所不能免有間言必有所自僕致丁函有非浮詞所可動搖非威力所能懾伏二語雖業被百計阻撓任情詆毀盤根錯節事理之常僕悉處之以泰然恬不爲怪蔡君又智珠在握無論反對黨如何激刺於我師弟間決無所損其感情人心未死公道猶存此層似無庸慮及　（答袁午樓）

尊函有云屠友梅一函飾詞聳聽無足重輕所駭者洞天亦甘爲此言殊難索解按洞天僕素所奉若神明者也因伊是方外之人未便列名發起雖常有書子往來彼此未提一字此種汚蔑之言固不應出諸高人之口惟僕視爲畏友不敢信亦不敢質更不敢以此淺視夫洞天也朋謀誘奪愈出愈奇彼旅進旅退之儔有不爲僞書廣告所誘

者幾希見仁為仁見智爲智烏足駭乎哉（答蔣雨塘）並附錄寄洞天偈語如下

醒了醒了　不久便老　臨事而懼　從吾所好　博衆生歡　免諸苦惱　明性見心　撫掌大笑

會友題名

周序典字仙裳江蘇常州府江陰縣人江甯正軍醫官住南京第九鎮司令處

李　煒字雲年江蘇蘇州府吳縣人杭州醫會總主撰住中板兒巷醫學新報社

秦寶璞字少泉江蘇江甯府江甯縣人年三十歲住省城信府河

黃海漁江蘇江甯府江甯縣人住省城藩署對門

孫竹銘江蘇江甯府江甯縣人仕南京城內

周采卿字惟明浙江甯波府鄞縣人年三十一歲現住上海三馬路西首大甡堂

羅端穀字煒彤浙江台州府黃巖縣人年二十七歲住東南鄉橫街百花廟前

王　彬字小石江蘇蘇州府吳縣人年四十六歲現住南京天青街

徐維楨字墅薌江蘇鎮江府丹徒縣五品銜候選主簿年四十三歲住廣東會館左首

卜世良字善夫江蘇揚州府甘泉縣人兩江考醫給憑年卅七歲現住鎮江聖壽寺旁

羅　傳字子安浙江紹興府山陰縣人年三十一歲住本籍墨莊

論說

醫學公報發刊辭（續）

王楨

矧夫醫雖小道種族之强弱國權之隆替係焉是故考驗體質防護疾病則學堂不能廢醫救死扶傷臨難有備則軍隊不能廢醫檢查食品以重衛生則警察不能廢醫輪舶往來防範疾疫則關隘不能廢醫檢視死傷推求所自則審判不能廢醫調護罪囚愼重民命則監獄不能廢醫此外如鐵路礦山各大工塲有需乎醫者殆不可以僂指惟其如是故東西各國皆以此爲獨立機關國家咸不惜鉅貲設學培才以爲國用如在內地商塲及通商口岸有開設醫院藥房等事必先經本國醫官之取締斷不容以無本之醫學濫竽其間也而以觀於吾國則外人教會之醫院遍佈於域中外人開設之藥房林立於市肆而英人且於我北京設立醫科大學至以輸入智識救濟人命爲詞至於我國達官貴人偶染微疾則往往以鉅金延聘西醫且曰中國醫生殺人者也西醫與人治病庸何傷而民間之於教會醫院亦羣贊爲仁術善舉趨之若鶩焉噫以堂堂中國無一良醫而競以至爲寶貴之生命付諸外人果誰職其咎而誰任其恥耶不寧唯是吾國以醫學不振之故如陸海各關之驗疫紅十字會之入會戒煙藥物之檢驗嗎啡莫不假手西醫致因是而貽鄰國之笑柄啟他族之戎心者其事亦不可勝

數其尤甚者則如曩年南昌江召棠之案九江英捕擊斃華人之案其爲自殺人殺有傷無傷雖經華官之反覆檢驗皆不足取信必經西醫勘查方能定讞即此一端外人已在在侵我主權致官民之慘遭毒手者幾於無從昭雪吾國醫界不於此時同謀競化昌明其固有之醫學爲扶植主權之計而徒事好異矜奇以博個人之虛譽也其亦闇於大計而不免於外人齒冷也已

今者設有人銳意更新將束縛之馳驟之以一日千里爲希望其志趨之遠大固不可厚非然獨不計吾黨之士知新學者幾何人知舊學而兼知新學者幾何人而祇知舊學者所在皆是能人人盡棄其學而學焉乎吾恐其阻力之所及不止一端或則望而生畏裹足不前或則新知未得舊學轉荒或則一知半解動輒得咎噫前途惡果可爲寒心與其博虛名而受實禍孰若實事求是之爲愈也善夫張文襄公之言曰中學爲體西學爲用識時務者爲俊傑吾安得不崇拜之此則本報之宗旨也

頭爲諸陽之首辯

王蕙臣

中國醫學以陰陽經絡爲提綱挈領西國醫學分動靜脉管曰發血管曰廻血管名稱雖異其實皆是人身氣血往來流行而已氣非血不榮血非氣無衛故一呼脉行三寸一吸亦行三寸呼吸定息脉行六寸一晝夜凡一萬三千五百息脉行五十度陰陽各

廿五度分手足十二經交相遞行週而復始手三陰由胸走手手三陽由手走頭足三陽由頭走足足三陰由足走腹卽西人所謂發血廻血同一意見自古相傳手足十二經六陽上頭六陰不上頭則頭爲諸陽之首故能禦寒人遂誤謂六腑之病上頭五臟之病不上頭何不思人身百體無處不分陰陽豈有六腑之陽上頭五臟之陰不上頭乎若必謂諸陽上頭於十二經內之陽則可於十二經外之陽則不可嘗思眼爲肝竅耳爲腎竅鼻爲肺竅舌爲心苗唇爲肉之餘屬脾齒乃骨之餘屬腎華池之水又通腎經攷之目經一書眼分五輪如大小眼嘴屬心小腸爲血輪白珠屬肺大腸爲氣輪黑珠屬肝胆爲風輪瞳神屬腎爲水輪上下眼胞屬脾胃爲肉輪由是觀之所謂眼耳鼻舌唇齒皆生於頭下通五臟之陰而謂陰不上頭只可從十二經之陰而言未可以一概論也或謂頭與身腹俱分陰陽上下貫通並無偏廢確有明證惟血脉一道可謂陽脉上頭陰脉不上頭矣而孰知猶爲未然人之血脉流行於手足十二經之外又有奇經八脉卽衝任督帶陰維陽維陰蹻陽蹻今第據任脉一經而言任脉爲陰脉之海起於會陰至於承漿儼然陰脉亦上於頭從可知謂五臟之陰不上頭固不可謂屬陰之脉不上頭亦不可惟謂頭爲諸陽之首僅在十二經之陽脉則可未識高明以爲然否

新舊醫學之氣血談

何憲人

天無曙則長夜物無偶則不生盈世界萬物之種類莫不有兩兩相對互爲倚畀之用人類亦然以名稱言則男女是也以形體言則柔軟之皮肉堅硬之骨骼是也以物質言則流質定質有機無機是也以氣化言則冷熱邪正通塞常變是也以生活言則有形之飲食無形之空氣與氣血爲消長是也他姑不論請言氣血夫氣血非關係人生健康疾病生死者乎氣無形體者也血有形體者也天地間無形體之物恒藉有形體者以爲體有形體者恒藉無形體者以爲用氣行則血行氣無血則浮游氣滯則血滯血無氣則潰決二者兼資斯體用並備故氣血二字爲絕對之名稱而又居絕對之地位（血之機關在心氣之機關在肺同位於橫膈膜之上爲最高級之臟腑）嘗絕對之動作者也（中醫有言曰氣爲血之帥血爲氣之航西醫有言曰氣體有交流之作用）論者謂西人醫學素精而於氣學亦日有發明何於病理上無屬氣屬血與氣血並稱之名詞藥物上亦詳於治血之品而略於治氣之品得毋誤歟曰是不然西人長於解剖故重實驗有形之血不與無形之氣並稱其言氣也重在呼吸器與空氣之關係（人無呼吸即無生息是故呼吸空氣之重要尤甚於飲食數倍焉） 凡肺體之氣胞皮膚之毛竅及各組織毛細管之間莫不有此氣充實之（分內呼吸外呼吸二種）以行其交流之作用而變換血行器之炭與養也若中醫則素無解剖故重理論其言氣也

曰肺主氣猶言氣之機關在肺也曰肺爲宗氣又主皮毛猶言肺爲氣之中樞皮膚之呼吸假肺之呼吸爲呼吸也曰肺朝百脉猶言全身氣血並行由氣胞行交流之作用無微不至也曰肺主治節通調水道猶言肺氣調節則皮膚之汁腺通而泌尿器之作用有常也（近讀丁氏叢書謂麻黃能開肺發汗而亦有利尿作用即此意乎又舊說謂開鬼門潔淨府其義亦同）惟肺爲氣之主腎爲氣之根肺主出氣腎主納氣數語似未完美蓋出氣即呼氣之謂納氣即吸氣之謂呼吸既屬於肺與皮膚於腎何尤況腎臟僅有泌尿作用既非藏精之所亦無納氣之據（惟中醫謂腎爲水精之母西醫謂腎臟之搆造系髓質皮質兩種合成或者如消化器之一面吸收營養分而一面排泄廢料亦未可知）意者精髓不足之人（如老年或患肺勞者）肺臟衰而氣質交流之力量弱不能暢行於至下之毛細管（毛細管即孫絡又古之養生家有按摩丹田法其收效或亦在此）與骨質之間故覺身軀重墜呼長吸短或動則氣逆時甚時減（舊說謂納氣在腎藏精在腎骨屬腎諸說誤其名而復誤其形者而其理由則或尙相通乎）故中醫治元虛氣逆症必參用重墜鎭攝之劑殆即假重鎭爲壓迫以助其深吸乎反是則爲實邪壅阻（如痰水瘀食等）其一部分之組織內亦不獲得氣質交流之作用（如胸腹脇肋之痞痛）因而波及於肺系而覺呼吸困難故中醫治法必主

疎通開散以解實邪殆即以瀉爲補假開散爲交通以助其深呼乎故蒙以爲氣血二者可並稱亦可合稱方其壯也則發育充足體積膨脹機能敏而皮膚之抵抗力强外界之刺激不易得而變更之其病也發源於局部潰決於全身患在筋膜則癥着一處有形不移患在氣胞則流走無定按之不實至於西醫之於一切氣窒症（如氣閉縊死溺死悶死等）用人工呼吸法肺癆之用空氣療法則尤視中醫爲精且謂氣之機關雖屬於呼吸器而其管鑰則中腦延髓主之（如從高墮下或跌打等驟然氣絕者皆延髓破損之故）則尤爲中醫所未能發明者惟中醫重理想而尚神化故隣乎臆斷失之空泛惟西醫重實驗而能確切故的實可憑竿頭日上學說互異斯論治不同耳雖然吾聞遊學東瀛者謂歐西內科之治法亦尙幼稚中土相傳之古方不無可採夫人命至重病變萬端背道而馳焉能取效故知中西學說雖異其事實上必有殊途同歸之點可斷言也語云他山之石可以攻錯又曰物競天擇優勝劣敗竊願學者本此意以爲之庶擇長舍短無黨無偏以同進於文明也可

爛喉痧補贅

陸元復

閱本報第一百零五期載有同門兄道生俞君爛喉痧贅言一則其審症如燃犀燭怪用藥有格物精思眞所謂心有靈犀一點通矣惟俞君所論譬之救焚多在燎原之時

不在星火之候故於初起治法猶未言及也然喉痧之緊要出入於初起時大有關係病家不明病理往往憂喉而不憂痧卽在醫家有素不理喉科者少經歷而昧次序曾有後先緩急之未辨統以白喉忌表奉爲準繩不知喉痧非比白喉其始全以透表爲先達痧爲急若忌表則痧將安達痧不達則勢必毒陷於內盡趨咽喉而喉患於是乎殆矣故余遇此症初起必先與疎表提邪引其毒以防其陷如荊防大力葛根梔豉等輩屢用獲效其加減則熱毒甚者兼佐涼化以解其熱汗液少者參入清滋以助其汗涼化如犀角銀翹之屬清滋如石斛冬地之類至於輕重順逆諸多變幻陳氏疫痧草論之綦詳可參閱也故雖病體不一有外感內發暨稟質强弱時令燥濕之不同然苟臨證權衡用之得當自可轉逆爲順轉重爲輕設有悞於因循邪盡入裏提之不及達之不能須急用焦頭爛額之客以直折其火如俞君所論是也當今新理日闢東西醫以喉痧有實扶的里之病菌近用血淸注射此亦引毒防陷之法惜內地尚未通行不得不仍從湯劑以備後患蓋以喉痧一疫雖古無其名實已有其症王孟英溫熱經緯引倪氏說仲景陽毒一條卽後世之爛喉痧耳可知喉痧本非創有不過於癸卯歲爲獨盛亦猶之去歲己酉之多痢耳及觀仲景立方陰陽二毒俱用升麻鱉甲卽此升麻一味已寓引毒防陷之意後人治病師其意可也然余之所補皆俞君意中事而俞君

因限於篇幅未暇詳及故余又爲之代贅也

醫　案

黃滿榮治驗一則

黎庇留述

沙頭鄉黃阿溪其右足中彈子傷腳眼高二寸餘三里穴外臁骨處爲鎗彈飛去其骨寸許洞穿外臁骨一穴流血成盆不止痛楚不可言狀卧不能動全身之血因此流溢殆盡幾無生理每舉其足則下截垂低若懸一物然粵中外科之大名者醫皆罔效乃延黃滿榮診治審其脫血傷陰是以大渴陰竭無以養筋是以牙關緊閉脉微細如一絲者陰亡而陽無所附麗是爲陰陽氣並竭宜其形容枯槁狀若死人時手僅知鎗傷當除火毒以通套藥治之而大局不顧詎知清涼活血則虛不受攻日重一日由其未識病源也滿榮入手卽以藥膏敷裹其瘡口外用白鐵扎硬日易藥數次內以大劑四逆湯重加人參以鐵開其口灌之越宿頗能開口則筋脈畧得養也先以粥潤其胃病家喜其有轉機也求匄醫滿榮曰未也須再息心研究細審其病機何若見其晚間全身躍起數次每躍則搖其傷口流血不了雖有妙藥亦湧去沈思得一法先令其身勿躍而瘡口乃有下手遂以大繩縛其身傍以大石則欲躍不能也又以大繩懸其足以輭物墊之令其舒服由是以大劑附子湯當歸四逆湯等與之藥肆亦大駭異數日視

瘡口其骨之碎者腐而自脫出則藥力到也于是將其外臁骨接正每日換藥膏敷扎妥善多服大溫大補之藥胃氣漸進日以生鷄白鴿鷓鴣班鳩之屬加入北芪生羌等以羹濃粥兼飯食之神氣漸長肌肉漸生月餘後遂能立能行惟此患足縮短寸許而行動仍無碍也余問曰有云接骨以古銅綠然乎滿榮曰否否全藉生氣貫注肌肉之生長亦藉生機以流行此骨雖洞穿寸許但上下皮肉俱有生氣得全身之生機流暢自能相接上之生氣與下之生氣藉皮肉以爲之合則鬬笋處天衣無縫也假令骨折兩處則中段已成枯骨上下不接不能相生相合矣其手法如此其經方之神效如此張隱菴云能醫傷寒乃能醫癰疽況鎗傷之險者滿榮亦讀長沙書而有得者也

梅詠仙治驗一則

朱丹溪先生治婦人脬破用峻補之劑而薛立齋分出肝腎陰虛用六味丸肝脾氣虛血熱用逍遙散等方主之觀二賢治法合則善析則偏醫家治脬切勿拘泥當憑脈理以支配之而後可收治脬之效果也敝鎮有姚姓漁婦年近五旬氣血已弱於戊申春間身患脬破遺尿一症下體重墜行步蹣跚日夜淋瀝不斷初延他醫診治大抵多用利濕之藥兼清肝腎之熱法非不美意非不良然虛損之體非補不效後該漁婦誤入迷信一途許愿求籤媚神佑護如是者因循一載有奇肌肉大削中氣愈虛腰脇作痛

面色萎黃而病狀更增劇烈奚延至今夏躡門乞治予細切脈象覺左尺無力右寸關濡細按之脈經濡主陰虛細爲氣弱氣血不足不能攝納膀胱瀦癈因之開闔失司且據該漁婦云自十九歲于歸後至四十四歲中間共產八胎每產坐草極早收生婦用手探取言之未終而治理得焉意必膀胱受傷氣血未能恢復兼之連綿產育衝任大傷況又操作勞苦日積月累一身氣血安得不交竭乎即證之脈理病情亦若合符節遂以補中益氣湯合錢氏六味丸參用之果中嚆矢第二次又來覆診見其神色轉花行步稍便而脉亦稍有力漸得門徑仍宗前法加減數味次第進步而脬乃完固還原不半月霍然痊愈此雖病者之幸而亦予之得意治也錄之以供衆覽

糾正

傷寒論校勘記（三續）

辨少陰病脉證篇

少陰病得之二三日口燥咽乾者急下之宜大承氣湯

病只二三日證只口燥咽乾何得便云急下柯韻伯於二三日句下加不大便三字

亦未嘗傷寒下不厭遲不大便僅二三日而證又屬少陰亦斷無急下之理

辨厥陰病脉證篇

傷寒始發熱六日厥反九日而利凡厥利者當不能食今反能食恐爲除中食以索餅不發熱者知胃氣尚在必愈恐暴熱來出而復去也後三日脉之其熱續在者期之旦日夜半愈所以然者本發熱六日厥反九日復發熱三日并前六日亦爲九日與厥相應故期之旦日夜半愈後三日脉之而脉數其熱不罷者此爲氣有餘必發癰膿也

厥陰之厥熱往來與少陽之寒熱往來其往來皆在數時之間斷無相隔數日之理今云熱六日厥九日復熱三日於理未合且傷寒是猝暴之症病至厥陰尤暴之暴者也何以熱六日厥九日如是遷延而不死耶既遷延六日九日矣何以不急施治必須診視三日徐徐俟其自愈耶既愈矣何以又須診視三日不爲斡旋徐徐俟其變證耶此眞不可解者余意日字當是時字之誤按桂枝湯方下註語有周時觀之四字此熱幾時厥幾時正是周時觀之之法一日十二時九六得十五時再加三時正得一日半之數期之旦日夜半愈者卽就一日半後之數小時中而言早則今日之夜半遲則明日之平旦當無不愈所以甚言愈期之速也蓋猝暴之病其轉機只爭旦夕之間斷不能遷延時日且雖得轉機而向愈猶當急籌善後之策以冀全功

故復於愈後三時中脉之如脉靜身涼病機方爲安穩如脈數而熱不罷知血分已傷必發癰膿之疾當於此三時中預決病機而防未然之患此正仲景救人之熱心無一時之疏忽也今將時字誤作日字反成迂緩不近人情之妄人矣大抵本篇凡言熱幾日厥幾日者日字皆當是時字叔和不能更正致仲景周時看護之法隱而不傳惜哉

傷寒六七日不利便發熱而利其人汗出不止者死有陰無陽故也

發熱而利汗出不止今是陽盛亡陰之象此云有陰無陽非是大抵是傳寫之譌當正之

（未完）

檳榔疑問

陶隱居曰尖長而紫紋者曰檳圓而矮者曰榔出交州者小而味甘出廣州者大而味澀是明明檳與榔分兩種兩形兩味兩性矣何今之醫士所立方統曰檳榔今之藥舖所配售亦統曰檳榔未聞有檳與榔兩別者此豈陶氏子好爲奇異而故作分判歟抑亦醫藥家不加研究而相因差謬歟一傳一誤誰是誰非心甚疑焉余心雖疑　諸君是明故欲破余心之不疑不得不求　諸君之高明

慈谿徐寶琮楚材敬叩

社友公評

正副會長問答辭

疊承諸代表函詢正會長蔡君模稜兩可其意何居及本會現在情形囑從速明白聲復以釋羣疑爰將上月二十三日副會長王問樵與蔡君晤譚各節編作問答辭如下

問王近聞周雪樵丁福保二君時常到期談話及余逢期侍診偏又不來外間紛紛謂丁見報事不佳擬推歸周君接辦并有合辦中東醫學會之議敢問周君所辦者爲該會之報抑我會之報

答蔡 周君去年在京時已擬糾股辦報每股計銀五十兩曾函囑代招數股彼時我會需款甚繁安有餘資認股故未允所請此番丁氏之報原因相激而成送報兼免郵所費已屬不貲恐難持久自願推歸周君續辦周亦欣諾有啟事登諸丁報大約不贊成公會公報北京有醫會自應歸北京出面與我會無干聽之可也若中東醫學會雖二君提議數次余以捨其已成求諸未成不願贊成已囑二君作罷總之余只知祀定中國醫學會五字公會倘在可否之間餘更非所願聞矣

問王顧鳴盛之總編輯丁君再三說我師所用然何以不令駐會却仍在丁寓譯書且所出之報又未指明是丁是蔡其一應新水報資究歸何人承認

答蔡大會後因擬籌辦講習所曾交付洋蚨五十翼作爲開辦之費詎丁新報出版後硬以二十元劃作顧君正二月薪金餘爲登報之用余聞之愕然良久汝亦在座諒早聞知幸此外猶未提及不知究作何了又丁報第二期附刊之脈學精義業據南京濮友來函云是紹興何廉臣底稿其脚氣病研究又屬丁君自己手筆吾不知其何以必欲借用余名也前者大會時丁曾揚言凡醫學世界汪惕予之作皆顧所捉刀此語會友皆聞之今若此殆欲使余做汪惕予之替人或者俾顧鳴盛可藉此索取筆資耳子毋言試觀其後

問王近來外埠函告各處接蔡函甚夥語涉偏私情知是假但今日以假亂眞必將來反眞爲假眞假不分易滋淆惑敢問有說以解之否

答蔡大會至今計僅發親筆數函非特親裁並用余藥方繕寫（中有蔡硯香次子小香診之紅印並逢三五八十日爲期等字樣）預知有人揑名特暗做標誌藉杜頂冒之弊非此爲假信可知無庸再辨如李鶴翁第一次覆信與我信語意不謀紙亦異樣凡如此類而欲其不矛盾也得乎

其交涉也廻憶戊申正月　先生因就聘太原兩次踵門商報事弟感先生之誠不惜犧牲一身號召同志競謀扶植交督時心心相印除舊報外無長物惟總理蔡君曾出洋蚨三十翼允作開辦之費餘俱責償於弟而先生不之問也所慊者力綿難勝求援于會衆乃創有糾股合辦之議差幸我會衆鑒予苦志允共輸貲始獲爭存於今日故雖有叢編之刋而各友志願要皆在擁護醫報而非斤斤於索償也該報屢遭挫折欲振無由人或以寡信責我者夫烏可辭惟是爲　公請命仁者優爲苟類以苛歛爲詞曲加之罪是此後提挈社會要必如晏子毀家紓難方爲得體不然如弟之硜硜安免爲旁觀所揶揄也耶況公報不成於先生無所益即幸而成於先生亦無所損以先生之明猶不獲曲諒愚衷轉使人有所藉口夫復何言夫復何言近讀驪唱有期竟趨難遂爰傾積愫以冀垂聽其近況若何還乞惠我數行俾獲報命於社友爲幸甚臨楮依依望風汲汲謹此順頌

文祺諸維　亮照不備　　社晚王楨上言　　正月廿七日

條駁丁氏醫學報同人覆函

此函無論是否出于貴社經理王問樵之意恫嚇要挾無不大謬然也僕爲公報全體之代表報中公事例有執行之權屠某含血噴人斥會衆皆非

清白公報發起人散處各埠函達需時公事公辦具公函藉伸公論何謬之有不日鄙人有常州及南京之行君等坦白于心何畏乎恫嚇要求耶

非若貫報之任意揑名也

公會公報爲會友正名及要求公權而起加一公字於本會無所損於鄙人亦無所益凡夙著勤勞願任分銷公報者均應列名發起以博隆名並未謂公會發起皆仇視本會之人也如何君憲人爲足下補習科弟子周君雪樵又爲爾引爲同調遵命删除原無不可何所謂任意揑名也君等仇視諸發起無奈之何而欲以僕爲衆矢之的任情羅織要無非淆惑衆聽使彼等反戈相逐亦如蔡周之墮汝術中乎自欺欺人抑何可笑

間樵果能戒烟以杜多口敝報同人頗爲贊成

僕少也多病習醫原以自衛染煙癖一十六年到滬諸友皆知之無庸諱言明詔衆頒戒期愈促勸勉諄諄足徵愛我之厚但或吸或戒均僕個人之事何煩引證硬扯入公會問題之內誠如君言則各王公大吏未經戒除煙癮者皆不得以人格待之矣況犯此不僅僕一人而今獨專攻乎僕謂非羅織而何

其辦事之成績不過三十餘期之報紙印刷費約四百元足矣非假公濟私而何

誠是誠是貴報第一期亦載明每期二張需價十五元僕另九期後每期共印三張(照丁開之價每期三張需洋廿二元五角矣)如云三十餘期合算需共洋七百元之譜收支統計表僅開一支印報工料及另件合計洋四百八十七元四角錢五百六十六文(上年實祇出報廿七期)所謂假公濟私者何在餘詳該單內一覽而知噫丁欲軋人之賬不自掄算反報少數爲多數愚蠢極矣此等揑誣之言與屠友梅如出一口不必函詢早知其隱諺云毀人不當甚於譽吾特以之深謝丁君

三謂問樵借醫會巧立名目確證尤多云云

如君石崇之富大可免求助于人應無名目可立敬與足下約以後尊著各書能一律分贈同道者最佳否則或減取半價以餉醫林幸勿效僕之斂財營私使旁觀有所藉口餘事早共見共聞何勞搜剔此等妄人眞不值識者一笑

敝報同人已將查得之實據藏以待質聽候查辦并可代擔其責任非誣蠛也費神之至但既有實據到此地步豈尚不屑盡情傾吐耶愼言其餘君子之風忠厚待人洵不可及

因屠函一秉大公故照函直錄

公事公辦鄙人亦祇爭一公字他無所求也既肯一秉大公何苦將公會公報深惡

通告書

而痛絕之耶自相矛盾尙思掩飾

貴社同人聞不過十人以問樵爲魁彼之所謂公非我之所謂公也

然則貴報業有幾人耶胡勿將敝社十人姓氏明白宣示僕尙難定其數而閣下料事如神明見萬里的是妙人然苟有十人尙可勉持只怕僅何家父子及某某二君耳可爲奈何君之所謂公大約必如張君筱村輩（大會時曾派張蔣二君爲監票員故云）所述攙入選舉私票十餘號冒舉足下正會長而始是否則皆非也

若果能如本會之不收贊助費不收義務費不加收會費公公正正辦報敝報同人非但爲之更正并當極力揄揚以存公道

有會必有費無費即無會公私所由分也敝社都是窮漢非足下勢餤滔天可比聚沙尙難成塔越俎愈覺扯談貴報欲濫收會友不科會費要猶是汪會之前車其發達眞可翹足而待快請自爲揄揚敝同人不喜佔此便宜無煩足下呵脬也

案蟻之慕羶蠅之逐臭犬之嗜糞蓼虫之食苦見仁見智各隨其人之程度而異各會員之遷喬入谷各行其志無庸代謀

數語駡盡公會發起人吁文人之筆可畏也後之悔議者謂不爲僞書所誘而惡語所駡者幾希如君志向大程度高小子等安敢仰攀　（未完）

中國醫學會同人公布

啟者本會評議全部十六人去冬大會即晚開評議會時計僅洞天及張王濮何任李蔣藍等九人所議各節除洞天廉臣允可外在座諸員都緣言語不通翌日全聚招待室覆議旋在簽名簿上註明均不承認四字諸友皆見之風潮之作原因在此有誤以另立公會爲王君主議者抑亦誣之太甚矣近觀各報登有二月初五開辦講習所並敬贈醫學報三個月云云大約悉丁之主謀敝同人概未與議且聞衹到二生該所亦尚難實行至云醫學報向由諸同志分任編輯自全體改稱公報業出至一百廿九期仍在三牌樓原處發行每月兩期每期售大洋四分照常購訂並無分贈之說茲藉杜混冒起見正告各會員嗣後凡丁報一應啟事無論是否爲蔡君主議既未取決多數敝同人例不遵行以昭公道如諸君或有疑義不妨逕行函詢敝同人不論伊誰皆可代爲裁答以示無欺至公會問題刻仍請蔡君主持全局擬即實行一切詳登公報購閱自知恐多悞會特再聲明此布

本會副會長王問樵　評議員張筱村王囍臣濮鳳笙任養和李鶴訪蔣雨塘藍月恒唐乃安李幹卿林先耕劉鑑三黎天佑嚴富春等公啟

醫學公報　本社廣告　庚戌二月十五日

中國醫學公會稟請江督立案由

爲國醫退化公認維持組織會報結團體而副新章環求賞准立案事竊以日本維新首重醫學英廷變政先講衛生新理新法日出不窮朝登報紙暮達通衢與國醫之故步自封蹶而不起者大相逕庭職等忝立醫林少知愧勵各埠創立醫會寔事講求竊恐限於一隅見聞不廣難踰天演淘汰之範圍爰籌經濟在滬先織醫學公報以發明理想交換智識爲內容求競存於歐化東漸優勝劣敗之世界一紙風行爭相購閱伏讀修律大臣法典草案內載凡爲醫者未受公署許可處以相當之罰金職等聞知愈加奮勉公擬課題分寄各會顯資考鏡隱副新章甫及月餘收繳多卷具見共賦知能同謀進化但區域較廣函件往來輒無歸束職等公同商酌在滬更立醫學公會爲各友質疑問難信息交通之關鍵公請上海著名醫士蔡鍾駿主持全局並旋就本籍調查勸令醫界鋭志改良力求寔際與他種之提挈社會引導國民者性質不同所需經費已於開辦之始由會員擔認解囊不敢稍涉舖張致滋擾累寔爲振起醫風愼重生命起見繕就章程十條理合附呈

大人鑒核俯賜批示立案以維公益而澤蒼生寔爲德便望　光上稟

本社啟事

正告全體會員

啟者丁福保籠絡各員意在另創中西醫學研究會（係觀所出之第三四課題自知）該醫報一應廣告僕等概不與議斷不承認會中公事請諸友悉按向章辦理勿爲動搖是所切盼　中國醫學會正副會長蔡小香王問樵暨評議員十三人仝啟

特捐申謝

頃承王小石君續捐公報刊費洋四元趙偉庵君二元王仲康君四角合併申謝以誌高風

收繳會費姓氏錄

劉達人　曹桂舫　朱鹿生　刁星軒　黃愼齋　崔少堂　楊伯雅　殷伯衡　萬朗齋　江石生　孟壽仁　丁安甫　王蘭遠　（各二元）

條駁各處所接蔡小香僞函

謹啟者向蒙不棄共持本會得至今日感甚感甚

措語亦甚明白但公會諸君仍請主持全局亦何嘗棄之

鄙人承周君雪樵之後極力維持所費雖曰不多亦有一千餘金

先哲有言曰善欲人見必非眞善蔡之認捐多少業早分載第九十七至一百二十期本報稽查極易何勞一再申明

而內容則尙無可觀之處

偌大一個醫總會擔認經濟談何容易兩年僅費千金其局面如何得大外貌尙然未備而欲其內容可觀也得乎此寔不知輕重語

故於去年開大會時謀諸同志思有以擴張

同志殆指丁何二人言擴張殆指醫學講習所而言

而經濟一事總以不至浮費爲是

說得甚是冠冕然爾曹貲請總編輯串開講習所以及贈新報登廣告等等變本加厲浪擲多金並皆歷來未有之開支謂非浮費而何

向來出入均係小徒問樵王君管理不料於大會時竟無淸賬報告鄙人不以爲然因另請書記會計二人以淸眉目

會中財政例有會計員管理本會接辦以來職此者始爲邵君孝荃（周雪樵之徒）繼爲許君慧庵（許菊泉之侄）終爲戴君惕吾（蔡君之好友）迨去年八月戴去而

鄙人亦離會所所事皆蔡自理鄙人概未與聞矣至淸賬報告更非鄙人分內之事况按季彙告業早詳載報中更將何帳報之以淸眉目乎所云另請書記會計二人更屬扯談目下駐會祗江友一人不過丁則暗渡陳倉時來討信耳

小徒於是大拂其意各會友處妄言丁何二君反對致起風潮有另立公會之謀

此節張君筱村箴言之已詳參觀同人公布書更形明晰何容再肆鼓簧

然鄙人未能忘其舊照小徒如此輕舉妄動殊屬太不經事

埋怨得是但何必桃僵李代妄誣無辜耶

况補出報告從前開支不無浮費且於鄙人處取去之款亦不列入不知是何居心

會中支款按月開單照領僕祗擔授受之嫌旣不支薪又無津貼蔡則又向無半文存會所需餘款亦皆僕所捐充(亦分載前後報中)試問正用尙不敷那來浮費至

報告收支統計表明是醫學報館一部分之賬丁必硬扯入會賬之內何苦如此糾纏無怪屢以財政問題四字爲詞也其居心眞不可知

况觀其預算表年需二千餘金尤爲不合

然則決算究需若干金怪不道蔡之捐項都變浮費了

(未完)

會課緩曉之原因

諸君去冬之課藝除每題各選十卷業賫呈　督轅備案并請迅賜評閲外一俟該卷給還卽行揭曉其凡逕寄會中之各卷已悉數爲丁携去無可索回一任其裁處已也爰將送呈　憲閲各卷之姓氏列下　林大燮嚴國政袁焯周漢紳錢祖繩俞本立唐守經陳濬趙俊盧則鍾韓雲鴻徐澍蓉邱純買鎰梅舒蓴張光裕雷應運劉自開俞寶琛高尙謨萬以增(春課派四人分値其題目業已寄到准下期發表)

催繳本年報費

諸君閲報有年向蒙照例先惠藉資周轉今年由同志改出公報成本較鉅加之逐期郵奉費更不貲務請同志諸君仍照前惠寄訂資共謀噓植其上屆之報款未清者乞速如數惠繳以清前欠衆擎易舉幸勿靳此區區爲耑此佈聞伏希　垂諒

會友題名

劉崇勳字達人浙江寗波府鄞縣五品銜廕生候選主簿年四十二歲住天封橋下

胡蒓香浙江嘉興府平湖縣人年四十歲現住上海二馬路西首誦清藥室

陶文荃字寅康江蘇太倉州嘉定縣人年四十一歲現住上海大東門內火神廟

徐蔭椿字竹書江蘇江甯府江甯縣監生年四十一歲現住揚州南門外大街

錢寶善字楚卿江蘇揚州府寶應縣人年二十七歲指分安徽巡檢現住揚州

論說

祝醫學公會成立黃歲

梅詠仙

今上御宇之二年即醫學公會開幕之首年也夫公會之報曰公報衆謀僉同不偏不倚保存固有之國粹標立後學之準繩其議論之倜儻文章之英銳閃閃焉有光鋩勃勃焉有生氣羅五大州各報覽之孰有過於此者耶幸矣幸矣生今之世而得觀此報之內容也爰是搜索枯腸抽毫綴語貢獻於吾醫界大偉人之前其辭曰

中華醫術肇自黃農研究造化暮鼓晨鐘苦心煞費煆鍊陶鎔陰陽虛實其道深洪說理之精駕夫西東一字一珠超出凡庸標示千古誰不信從義明辭達後進所宗生理解剖豈乏良工華陀刳腹仲景穿胸三代迄漢斯學尚崇降至後世海禁開通好異之士揚西抑中拾人牙慧無補瞶聾幸有長者力挽頹風不辭勞怨接軒歧蹤普救衆生經旨猛攻保存國粹獨賴問公問公乎問公乎公報已告厥成功如雷之貫耳聲響之隆隆天下蒼生俯首拜呼嵩吾書數語兮紀念宏業遙寄郵筒

中國醫學公會序

戴穀孫

高保衡序內經謂黃帝以理身緒餘治天下程子謂善學者自一身以觀天地若是乎大而政事精而哲理無一不導源於此身天下者身之積也天地者身之蘧廬也人人

醫學公報

愛其身而天下平人人不能私愛其身勢必推愛於他人而天地位矣老子曰吾所以有大患者爲吾有身身固我之大累也負此大累而思捨而去之者此佛老之教也負此大累無由捨去勢不得不謀保全者此岐黃之敎也夫我之所以爲我者豈因此身爲生滅者耶而既已有身居處飲食以養之士農工賈以安之利害榮辱以動之名敎綱常以齊之芸芸者皆已習爲固然而忘其故我矣自達者觀之以萬物爲芻狗天地亦甚不仁而聖人則爲平情之論曰天地之大德曰生無生不復成爲天地今吾既被天和食地德矣應若何貴重顧藉而後可以答覆載之高深故生理不可以不明而衛生不可以不講也然而陰陽之消息氣運之推遷臟腑經絡之所存苦欲補瀉之異用非常識所能普及勢必歸其權於最少數之人而於是乎有醫學焉醫學不知起於何時世以爲始於岐黃者非也觀內經鬼臾區已有業斯十世之語則知不始於岐黃蓋至岐黃而始昌明耳其時結繩爲治文字未備口耳授受至戰國而後有內經行世故內經者言雖岐黃之言書非岐黃之書流傳失眞在所不免醫門九經此爲第一而尙不足以傳信其他何論故中醫汗牛充棟之書雖有精言不無臆說列道而議分徒而訟鼯閣二千餘年於茲矣慨自西醫發明始得他山之助此正醫學過渡時代也而予獨深惜夫古之名流如金元之劉李張朱明季之趙張李喻近代之葉薛徐王皆具過

人之智識抱進化之思想何不一生今世合中西而匯其通捨短取長著一純粹完美之學說保已有之國粹示後學之津梁也戊申秋晤蔣君雨塘於騏江得悉蔡王二公創立醫會刊行醫報參合中西交換智識乃知劉李張朱輩今世未嘗無其人而予之奢願將於是乎償之去冬大會時新舊衝突幾致解散諸會友極力維持久而後定天下事不見盤錯無以別利器不經薄蝕無以發奇光世界文明殆無不由競爭來也茲當公會開幕之始爰將醫學之關係生平之奢願與斯報之得以公立者約略言之若此

論伏氣温病是伏熱非伏寒

嘗憶兒時爲搏雪之戲兩手反熱如火又按西人以冷水浴身能使皮膚亦熯精神煥發乃悟熱爲寒壓而生反動力之理因得冬傷於寒春必温病之正比例蓋冬傷寒邪身中熱度驟爲寒壓血內汗穢無從發洩則就最弱之一部而釀隱藏之疾病延至來春寒氣既退陽熱得令鬱之久而發之暴則爲温病矣若冬行春令不待來春即發使爲冬温矣此乃人身熱度縮漲之理內經所謂有勝必有復也王叔和以爲寒毒藏於肌膚化而爲温夫寒毒何以化温又何以藏於肌膚而不覺耶謬妄之論吳又可固已辨之然遂謂無伏氣温病則又不可吾直斷之曰伏氣温病乃熱邪之伏非寒邪之伏

則名正而言自順既非伏寒則辛溫爲不當用既係伏熱則辛溫尤不可用今之以柴葛羌防治溫病者大抵皆伏寒二字誤之東垣曰冬傷於寒者冬行秋令也當寒而溫火勝而水虧矣又云六陰用事於冬陽氣在內宜周密閉藏反勞動而泄於外至春之時生化之源既竭木何賴以生身之所存者熱也時強木長故爲溫病此二則從內經立說深知溫病爲伏熱非伏寒不關叔和而叔和之謬自見宜爲喻氏所推許惟不知伏熱由於寒壓病溫由於反動故有冬行秋令當寒而溫之謬論果爾則內經當云冬傷於溫不得云冬傷於寒今云傷寒病溫明是寒壓反動之理東垣不知立論遂多穿鑿宜爲王安道所譏安道曰寒者冬之令也冬感之偶不即發而至春其身中之陽始爲寒邪所鬱不得順其漸升之性然亦必欲應時而出故發爲溫病此殆知寒壓反動之理者立說雖未暢明而較東垣爲優

又按感非時暴寒而爲病者其證皆屬於熱亦即熱爲寒壓而生反動力之理受寒愈深則壓力愈重壓力愈重則反動力亦愈猛故證雖起於寒而斷不得作寒治經云人之傷於寒也則爲病熱傷寒大症且然而況四時雜感之風寒乎故仲景治傷寒以桂枝湯爲起首驅寒第一方而必藉芍藥以防鬱熱之反動若風寒雜感則桂枝尚嫌其重只宜葱豉湯方驅寒而不傷於溫舒鬱而不傷於散最爲合度若過用辛溫則反助

熱勢外寒雖易除內熱未易伏矣大抵此證一起其甚者無不惡寒戰慄四肢厥冷重綿不溫故醫者病者無不信爲眞寒不知古人遇戰慄之症有以承氣下燥糞而愈者惡寒戰慄明是熱症且必有口渴脉弦可辨何可誤認爲寒又有痰飲素盛之人口不甚渴而喜熱飲脉不弦數而見沉伏此乃火熱爲痰所伏之象其症必見腕痛背寒頭疼欲嘔其舌苔必厚膩或竟光亮此當於辛涼方中加清火驅痰之品尤不當作寒治丹溪曰夏英公常餌烏附常御綿帳不知濕痰積中抑遏陽氣不得外泄身必惡寒此種症今常有之又按記事珠載沈休文多病六月猶綿帽溫爐食姜椒飯不爾則萎頓恐亦痰之所爲惜當時未遇明者而治之耳予蓋有見而言非敢妄逞臆說也

仲景傷寒論千秋聚訟無人能知其實亦不外寒壓反動之理三陰三陽者是分壓度之淺深而測反動力之緩急進退耳與感冒之邪輕重雖殊理無二致但頭緒紛繁當另詳之此不具述

論膏滋藥

李鶴訪

藥所以治病也無病而服藥未之有也吾獨不解夫江浙人民每年臘底春頭無不以服膏滋爲養身之急務有似北省之人之喜服參桂鹿茸丸者然若問其爲何病則莫不以無病對雖或亦有在病後者往往反不服調治之方而祇以服膏滋爲無上妙法

及觀其所謂膏滋之方大都五臟並補或偏重一二經約畧三四十味温涼雜湊不問其人之老幼一人之方如此百人之方亦如此其間雖亦有加減亦不過換藥不換性而已況每服一料動輒二三月不知人之藏府寒熱本無一定而吾國之人民更習慣性成不識衛生爲何物此二三月之中飲食寒暖亦未必能一一如法能保其藏府之寒熱常此而不變乎於是有服膏滋而病體反劇者有服膏滋而飲食反減者甚至有今歲服膏滋而來年伏熱竊發爲温病及外症者膏滋之流弊至於此極矣且藥物本非常食之品古人製方君臣佐使逆從反正配合精當固非爲無病而設藳藥以補陰陽之偏勝陰勝則補陽陽勝則補陰苟無所謂偏勝亦無所謂補焉昔喻嘉言曰草木之性亦取其偏以適人之用是以有服得其當硝黃悉屬良劑不得其當參苓何異砒鴆之語故凡物之不偏者補之則反有所偏勝而害亦即隨之矣然社會以相習成風由來已久如徐洄溪曰服補而死猶恨補之不早補之不重以致不救而獨是醫家立此等膏滋之方徒以每方一二元或三四元以媚人而獲重利此外則所不計焉醫道如斯腐敗已達極點亦無怪乎東西醫之誹議交加也此風此俗何時而得移易乎

醫案

袁桂生治驗二則

壬寅寓揚州時有方氏者患病十餘日未愈其家素業靛行翁壻皆相識因懇治且述近日病人躁擾不安徹夜不寐欲食冷物妄言駡詈余視其面色黃淡兩手悉冷脈息沉弱口雖渴而不飲水唇雖焦而舌則潤澤且色不紅絳二便亦利余驚曰此陰勝格陽內實虛寒外現假熱亡陽在即之候急索前方閱之則芩連蔞貝銀翹桑菊羌防枳橘服已七八劑矣乃耑附子理中湯加肉桂熟地棗仁龍齒囑急煎成冷服詎病家以余方與前醫皆反對且皆大温大補駭不敢服且曰病人方索冷飲倘可投此熱藥耶余曰舍此別無救治之法盍再與高明商之次日復診病人神情較安手亦較温問昨方何以敢服曰先生走甚躊躇後家人求旌忠寺仙方亦用肉桂始煎與服服後躁擾竟減惟尚未能寐因仍原法再服遂得寐索粥飲更方去附子肉桂加歸芎苓橘調補而瘳後數月有王姓老婦得外感病醫與發散次日遂發狂欲棄衣而奔欲臥冷地視之手足俱冷脈則沉弱亦以附子理中湯加肉桂熟地而安昔喻嘉言謂傷風亦有戴陽證今則春温感冒俱有格陽證矣蓋陽氣素虛之人過服苦寒升散往往有此變象也

季氏婦年約三旬二月間患欬喘病倚息不得臥惡寒發熱頭疼身痛無汗胸悶心痛徹背脈息沉滑舌苔白膩此風寒痰飲內外摶結小青龍湯證也乃以小青龍湯合括

蔞薤白湯麻黃細辛各四分干薑五味各五分蔞薤各二錢甘草五分餘俱錢半服後得汗而寒熱喘息俱平惟身痛欬嗽未已更以桂枝湯和營衛加五味子乾薑各五分細辛三分以治欬一劑效以貧不復診遂停藥竟痊

糾正

傷寒論校勘記（四續）

辨霍亂病脉證篇

傷寒其脉微濇本是霍亂今是傷寒却四五日至陰經上轉入陰必利本嘔下利者不可治也欲似大便而反失氣仍不利者屬陽明也便必硬十三日愈所以然者經盡故也

傷寒與霍亂自是兩證豈有本是霍亂今是傷寒之理却四五日云云似謂傷寒之利必轉入陰經而後見若一起卽嘔利者便是霍亂不可作傷寒治以爲此是辨證之要訣不知二證之辨如隔天淵不僅在下利之緩急且傷寒入陰只是利霍亂則嘔利並見雖甚庸醫亦能識別此辨眞乃可以無有至欲大便而反失氣之陽明證已詳陽明篇中何必牽引以混眼目便鞕自有治法斷無聽其經盡自愈之理其爲叔和僞說無疑

下利後當便鞕鞕則能食者愈今反不能食到後經中頗能食復過一經能食過之一日當愈不愈者不屬陽明也

凡病後能食卽愈此三尺童子所能知者不能食到後經中然後頗能食計絕食已七日之久而病不加劇此又八十老翁所未見者且此節不知是論傷寒抑是霍亂如是傷寒則不應列入本篇如是霍亂則當云吐利後不得但云下利而到經過經云云亦與霍亂證不合

（未完）

答問二則

或問曰人參敗毒散喻嘉言於三氣門中推服此方爲第一其信然耶答曰仲景傷寒論表藥中原有用人參之一法然爲傷寒設非爲三氣設也夫三氣暑濕熱也豈得與傷寒同治法乎按此方羌獨柴芎類屬溫升以之治暑證則無滌暑之功以之治濕證則無利濕之用以之治熱證則無清熱之能最可議者加入人參一味是猶助寇以糧也其不增病亦幸免爾遑云愈病耶吾於前賢方書之不可解者每爲之略迹原心若此方主治三氣則略之無可略原之無可原也

或問曰世以大小半夏二湯爲噎隔證禁劑而古方治噎隔通於治嘔吐均以半夏爲的劑果孰從歟答曰世不過以半夏爲燥藥謂嘔吐爲濕證宜用半夏噎隔爲燥證不

宜用半夏耳不知半夏之性用入溫燥藥中則燥用入清潤藥中則下氣而化痰仲景竹葉石膏湯麥門冬湯俱用半夏其義可深長思也陳脩園云大半夏湯有泛應曲當之妙千金用治胃反不能食夫不能食噎膈證也千金且用之何燥之足慮乎即云燥矣燥因燥用亦內經所謂從治之法也何必視爲禁劑哉

專件

惠函節錄 〔樵註〕

（上畧）丁氏醫報。去年底曾由蔡君具名。（明是丁寓發行何用蔡君具名）寄贈會員各一份。（一番美意莫要辜負了他）今尚未來。昨又得蔡君一信。（不止閣下一處）抄呈。（已接有數十張了）祇察閱。（閱過多時了）閣下辦事以來。久爲同志所推許。（未必）猶憶戊申秋。朱雅南先生。（老成凋謝新黨竊權有心人能無扼腕）言及閣下理財之法頗好。（都虧會衆都忙安恥掠人之美）會事報務。日見發達。（徒有虛名毫無實濟）鎔信雅南先生之言。即以之信閣下。可決其無他矣。（有他也不得挨到今日了）此信未卜眞否。（閱上期問答辭自知）務希於報章中一爲申明。（已遵辦了）斯免他人誤會耳。（眞假片言而決由他們去混攪便了）公款幸已成立。（團體甚堅無須顧慮）此後與丁何各樹

一、識。只怕他們也要拉蔡君在內惟、望、持、久、暢、行。只望全體堅持勿爲浮詞所動弟無不勉任其艱從前種種。幸勿以筆舌爭長。其如箭在弦上不容不發何鎔鑒於歷、來、之、分、黨、皆因相、激、而、成。閣下何不大度容之。使之潛移默化手。我亦深願如此無奈這種人桀傲不馴非王化所能服的此次報紙。用墨較丁報模糊。乞執事留意也可。

謹遵台命手此謹請著安（邵伯接子彬）

昨冬在申聚首。轉、瞬、間、而、風、雲、變、色。棋、局、更、張。十七晚開評議會計僅閣下及張王濮何任李粥藍等九人因言語不通旋於簽名簿內註明所議各節七人均不承認則所認者惟何與足下也明矣今不取決於多數已屬違衆把持乃又推翻全局肆誣鄙人其設心尙可問耶何怪乎諸友之各主更張也使、我、增、無、窮、之、感。彼此皆然茲接大扎。示以世、局、如、棋。人、心、最、險。復示以擬到敝寺小住數天云。夫世局如棋尙矣。凡、著、手、者。無、不、懷、殺、活、之、機。誰殺誰活隱示禪機上人擬作壁上觀乎抑爲之現身說法乎尙乞明以教我故、語、云、以、不、著、者、爲、上。其如分局己成欲手不得何然吾人既生此二十世紀。凡具知覺運動者。又誰忍不着手。噫殺戒已開屠刀誰肯放下上人眞不愧解事妙人若欲枉、顧、敝、寺。自當清、道、歡、迎。此等市井小人亦蒙大師優待眞是臉上飛金了但未知駕、屆、何日耳。須乞早日惠我一函。以免弟之他出爲幸。又前

承寄下報紙。封面云殷君二份在內。然開封時只有一份。特此并復。（洞天僧）

今得蔡、會、長、丁福保前後來函。昨已□過蔡君云並未致書於足下說、是、並、無、反對。喧賓奪主倒持太和其熱度加人一等誰敢謂其反對耶儘、可、兩、相、和、好、不、致、各、傷、元、氣。公會諸君元氣本嫌太足不如叫他剝傷點子去也好閣下明達公正。言重了尊稱不敢當久為世界所公認。未必未必萬勿為小嫌而碍大局也。則吾豈敢敝會中雖有學識兼優者。弟已介紹入會矣。誰料因此各懷私怨。橫加謗毀。皆、為、幼、稚、時、代。程、度、未、到、之、故。各處皆然無足為怪但未可執以程度之到未而論也不然何自稱程度極高之某君亦甘為此不疲耶弟、亦、無、從、剖、訴。引為同調只、可、為、知、己、者、道、之。真是知己近更為廣益書局校讐醫書。日無暇晷。故、同、道、中、人、局、量、之、淺、小、而、不、能、容、物。這種人狠多睬他則甚弟、概、不、與、之、較、短、長、也。較量何益弟如今也想照這樣辦法奉勸閣下海涵包容。知道了倘有、為、丁、說、和、者。亦、可、將、就、息、氣、矣。大可將就所謂閱歷深時意氣平耳君子弗為已甚。是則馨香拜禱也。此君不斬情現乎辭益增我慚茲奉上信、約、券、一紙、會、費、現洋兩元。為甯波同道劉、達、人、君、介、紹、入、會。惠我福壽膏誠是難得足徵有膽有識迥異常流祈、錄、取、為、幸。會、友、會、費。望、抄、示、總、帳。以、便、催、繳。（王蘊臣）